JN101738

詳説

改正 QMS 省令

小泉 和夫

薬事日報社

はじめに

医療機器や体外診断用医薬品の製造管理、品質管理は、厚生労働省令によって定められた基準に従って行われなければならないことが「医薬品、医療機器等の品質、有効性及び安全性の確保等に関する法律」（薬機法）によって定められており、その基準として定められているのがQMS省令といわれるものです。

近年、医療機器及び体外診断用医薬品のグローバル化が進み、これに伴ってその製造管理、品質管理についても世界共通化が進められてきており、現在のQMS省令は国際規格のISO13485（JISQ13485）を基に、日本独自の規定も追加されたものです。

本書は、第1部で薬機法におけるQMSの位置付けやQMS適合性調査などについて解説するとともに、第2部ではQMS省令の内容を解説しています。

国際規格や法令は、多様な現実の種々の場面にも対応するよう、慎重に言葉が選択されて作成されているので、しばしば難解で何が要求されているのかよくわからないということがいわれます。要求の趣旨が理解できれば、それぞれの現場に応じて種々の工夫も生まれてきます。本書では、ときに事例なども交えてQMS省令でどのようなことが要求されているのかを、逐条的にわかりやすく解説しました。また、難解な法令の文章を平易な文章に言い換えてわかりやすくするようにしています。

そのため、場合によっては省令や通知の文章における微妙なニュアンスが失われているところがあるかもしれません。本書では省令の内容の理解を目的としており、一般的な要求事項を解説しています。したがって、個々の事例への対応については、本書の記載内容と異なる場合もあり得ます。本書の使用者に結果として何らかの損害等が発生するようなことがあっても一切責任を負えませんので、必要に応じて行政機関等と相談するなどして下さい。

2022年2月

小泉　和夫

目　次

CONTENTS

第1部　QMSの概要

第2部　QMS省令によって要求されている内容

資　料

第1部　QMSの概要

1 QMSとは

(1)　製造販売業，選任製造販売業，製造業

医療機器（本書中においては動物専用のものを除く）が現実の物となるには，まずは基になる材料の採取や合成から始まって，やがて医療機器の製造に必要な製造資材や構成部品となり，さらにそれらを組み立て，滅菌処理等を経て，必要な表示・包装もなされて最終製品となる．同様に体外診断用医薬品（本書中においては動物専用のものを除く）では反応試薬や緩衝剤等の補助成分を調製，充填を経て，必要な表示・包装がなされて最終製品となる．

これらの流れのうちで，医療機器である製品を生産するために行われる設計，主たる組立等，滅菌，最終製品の保管，単回使用医療機器の再製造のための受入・分解・洗浄等の各工程，体外診断用医薬品である製品では設計，反応系に関与する成分の最終製品への充填工程（放射性体外診断用医薬品の場合はそれ以降の全ての製造工程も含む），最終製品の保管を行う事業は，医薬品，医療機器等の品質，有効性及び安全性の確保等に関する法律（以後は「薬機法」と略記する）での製造業に該当し，それらの工程を行う事業所は薬機法による登録を受けなければならない．

また，医療機器や体外診断用医薬品（以後の説明では，これらを併せて適宜「医療機器等」と略称する）を自らの名前で市場に供給（元売り卸，薬機法ではこれを製造販売という）する事業は薬機法での製造販売業に該当する．医療機器等を製造販売するためには，あらかじめ医療機器等の種類に応じて品目ごとに薬機法による製造販売の承認，認証，届出が必要であり，これらの手続きは原則としてその製造販売業者が行う．

なお，海外で製造される医療機器等の承認と認証については，外国の製造業者自身がその品目の承認又は認証を受ける（この承認，認証を受けた者はそれぞれ外国製造医療機器等特例承認取得者，外国指定高度管理医療機器製造等事業者といわれる）とともに，その医療機器等を日本国内で製造販売する製造販売業者を選任することにより，日本国内の製造販売業者はその承認，認証に基づいてその医療機器等を製造販売することもできる．この場合の製造販売業者はそれぞれ選任外国製造医療機器等製造販売業者，選任外国製造指定高度管理医療機器等製造販売業者といわれ，本書の説明ではこれらを併せて選任製造販売業者と略称する．

(2)　QMS省令

医療機器は人の疾病の診断や治療等に使用されるものであり，体外診断用医薬品（以後の説明では，適宜「診断薬」と略記する）は人の疾病の診断に使用されるものであるから，市場に供給されるこれらの製品は，すべからくその品質，有効性，安全性が確保されていなければならない．そこで薬機法では，製造販売業者において，これらの製品の品質，有効性及び安全性が継続的に確保されるよう，製造管理・品質管理が一定の基準に従っているべきことを定めている．この「一定の基準」がQMS省令といわれるものであり，正式な名称は「医療機器及び体外診断用医薬品の製造管理及び品質管理

の基準に関する省令」（平成16年厚生労働省令第169号）である.

QMSとはQuality Management Systemの略であり，品質マネジメントシステムのことである．品質マネジメントシステムは広い意味での品質保証のための仕組みであって，これを定めた代表的なものとしてはISO9000シリーズがあり，日本語に翻訳されたものがJISQ9000シリーズとして日本産業規格となっている.

ISO9001（JISQ9001　品質マネジメントシステム－要求事項）は，あらゆる分野に汎用的に適用されるように作成されているため，産業分野によっては必ずしも十分ではない部分もある．そこで，基本はISO9001の考え方をとりつつ，各分野における独自の特性を勘案した規格が作成されており，その代表的なものがISO13485（JISQ13485　医療機器－品質マネジメントシステム－規制目的のための要求事項）である．このようなセクター規格としては，他に鉄道へ適用されるISO/TS22163などがある.

医療機器等は世界の主要な国において規制の対象となっており，規制要求事項の世界的な整合を容易にすることを意図してISO13485が定められている．このためISO13485では，規制当局による確認のためを含めて，ISO9001と比較して文書化や記録の要求が多くなっているほか，滅菌など医療機器等に特有な事項が追加されている．一方，ISO9001での「顧客満足（customer satisfaction）」や「継続的改善（continual improvement）」の用語は，主観的になりやすく，規制目的にはなじまないため除外*[1]されている.

QMS省令は，文章表現自体はJISとは異なっているが，内容的にはJISQ13485：2018をベースにして，総括製造販売責任者等の薬機法による要求事項等を追加・変更したものであり，次の7つの章からなっている.

第1章　総則
　趣旨，用語の定義，QMS省令の適用対象を定めている.
第2章　医療機器等の製造管理及び品質管理に係る基本的要求事項
　JISQ13485：2018の箇条4～8と同内容で，6節からなっている.
第3章　医療機器等の製造管理及び品質管理に係る追加的要求事項
　薬機法に基づく要求事項，国内品質業務運営責任者等の追加要求事項を定めている.
第4章　生物由来医療機器等の製造管理及び品質管理
　特定生物由来製品等の医療機器の製造所の構造設備，その他生物由来製品である医療機器についての追加要求事項を定めている.
第5章　放射性体外診断用医薬品の製造管理及び品質管理
　放射性体外診断用医薬品の製造所の構造設備などについて定めている.
第5章の2　再製造単回使用医療機器の製造管理及び品質管理
　再製造単回使用医療機器（R-SUD）の製造所の構造設備，その他R-SUDについての追加要求事項を定めている.
第6章　医療機器等の製造業者等への準用等

*[1] ISO9001の顧客満足は，顧客要求事項を満たしていることについての顧客側の認識を問うものであり，これに対してISO13485では顧客要求事項を満たしていること自体を問うている．継続的改善については，必要なシステムの改善がなされていることを要求するものであるが，「継続的」の語が違う意味に解釈され得る.

外国製造業者を含む製造業者に対する準用規定などを定めている．

(3) 品質マネジメントシステム

QMS 省令は，製造販売業者等が，決められた要求事項を満たした製品及び関連するサービスのみを一貫して提供できる能力を持つとともに，規制当局及び登録認証機関に対してもそれを客観的証拠により証明できるようにするために必要な事項を定めたものである．

QMS 省令の基になっている品質マネジメントシステムの規格は，プロセスアプローチと PDCA サイクル（以下，PDCA）の考え方に基づいているが，品質活動におけるこれらの考え方は戦後の日本の製造業におけるいわゆる「日本的品質管理」の中でも採られていたもので，製造業者にとっては特に目新しいものではないと思われる．ただし，TQC（Total Quality Control：全社的品質管理）などの日本的品質管理では，それを求める主体が製造業者自身であったのに対して，ISO9001 などの品質マネジメントシステムの規格は，顧客からの製造業者に対する要求事項としての性格が強いのが特徴である．そこでは単に製品の品質が確保されているだけではなく，製品等の製造者である企業，団体，組合等の組織体（以後は適宜「組織」と略記する）の品質管理体制が規格に適合していることを顧客が認識できるようになっていることが求められている．

品質管理においては以前から PDCA が提唱されてきたが，PDCA の起源としては，日本において昭和 25 年に W. E. デミング氏が行った講演で，製品が実際に市場に出て，それが人々にどういう風に役立ち，また購買者はその製品について，どう思っているかということを究明した後，再設計をするという，「①設計，②製造，③販売，④調査・サービス」の 4 つの段階が終わりなく連なって円を描く，と述べたことから発展したものと考えられている（講演録は，W. E. デミング（1950）「経営者に與う」講演，品質管理 1（7），p2-5，日本科学技術連盟を参照）．

PDCA は，計画，実行，評価，改善を表す Plan-Do-Check-Act の略であり，このサイクルを継続して廻し続けることでシステムをより良いものとすることができる．JISQ9001：2015 では，それぞれの要素について次のように説明している（一部改変）．

・Plan：システム及びそのプロセスの目標を設定し，顧客要求事項及び組織の方針に沿った結果を出すために必要な資源を用意し，リスクを特定し，かつ，それらに取り組む．
・Do：計画されたことを実行する．
・Check：方針，目標，要求事項及び計画した活動に照らして，プロセス並びにその結果としての製品及びサービスを監視し，（該当する場合には，必ず）測定し，その結果を報告する．
・Act：必要に応じて，パフォーマンスを改善するための処置をとる．

(4) 品質マネジメントシステムの構築

QMS 省令に従った製造管理・品質管理を行わなければならないのは次の事業者である．

○一般医療機器又は承認・認証不要体外診断用医薬品（平成 17 年厚生労働省告示第 120 号）の製造販売業者
○承認又は認証の取得者（外国製造医療機器等承認・認証取得者を含む）
○登録製造所を運営する製造業者（海外を含む）

このうち，製造販売業者（選任製造販売業者を除く）及び外国製造医療機器等承認･認証取得者は，それぞれその製造販売する医療機器又は体外診断用医薬品及び承認・認証を取得している医療機器又は体外診断用医薬品について，その製造管理・品質管理がQMS省令に適合してなされるよう，責任を負わなければならない．

選任製造販売業者もQMS省令が関係ないわけではなく，製品受領者との情報交換等，国内品質管理業務などを行わなければならない．

全ての製造販売業者は，製造販売業の許可を受けるためにはQMS省令に適合する製造・品質管理を行うための体制が整っていることを許可権者から確認されなければ，製造販売業の許可やその更新を受けることはできない．

これから新たにQMS省令に適合した品質マネジメントシステムを構築するのであれば，まずはQMS省令の全体像を理解するため，本書を利用していただくことである．次に行うべきことは，自組織が行っていることを確認することである．これはISO9001そしてQMS省令の基本となっているプロセスアプローチを基にした品質管理の基本となるプロセスの明確化（QMS省令第5条の2）の基になる作業でもあり，製造販売業の許可要件である体制省令（「医療機器又は体外診断用医薬品の製造管理又は品質管理に係る業務を行う体制の基準に関する省令」（平成26年厚生労働省令第94号））への対応の一部でもある．また，組織の経営層の関与が必須なので，経営者の理解を得ることが必要である．

QMSや品質マネジメントシステムに関する情報は，書籍やインターネットのほか，関係行政機関，業界団体，関係する各種団体，コンサルタント事業者などからも得ることができる．

2 QMSの歴史

（1） GMPの開始とISO9000シリーズの発行

米国FDA（アメリカ食品医薬品局）はFD&C Act（連邦食品・医薬品・化粧品法）に基づき，1963年に製造業者が守るべき医薬品の製造・品質管理の基準としてGMP（Good Manufacturing Practice）を制定した．これは「いつ，誰が製造しても同じ品質のものが製造できる仕組みをつくる」ことを基本とし，次の3点を主要な目的としている．

◆GMPの3つの目的

① 人による間違いを最小限にする

② （①以外による）医薬品の汚染及び品質低下を防止する

③ 高い品質を保つ仕組みをつくる

また，これらの目的を達成するため，GMPには次の要素が含まれている．

① 組織，責任体制の明確化

② 作業のマニュアル化（手順書の整備と手順書に従った作業の実施）

③ 作業結果の記録

④ 実施状況の自己点検（内部監査）

なお，その後に各種の規範が同様な要素を含んで作成される際，その名称にGLP（Good Laboratory Practice），GCP（Good Clinical Practice）など，「G□P」がしばしば用いられるようになった．

医薬品GMPはその後WHO（世界保健機関）からの勧告によって世界的に実施されるようになり，現在ではPIC/S*2GMPが世界的な標準となっていて，多くの国でPIC/S GMPを基に規制がなされている．

医薬品 GMP の制定当時，米国ではまだ医療機器の事前認可制度がなかったため，医療機器はGMP の対象外であったが，1976 年に Medical Device Amendments Act（医療機器修正法）により，医療機器等を 3 つのクラスに分類して規制する制度を始める際，医療機器等にも GMP が導入された．この医療機器 GMP の基準は，その後 Safe Medical Devices Act（医療機器安全法）に基づく改正により，1997 年に設計管理を含めるなどの変更がなされ，QSR（Quality System Regulation：医療機器品質システム規定）といわれている．

一方，戦後の著しい兵器等の発達にともない，兵器購入者（軍）は兵器製造者に対して適切な製造・品質管理を求めるようになり，1950 年に米軍の MIL 規格（Military Standard）に航空機の品質管理規格として MIL-Q5923（Quality Control of Aircraft and Associated Equipment）が制定され，さらに1963 年には MIL-Q9858A（Quality Program Requirements）が制定された．

米国では早くから統計的品質管理の考え方が発達しており，日本の製造業者は米国から学んだデミングサイクル（PDCA）や TQC をさらに独自に発展させて，1970 年代には「ジャパン・アズ・ナンバーワン」といわれるまでに日本品質が世界から高く評価されるようになった．

このような中で，1970 年代に欧米を中心に MIL-Q9858A などを参考として ASQCZ1-15（米国），BS5750（英国），NFX50-110（フランス），DIN55-35（ドイツ），CSAZ229（カナダ）などの品質マネジメントシステムの規格化が進んだが，これは日本の目覚ましい経済発展に対して，停滞気味の欧米諸国の経済状況を「品質」の観点から見直したことが一因といわれている．これら多数の規格の国際整合性を図り，さらに欧州の経済統合を進めるうえからも国際規格の制定の気運が高まって，1980 年から ISO（国際標準化機構）において品質マネジメントシステムの規格化の検討が始まり，1987 年に ISO9001：1987（JISZ9901：1991　品質システム－設計・開発・製造・据え付け及び附帯サービスにおける品質保証モデル）が発行された．この中では，日本企業の品質活動の特徴でもあった，検査で良品のみを選ぶことよりも製造プロセスを重視すること，PDCA を回して「カイゼン（改善）」を図ることが規格の考え方の根底となっている．ただし，日本の品質活動との大きな違いとして，日本では製造者が主体となって行う品質活動であったのに対して，MIL-Q5923 がそうであったように ISO9000 シリーズも製品の使用者が製造者に対して要求する品質活動ということがある．

なお，日本では，医薬品 GMP は通知による指導が 1974 年より始まり，1980 年には省令化がなされ，医療機器 GMP については，1987 年に通知による指導が開始された．

(2)　ISO13485 の発行と QMS 省令

欧州で 1993 年に MDD（Medical Devices Directive 93/42/EEC：欧州医療機器指令）による医療機器等の規制が導入された際，その製造・品質管理の基準として，ISO9001 を医療機器等に適用するための欧州規格である EN46001（Quality Systems - Medical Devices - Particular Requirements for the Application of EN29001）が CEN（欧州標準化委員会）/CENELEC（欧州電気標準化委員会）により同年 10 月に公表された．この規格は 1 年後には日本にも導入され，先述した通知による指導

[*2] Pharmaceutical Inspection Convention and Pharmaceutical Inspection Co-operation Scheme：医薬品査定協定・医薬品査察協同スキーム

GMPは1994年12月に「医療用具QAシステム基準」に改正された．1987年1月のGMP通知発出時点ではISO9001は未発行であったが，同年3月にISO9001が発行され，それに基づいて6年後（1993年）にEN46001が発行される（1994年にISO9001は改正されている）こととなり，その翌年（1994年）には日本でも医療機器のGMPとしてISO9001の考え方が全面的に採用されたことになる．しかし，さらにその翌年の1995年には，医療機器のGMPが省令化されるとともに製造業の許可要件となったため，内容としてはかなり簡略化されたものとなった．

1993年のMDDによる世界の主要地域での医療機器等の規制によって，その製造・品質管理の基準についても規制の整合化の気運が高まった．そして1996年にISO9001：1994とEN46001を基にISO13485：1996（JISQ13485：1998　品質システム－医療用具－JISZ9901を適用するための特別要求事項）が，2003年にISO13485：2003（JISQ13485：2005）が，2016年にはその後のISO9001の改正内容を一部取り込むとともに，QSRで要求されている設計履歴ファイル（DHF）や，ソフトウェアバリデーションの規定なども取り込んでISO13485：2016（JISQ13485：2018　医療機器－品質マネジメントシステム－規制目的のための要求事項）が発行された．

また，2005年の薬機法（当時は薬事法）改正により，GMPがそれまでの製造業の許可要件から承認・認証の要件へと変更されるとともに，新たに診断薬についてもGMPの対象となったことにともない，2004年に新たに制定された医療機器及び体外診断用医薬品のGMP省令は，ISO13485：2003を大幅に取り込んだものに変更され（この時点ではJISQ13485：2005は未発行），略称もそれまでのGMP省令からQMS省令へと変更された．

その後，2014年にQMSの実施主体がそれまでの製造業者から製造販売業者に変更されるとともに，QMS省令の構成もISO13485：2003の箇条4～8と同内容の第2章と，追加事項を規定した第3章以降とに変更された．

さらに，2021年にはQMS省令第2章の要求事項をISO13485：2016に合わせるとともに，条文の並びもISO13485：2016の箇条の順序とほぼ一致するよう変更が行われた．

3　QMS体制省令

製造販売業者は，選任製造販売業者であってもQMS省令に定められた国内品質管理業務などを行わなければならず，それ以外の製造販売業者はQMS省令に定められた業務の実施主体とならなければならないので，製造販売業の許可及びその更新に当たって，その製造販売業者にQMS省令を実施していくための体制が整っているかどうかを，許可権者である都道府県が調査（通例は実地調査）することになっている（薬機法第23条の2の2（許可の基準），平成26年薬食監麻発0911第1号）．

この調査の基準は「医療機器又は体外診断用医薬品の製造管理又は品質管理に係る業務を行う体制の基準に関する省令」（平成26年厚生労働省令第94号，「QMS体制省令」又は「体制省令」と略称される）で定められており，QMS省令のうちの必要な条項を引用した内容となっている．

したがって承認・認証品目を製造販売している製造販売業者は，承認・認証後5年ごとの独立行政法人医薬品医療機器総合機構（以後は「PMDA」と略記する）及び／又は登録認証機関によるQMS適合性調査と，製造販売業の許可の更新による5年ごとの体制省令に基づく範囲内でのQMS省令への適合性も調査されることになる．なお，都道府県による実地調査ではGVP省令*[3]への適合性や，場合によっては第三種製造販売業者に対するQMS省令への適合性なども調査される.

承認・認証に伴うQMS適合性調査は,承認・認証の申請とは別にQMS適合性調査の申請が必要である(薬機法施行規則第114条の28(医療機器等適合性調査の申請)ほか)のに対して,製造販売業の許可・更新の場合は,その申請だけが必要でQMSについての調査申請などは不要であるが,新規業許可申請の際には組織図のほか,「製造管理又は品質管理に係る業務を行う体制に関する書類」などの添付が必要であり(薬機法第23条の2(製造販売業の許可)),更新申請においても必要な場合がある.

製造販売する品目に承認品目及び認証品目がない製造販売業者の場合,承認・認証に伴うQMS適合性調査は実施されないものの,体制省令で要求される範囲でのQMS省令への適合性は5年ごとに調査される.

製造販売業者(選任製造販売業者を除く)には,体制省令によりQMS省令の次の条項への適合が求められている.

A 組織の体制

○第5条～第5条の6の規定による品質管理監督システムの確立

○第6条～第7条の2による各種文書の整備

○第8条及び第67条の規定による品質管理監督文書の管理及び保管

○第9条及び第68条の規定による記録の管理及び保管

B 人員体制の整備

○第10条による管理監督者の業務

○第16条による管理責任者の業務

○第71条による総括製造販売責任者の業務

○第72条による国内品質業務運営責任者の業務

また,選任製造販売業者には,同様に次の条項への適合が求められている.

A 組織の体制

○第8条及び第67条の規定による品質管理監督文書の管理及び保管(第70条～第72条の3第1項の業務関連)

○第9条及び第68条の規定による記録の管理及び保管(同上)

○第72条の3第1項第十一号(第72条の3第2項において準用する場合を含む)による文書及び記録の管理

B 人員体制の整備

○第72条の3第3項において準用する第71条による総括製造販売責任者の業務

○第72条の3第3項において準用する第72条による国内品質業務運営責任者の業務

なお,東京都などは体制省令チェックリストを公表しているので参照されたい(「体制省令チェッ

[*3] Good Vigilance Practice:医薬品,医薬部外品,化粧品,医薬機器及び再生医療等製品の製造販売後安全管理の基準に関する省令(平成16年厚生労働省令第135号).

クリスト」などで検索すると良い).

体制省令の条文(次条第1項及び第2項に規定する製造販売業者とは選任製造販売業者のこと,製造管理等基準省令とはQMS省令のこと,法とは薬機法のことである)

第3条　第1種医療機器製造販売業者,第2種医療機器製造販売業者,第3種医療機器製造販売業者及び体外診断用医薬品製造販売業者(次条第1項及び第2項に規定する製造販売業者を除く.以下「第1種医療機器製造販売業者等」という.)は,製造管理等基準省令第5条第1項及び第2項の規定による品質管理監督システムの文書化及びその実効性の維持並びに製造管理等基準省令で文書化することを求められている全ての要求事項,手順,活動又は実施要領の確立,実施及び維持のために必要な組織の体制,製造管理等基準省令第8条及び第67条の規定による品質管理監督文書の管理及び保管を適切に行うために必要な組織の体制,製造管理等基準省令第9条及び第68条の規定による記録の管理及び保管を適切に行うために必要な組織の体制その他製造管理等基準省令の規定を遵守するために必要な組織の体制を整備しなければならない.

2　第1種医療機器製造販売業者等は,法第23条の2の14第2項に規定する医療機器等総括製造販売責任者を製造管理等基準省令第71条第1項各号に掲げる業務を適正に行うことができるよう適切に配置すること,製造管理等基準省令第2条第10項に規定する管理監督者を製造管理等基準省令第2章第3節の規定を遵守することができるよう適切に配置することその他製造管理等基準省令の規定を遵守するために必要な人員の配置を適切に行わなければならない.

体制省令第4条で準用する第3条の書き下し条文(選任外国製造医療機器等製造販売業者及び選任外国製造指定高度管理医療機器等製造販売業者は,単に「選任製造販売業者」と略記)

第3条　第1種医療機器製造販売業者等(選任製造販売業者に限る.)は,製造管理等基準省令第17条に規定する情報交換(国内の業務に関するものに限る.)が確実に行われることを担保するために必要な組織の体制,選任製造販売業者として行う業務に関する文書及び記録の管理を適切に行うために必要な組織の体制その他製造管理等基準省令第72条の3第1項各号に掲げる業務を適正に実施し,及び同条第3項において準用する製造管理等基準省令第70条から第72条の2までの規定を遵守するために必要な組織の体制を整備しなければならない.

2　第1種医療機器製造販売業者等(選任製造販売業者に限る.)は,法第23条の2の14第2項に規定する医療機器等総括製造販売責任者を製造管理等基準省令第72条の3第3項において準用する第71条第1項各号に掲げる業務を適正に行うことができるよう適切に配置することその他製造管理等基準省令第72条の3第1項各号に掲げる業務を適正に実施し,及び同条第3項において準用する製造管理等基準省令第70条から第72条の2までの規定を遵守するために必要な人員の配置を適切に行わなければならない.

4　承認・認証の要件としてのQMS

製造販売の承認及び／又は認証を受けるためには，「申請に係る医療機器又は体外診断用医薬品が政令で定めるものであるときは，その物の製造管理又は品質管理の方法が，厚生労働省令で定める基準に適合していると認められ」なければならない（薬機法第23条の2の5（医療機器及び体外診断用医薬品の製造販売の承認）第2項，第23条の2の23（指定高度管理医療機器等の製造販売の認証）第2項）．なお，「政令で定めるもの」は承認・認証対象のもの全てである．このため承認・認証申請時及びその承認・認証後5年ごとに，有効な基準適合証を保有しているか，そうでない場合にはその品目に対するQMSについての適合性調査申請をしなければならない．もし必要な適合性調査申請がなされなければ，承認・認証申請に伴うQMS適合性調査（新規・一変）であれば，その承認・認証申請は承認・認証されることはなく，承認・認証後5年ごとのQMS適合性調査（定期調査）であれば，該当する品目の承認・認証の取消又は改善命令の対象となり得る．

有効な基準適合証とは，次の全ての要件を満たす基準適合証を申請者が保有していることである．

○有効期間が，申請品目の申請受付日又は承認・認証後5年ごとの日（更新日）を含む．

○製造販売業者名が同じ．ただし，承継した基準適合証の場合は製造販売業者名が異なっていても良い．

○製品群が申請品目と同じ．ただし，申請品目が複数の製品群に該当する場合は，そのうちの適切な一つの製品群と同じ．

○申請品目の設計工程の製造所及び主たる組立等の工程（医療機器の場合，ただし再製造単回使用医療機器の場合は使用された単回使用医療機器の受入・分解・洗浄等を含む）又は反応系に関与する成分の最終製品への充填工程（診断薬の場合，ただし，放射性診断薬の場合はそれ以降の全ての製造工程も含む）の製造所がともに含まれている．

ただし，有効な基準適合証を保有していても，次のいずれかに該当する場合は，それぞれについての追加的調査の申請が必要となる（薬機法施行規則第114条の33（薬機法第23条の2の5第9項の規定による調査が必要な場合））．追加的調査とは，QMS全体の適合性を調査するものではなく，ある特定のことのみに注目して，そのQMS適合性を調査するものである．

○申請品目に滅菌工程を行う製造所があり，同じ製造所についての申請品目と同じ滅菌方法での記載のある，有効期間内である何らかの基準適合証，又は「適合」を示す発行日から5年以内の追加的調査結果証明書，再製造単回使用医療機器定期確認調査結果証明書，もしくは適合性確認結果通知（いずれも製品群や製造販売業者名を問わないが，PMDAへの情報公開請求で写しを入手した基準適合証などは不可であり，以後はこれらをまとめて「追加的調査結果証明書等」と略記する）のいずれも有しない（平成27年薬食監麻発0313第8号，平成28年PMDA品質管理部事務連絡「開示請求により交付された基準適合証等の写しについて」）．なお，「申請品目と同じ滅菌方法での記載」について，基準適合証での滅菌方法の記載は，「EOG滅菌」，「放射線滅菌」，「湿熱滅菌」，「その他」のうちのどれかとなっているが，「放射線滅菌」及び／又は「その他」である場合は，対象品目の承認・認証の製造方法欄に記載されている具体的な滅菌方法（ガンマ線滅菌，プラズマガス滅菌など）が申請品目と同じという趣旨である（平成26年薬食監麻発1121第25号）．

○申請品目の国内における最終製品の保管工程を行う製造所について，有効期間内である何らかの基準適合証，又は「適合」を示す発行日から5年以内の追加的調査結果証明書等（いずれも製品群や製造販売業者名を問わないが，PMDAへの情報公開請求で写しを入手した基準適合証などは不可である）のいずれも有しない．

○申請品目が専門的調査を要する次の医療機器であって，有効な基準適合証についてのその専門的調査に係る書面，又は「適合」を示す発行日から5年以内の申請品目と同一製品群かつ同一製造所における追加的調査結果証明書等のいずれも有しない．

☆原材料の一部に医薬品か再生医療等製品が含まれる医療機器（コンビネーション製品に限らない）

☆特定生物由来製品である医療機器又は生物由来製品である診断薬

☆マイクロマシン（電気その他のエネルギーを利用し，その直径が3 mm以下であり，かつ，その部品の直径が1 mm以下であるもの）である医療機器又は診断薬

☆製造工程でナノ材料（縦もしくは横の長さ又は高さが1 nm以上100 nm以下の物質から成る材料）が使用される医療機器又は診断薬

☆人体吸収性の医療機器

☆特定医療機器

☆再製造単回使用医療機器

○有効な基準適合証が，承継により取得した基準適合証であって，申請者の製造販売業を行う事務所に対する追加的調査が行われていない．

QMS適合性調査が行われ，結果が適合であった場合には，該当する製造所における該当する製品群のQMS適合性を証する「基準適合証」が申請者に交付される．基準適合証の有効期間は5年間である．対象品目について専門的調査も行われた場合には，基準適合証と併せて「専門的調査に係る書面」も交付される．

また，QMS適合性に対する追加的調査が行われた場合には，申請者に追加的調査結果証明書が交付される．

5 製品群について

ある品目についてのQMS適合性が確認されたときに，同様にQMS省令に適合しているとみなすことができるような類似の品目をまとめたものが「製品群」である．製品群は「医薬品，医療機器等の品質，有効性及び安全性の確保等に関する法律第23条の2の5第8項第一号に規定する医療機器又は体外診断用医薬品の区分を定める省令」（平成26年厚生労働省令第95号）によって定められており，この省令は一般に「製品群省令」といわれている．製品群省令により，製品群には次のような区分が定められており，医療機器の一般的名称ごとに，それぞれ個々の製品群区分のどれに該当するかが通知（平成26年薬食監麻発0911第5号）により示されている．製品群には該当する一般的名称がない区分（例えば，一般の能動な医療機器の項第10号）もあり，逆に該当する製品群区分がない一般的名称もある．なお，該当する製品群区分がない一般的名称は，それぞれの一般的名称ごとに製品群となり（製品群省令第2条第3項），令和2年12月現在，クラスⅣで14種類，クラスⅡ・Ⅲで13種類となっている．

製品群の区分

① 品目自体で製品群となるもの（平成26年厚生労働省告示第317号）

▽細胞組織医療機器など18種類

▽再製造単回使用医療機器（R-SUD）

② 一般的名称ごとに製品群となるもの → 現時点で指定なし

③ クラスⅣ医療機器は次の38区分（別表第一）

1 金属製のステント
2 ステント（前号に該当するものを除く.）
3 ステントグラフト
4 人工血管
5 血管用パッチ
6 人工弁輪及び機械弁
7 体外循環装置
8 ペースメーカリード
9 植込み型の心臓ペースメーカ及び除細動器
10 植込み型の補助人工心臓
11 補助人工心臓（前号に該当するものを除く.）
12 放射性同位元素治療装置及び密封線源
13 電気刺激装置用リード
14 植込み型の電気刺激装置
15 電気刺激装置（前号に該当するものを除く.）
16 硬性内視鏡
17 軟性内視鏡
18 金属製のクリップ及び吻合連結器
19 クリップ及び吻合連結器
20 注射器具及び穿刺器具
21 能動機能を有するカテーテル
22 非能動機能を有するカテーテル
23 カテーテル（前2号に該当するものを除く.）
24 カテーテルガイドワイヤ
25 ドレナージ用器具及びシャント用器具
26 縫合糸
27 人工骨
28 整形外科用器具
29 体内固定器具
30 外科用手術の用に供するカフ
31 カフ（前号に該当するものを除く.）
32 人工乳房
33 人工硬膜
34 組織代用皮膚
35 軟組織注入材
36 軟組織接合用接着材
37 止血材
38 歯科治療用材料

④ クラスⅡ，Ⅲ医療機器は次の47区分（別表第二）

A 一般の非能動な非埋植医療機器

1 麻酔，救急及び集中治療の用に供する非能動な非埋植医療機器
2 注射，点滴，輸血及び透析の用に供する非能動な非埋植医療機器
3 整形外科又はリハビリテーションの用に供する非能動な非埋植医療機器
4 測定機能を有する非能動な非埋植医療機器
5 眼科の用に供する非能動な非埋植医療機器
6 非能動な器具
7 避妊の用に供する非能動な非埋植医療機器
8 殺菌，洗浄又はすすぎの用に供する非能動な非埋植医療機器
9 体外受精又は補助生殖医療の用に供する非能動な非埋植医療機器
10 その他一般の非能動な非埋植医療機器（厚生労働大臣が認めるものに限る.）

B 非能動な埋植医療機器
1 心臓又は血管の機能に関わる非能動な埋植医療機器
2 整形外科の用に供する非能動な埋植医療機器
3 身体の機能を代替する非能動な埋植医療機器
4 軟組織の機能を代替する非能動な埋植医療機器
5 その他非能動な埋植医療機器（厚生労働大臣が認めるものに限る.）
C 創傷手当の用に供する医療機器
1 創傷被覆又は保護材
2 縫合材料又は鉗子
3 その他創傷手当の用に供する医療機器
D 専ら歯科の用に供する非能動な医療機器
1 歯科の用に供する非能動な器具
2 歯科用材料
3 歯科の用に供する非能動な埋植医療機器
4 その他歯科の用に供する非能動な非埋植医療機器（厚生労働大臣が認めるものに限る.）
E 一般の能動な医療機器
1 体外循環，点滴又は血液フェレーシスの用に供する能動な医療機器
2 呼吸器用の能動な医療機器（酸素療法用の高圧チャンバー及び吸入麻酔用の機器を含む.）
3 刺激又は抑制の用に供する能動な医療機器
4 外科の用に供する能動な医療機器
5 眼科の用に供する能動な医療機器
6 歯科の用に供する能動な医療機器
7 殺菌又は滅菌の用に供する能動な医療機器
8 リハビリテーションの用に供する能動な医療機器
9 患者の整位又は輸送の用に供する能動な医療機器
10 体外受精又は補助生殖医療の用に供する能動な医療機器
11 自己検査の用に供する能動な医療機器
12 補聴器
13 マッサージ器，電気治療器，磁気治療器その他の理学診療の用に供する能動な医療機器
14 プログラム
15 その他一般の能動な医療機器（厚生労働大臣が認めるものに限る.）
F 能動な画像医療機器
1 電離放射線を利用する能動な画像医療機器
2 非電離放射線を利用する能動な画像医療機器
3 その他能動な画像医療機器（厚生労働大臣が認めるものに限る.）
G モニタリング医療機器
1 生体信号に関わらない生理学的指標に係る能動なモニタリング医療機器

　2　生体信号に関わる生理学的指標に係る能動なモニタリング医療機器

H 放射線治療又は温熱治療の用に供する医療機器

　1　放射線治療又は温熱治療の用に供する電離放射線を利用する能動な医療機器

　2　放射線治療又は温熱治療の用に供する非電離放射線を利用する能動な医療機器

　3　温熱治療又は低体温法の用に供する能動な医療機器

　4　体外からの衝撃波療法（砕石術を含む.）の用に供する能動な医療機器

　5　その他放射線治療又は温熱治療の用に供する医療機器（厚生労働大臣が認めるものに限る.）

⑤　体外診断用医薬品は次の１区分

　体外診断用医薬品

⑥　上記のいずれにも該当しないもの

　一般的名称ごとに製品群となる

これらとは別に，医療機器については対象の品目が生物由来製品かどうか及び滅菌済み製品かどうかで，製品群は4区分に，診断薬については対象の品目が放射性医薬品かどうかで2区分にそれぞれ細区分され，それぞれの区分の基準適合証の有効な範囲は次のとおりとなっている（製品群省令第3条）.

◆製品群の細区分

（医療機器について）

イ　滅菌医療機器でありかつ生物由来製品であるもの　→　ロ，ハ，ニの品目にも有効

ロ　滅菌医療機器でありかつ生物由来製品でないもの　→　ニの品目にも有効

ハ　非滅菌医療機器でありかつ生物由来製品であるもの　→　ニの品目にも有効

ニ　非滅菌医療機器でありかつ生物由来製品でないもの　→　ニの品目のみに有効

（体外診断用医薬品について）

イ　放射性医薬品である体外診断用医薬品であるもの　→　ロの品目にも有効

ロ　放射性医薬品でない体外診断用医薬品であるもの　→　ロの品目のみに有効

平成26年11月24日以前のQMS省令に基づいて承認・認証されている品目で，設計管理の対象外とされていた品目（旧設計開発告示（平成17年厚生労働省告示第84号）で指定された以外の医療機器及び診断薬）は，「経過措置対象品目」といわれており，引き続き設計管理を適用対象外としてQMS適合性調査を受けた場合には，交付される基準適合証には「経過措置対象品目」であることが記載されるため，その基準適合証によりQMS適合性調査を省略できる品目は，同じ製品群・製造所である経過措置対象品目に限られる（製品群省令附則第2条）．なお，経過措置対象品目に該当するものであっても，設計管理を含めてQMS適合性調査を受けた場合（これを「一般品目」という）には，前記のような制限はない．ただし，一般品目としてQMS適合性調査を受けたときには，その後経過措置対象品目としてQMS適合性調査を受けることは想定されていない.

一つの一般的名称は，原則として一つの製品群区分に該当するが，品目によってはその材質や有する機能が違うことにより，該当する製品群区分が異なるようなものについては，一つの一般的名称に対して複数の製品群区分が示されている．個々の品目がどの製品群に区分されるかは，申請者がその

品目の材質や機能に応じて適切な一つの区分を選択することが原則であるが，QMS適合性調査の申請に当たっては，合理的な理由があれば複数の区分について申請することもできる．その場合には，調査の申請に先立って調査機関と十分に調整を行うことが推奨されている（平成26年薬食監麻発0911第5号）．一つの品目で複数の区分での申請が受理された場合には，区分ごとに基準適合証が発行されることになる．

基準適合証を利用してQMS適合性調査を省略する品目について，その製品群が複数ある場合は，その品目の特性等から見て最も適切な一つの製品群の基準適合証を利用することによって，QMS適合性調査を省略することができる．なお，複数の使用部位がある等により，複数製品群に該当する品目など，前記の適切な一つの製品群が複数ある場合は，そのうちのどれかであれば良い（平成26年薬食監麻発1121第21号）．

6 QMS適合性調査

(1) 承認・認証申請時のQMS調査申請

承認又は認証の申請（一部変更（一変）申請を含む）を行う際には，その申請と同時にQMS適合性調査（このような場合のQMS適合性調査は「新規・一変調査」といわれる）の申請を行うか，有効な基準適合証を保有しているなどにより調査の申請が不要であるかを申請者は明らかにしなければならない．すなわち，申請書の備考欄に調査申請の有無，調査申請の提出予定先，有効な基準適合証番号，調査を省略する根拠等を記載しなければならない（平成26年薬食機参発1120第1号，同第4号及び平成26年薬食機参発1121第16号，同第19号）（図1）．

承認・認証の一部変更申請においてQMS適合性調査が必要となるのは，製造所の変更や滅菌方法の変更等，その製造管理・品質管理に変更が生じる場合のみである．

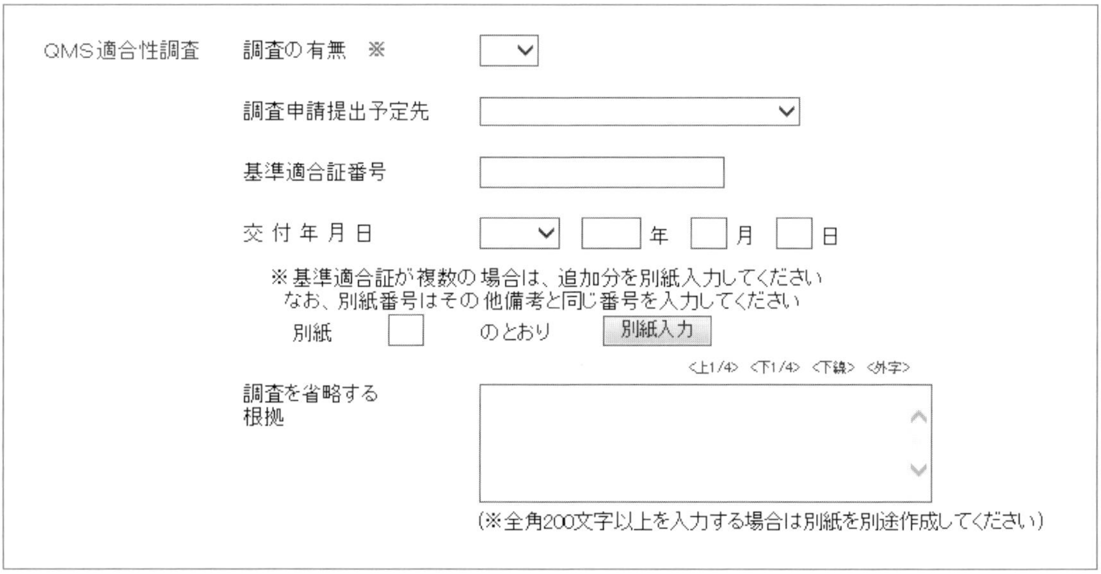

QMS適合性調査　調査の有無 ※

調査申請提出予定先

基準適合証番号

交付年月日　年　月　日

※基準適合証が複数の場合は、追加分を別紙入力してください
なお、別紙番号はその他備考と同じ番号を入力してください
別紙　のとおり　別紙入力

<上1/4> <下1/4> <下線> <外字>

調査を省略する根拠

（※全角200文字以上を入力する場合は別紙を別途作成してください）

図1　DWAPでの承認申請書備考欄の入力画面（※は必須項目）

なお，有効な基準適合証について，別品目の承認・認証申請に伴ってQMS適合性調査の申請中である場合は，その旨の理由を記して申請した後，基準適合証が交付され次第，基準適合証番号が記入された申請書に差換える（平成26年薬食監麻発1121第25号）．

QMS適合性調査の対象となる施設は，製造販売の業務を行う主たる事務所（選任製造販売業の場合を含む），承認・認証申請書に記載された製造所，必要に応じて対象品目の製造に関係するその他の施設である．

承認申請の場合には，承認申請と同時又は申請後速やか（遅くとも10日以内）にQMS適合性調査の申請をPMDAにしなければならない（平成27年薬食機参発0710第1号）．なお，改良医療機器（臨床あり）又は新医療機器などの場合は，審査の進捗に応じてQMS適合性調査の申請を行う．これらの申請は，いずれも原則としてDWAP（医療機器WEB申請プラットフォーム）又はFD申請によって行う．ただし診断薬の場合DWAPは利用できない．

PMDAへのQMS適合性調査の申請に当たっては，あらかじめ調査手数料の納入が必要であり，手数料額はPMDAがWEB上で提供している「手数料計算ツール」で計算した金額となる．例えば，第一種製造販売業者の製造販売業に関する調査は約37万円，主たる組立工程の製造所は1箇所について約10万円などである．また，調査申請書には，この計算結果を印刷して添付しなければならない（令和2年薬生監麻発0831第1号）．これらは申請時に必要な金額であり，申請後に実地調査が必要なことが明らかとなった場合には，その費用を追加納入することとなる．

同時に複数の品目を承認申請する際において，製品群や製造所の組合せが異なるなどにより，それぞれQMS適合性調査申請が必要な場合には，調査対象施設が共通であるなどの条件が揃えば手数料が減額となる可能性がある（薬機法関係手数料規則第10条など）．そのような場合，PMDAにQMS調査簡易相談を申し込んで調査の合理化（手数料の減額）の範囲を確定しておかなければならない（令和2年薬生監麻発0831第1号）．なお，QMS調査簡易相談には相談手数料（約2万5千円）が必要である．

なお，認証申請の場合は，申請先の登録認証機関の指示に従って，QMS適合性調査の申請を行う．

■適合性調査申請（新規・一変調査）の添付資料

PMDA，登録認証機関とも調査申請に当たっては次の資料を添付しなければならない（令和2年薬生監麻発0831第1号，令和3年薬生監麻発0326第12号）．

① 申請品目の製造管理及び品質管理に関する資料

○申請品目の承認・認証申請書又は承認・認証事項一部変更申請書の写し

○調査対象品目の製造工程の概要

② 製造販売業者及び全ての製造所における製造管理及び品質管理に関する資料

○ISO13485認証書等，調査対象施設における適合性調査の申請の日から過去3年以内に実施された他の調査実施者による実地の調査結果報告書，MOU[*4]等に基づく相手国等の証明書又は調査結果報告書もしくは外国等当局による適合性証明書の写し

○各調査対象施設で実施している活動の概要及び各調査対象施設におけるQMSの相互関係を確認

[*4] Memorandum of Understanding：契約や条約，協定などが正式に締結される前段階の合意文書（覚書）．了解覚書．

できる資料

③ その他調査実施者が必要として指示する資料

○一部変更申請の場合は変更前の適合性を証する基準適合証の写し（必要に応じて原本を提示）

調査が追加的調査である場合は，上記資料のうちの該当する部分となり，基準適合証の写しについては，追加的調査の根拠となる基準適合証の写しを添付する．

実際にどのような資料が必要であるかについては，申請先が登録認証機関の場合はその指示に従い，PMDAの場合は前記③の資料として，実地調査か書面調査かの判断のため，申請時点において次の資料提出が要求されている（「QMS適合性調査の申請に当たって提出すべき資料について」（PMDA医療機器品質管理・安全対策部））．

○前回調査以降の承認事項一部変更承認書及び軽微変更届書の写し（一変申請の場合）
○調査対象施設の概要
○申請品目に係る子品目（当該申請に基づき交付される予定の基準適合証をもって調査を省略しようとする全ての承認・認証品目）リスト

また，次の資料はPMDAでの書面調査のために必要とされているものであり，申請書提出時の添付資料とは別に申請後の提出とすることもできる．なお，実地調査に当たっては，これら以外の資料の提出を求められることがある．

○調査対象施設に関する資料
　▽調査対象施設の配置図
　▽調査対象施設の平面図，製造に係る主な設備・機器の一覧及び試験検査に係る主な設備・機器の一覧
○ QMSに関する資料
　▽調査対象者の組織図
　▽品質管理監督システム基準書（品質マニュアル）
　▽管理文書の一覧
○品目に関する資料
　▽製品標準書の概要
　▽注意事項等情報・添付文書等，品目の概要が分かる資料
　▽製造工程におけるバリデーションの実施状況
○ QMS省令第3章に関する資料
　▽製造販売業者等への不具合事項の連絡に係る手順書等
　▽国内品質業務運営責任者が要件を満たすことを示す宣誓書
　▽国内品質業務運営責任者の業務に係る手順書
　▽登録製造所等との取り決め書

▽修理業者及び中古品の販売業者又は貸与業者からの通知の処理，医療機器の販売業者又は貸与業者における品質の確保に係る手順書

(2) QMS 定期調査の申請

承認・認証後5年ごとに必要となるQMS適合性調査は，「定期調査」といわれている．

定期調査は，原則としてその品目の承認・認証月日の5年ごとの日付（更新日）において新たな基準適合証が交付されていなければならないので，それまでに要する期間を見込んで事前に調査申請をする必要がある（PMDAの場合は6ヵ月程度，登録認証機関の場合は登録認証機関ごとの指示による）．

また，5年に至らなくてもそれ以前に調査申請することもできる．この場合，基準適合証の有効期間は発行日からの5年間になるが，複数の調査申請を同時に行うことにより調査の合理化，すなわち調査手数料の軽減や実地調査時の施設対応の頻度削減の可能性がある．5年間に必要となる調査申請を調査の申請先ごとにまとめて申請することにより，申請先ごとに5年に1度の調査とすることができるわけである．

なお，調査申請は，原則として同じ製品群・製造所の組合せである品目のうち，最も早く更新日が来る品目に対する調査申請とする．

■適合性調査申請（定期調査）の添付資料

定期調査の申請には，次の資料を添付しなければならない（令和2年薬生監麻発0831第1号，令和3年薬生監麻発0326第12号）．

① 対象品目の製造管理及び品質管理に関する資料

○調査対象品目の製造工程の概要

○製造販売承認・認証書の写し

○前回調査以降の承認・認証事項一部変更承認・認証書及び軽微変更届書の写し

○前回調査以降の回収がある場合には，その概要

○宣誓書

② 対象となる製造販売業者及び全ての製造所における製造管理及び品質管理に関する資料

○ISO13485認証書等，調査対象施設における適合性調査の申請の日から過去3年以内に実施された他の調査実施者による実地の調査結果報告書，MOU等に基づく相手国等の証明書又は調査結果報告書もしくは外国等当局による適合性証明書の写し

○各調査対象施設で実施している活動の概要及び各調査対象施設におけるQMSの相互関係を確認できる資料

③ その他調査実施者が必要として指示する資料

○調査品目又は同一製品群についての更新前の基準適合証の写し（必要に応じて原本を提示）

○申請品目に係る子品目リスト

なお，調査が追加的調査であれば，新規･一変調査の追加的調査の場合と同様の資料等を添付する．

前記①の宣誓書の様式は次のとおりである．

宣誓書

（申請者）は，下記品目の適合性調査に係る申請の内容に事実と齟齬がないこと，当該品目及び当該申請品目に基づき交付が予定される基準適合証によって調査が省略されることが見込まれる品目の製造管理及び品質管理の方法が法第23条の2の5第2項第4号（法第23条の2の17第5項において準用する法第23条の2の5第2項第4号又は法 第23条の2の23第2項第5号）に該当していないこと，及び製造販売承認（認証）規格を満足したものを製造販売していることを宣誓します．

記

年　月　日

住所

氏名（総括製造販売責任者の氏名）

（調査実施者）殿

申請先が登録認証機関の場合，実際にどのような資料が必要であるかについては，当該登録認証機関の指示に従い，申請先がPMDAの場合は，前記③の資料として，実地調査か書面調査かの判断のため，申請時点において次の資料提出が要求されている（「QMS適合性調査の申請に当たって提出すべき資料について」（PMDA医療機器品質管理・安全対策部））．

○調査対象施設の概要

○申請品目及び子品目それぞれの過去3年間の年間製造販売数量

また，次の資料はPMDAでの書面調査のために必要とされているものであり，申請書提出時の添付資料とは別に申請後の提出とすることもできる．なお，実地調査に当たっては，これら以外の資料の提出を求められることがある．

○調査対象施設に関する資料

▽調査対象施設の配置図

▽調査対象施設の平面図，製造に係る主な設備・機器の一覧及び試験検査に係る主な設備・機器の一覧

○ QMSに関する資料

▽調査対象者の組織図

▽品質管理監督システム基準書（品質マニュアル）

▽管理文書の一覧

○品目に関する資料

▽製品標準書の概要

▽注意事項等情報・添付文書等，品目の概要が分かる資料

▽製造工程におけるバリデーションの実施状況

▽生物由来原材料等を使用している医療機器にあっては，安全性の確保の観点から品質に問題がないかを点検したことを示す資料

○ QMS 省令第 3 章に関する資料

▽製造販売業者等への不具合事項の連絡に係る手順書等

▽国内品質業務運営責任者が要件を満たすことを示す宣誓書

▽国内品質業務運営責任者の業務に係る手順書

▽登録製造所等との取り決め書

▽修理業者及び中古品の販売業者又は貸与業者からの通知の処理，医療機器の販売業者又は貸与業者における品質の確保に係る手順書

PMDA への QMS 適合性調査の申請に当たっては，あらかじめ調査手数料（例えば，第一種製造販売業者の製造販売業に関する調査は約 15 万円，主たる組立工程の製造所 1 箇所については約 10 万円など）の納入が必要であり，申請に当たって「手数料計算ツール」での計算結果の添付，複数の QMS 適合性調査を同時に申請し調査の合理化が見込まれる場合の QMS 調査簡易相談による当該範囲の確定等については，承認申請時の QMS 適合性調査申請の場合と同様である（令和 2 年薬生監麻発 0831 第 1 号）.

(3) 再製造単回使用医療機器定期確認調査及び変更計画に係る適合性確認

再製造単回使用医療機器については，承認後 5 年ごとの定期調査の間に，承認の日から原則として概ね 1 年に 1 回の頻度で QMS 適合性調査を受けることが承認条件として付されることになっている．再製造単回使用医療機器の製造は，病原微生物その他疾病の原因となるものの不活化又は除去及び再製造工程における製品劣化の確認等，通常の医療機器と比べて製造・品質管理に注意を要するため，当分の間は実地調査を行うことが原則となっている.

QMS 適合性調査申請の際の添付資料は定期調査の場合とほぼ同様であるが，その品目の基準適合証の写しが必要であり，再製造単回使用医療機器には子品目はあり得ないので子品目リストは不要である.

調査結果が適合であった場合には申請者に再製造単回使用医療機器定期確認調査結果証明書が交付される.

変更計画確認申請のうち，製造所の変更など，その製造・品質管理の方法に影響を与えるおそれがある変更である場合，QMS 省令に適合していることの確認を受けなければならず，その結果，もし QMS 省令に不適合であった場合には，その変更計画の確認は取り消されることになる．また，もし QMS 適合性の確認が行われなければ，その変更計画に基づく変更は認められない（薬機法第 23 条の 2 の 10 の 2（医療機器及び体外診断用医薬品の承認された事項に係る変更計画の確認））.

この場合の QMS 省令への適合性を確認する調査は，「変更計画に係る適合性確認」といわれ，変更計画の確認書の交付を受けた後，速やかに QMS 適合性調査の申請（変更計画適合性確認申請）を

行わなければならない.

変更計画確認申請書へのQMS適合性調査の有無と，不要である場合の根拠の記載などについては，新規・一変調査の場合のQMS適合性調査とその考え方はほぼ同様である（薬機法施行規則第114条の45の6（製造管理又は品質管理の方法に影響を与えるおそれがある変更））.

なお，調査結果が適合であった場合には，申請者に適合性確認結果通知が交付される.

（4） QMS適合性調査の実施

QMS適合性調査は「QMS調査要領」（令和3年薬生監麻発0326第12号）に基づいて行われる.

調査を，関係施設の現地を訪問して行う調査（実地調査）とするか，書面のみによる調査（書面調査）とするかについては，製造工程の複雑さ，製品の使用に当たってのリスクの程度等，過去の実地調査の結果等，過去における不適合，回収等の有無及びその内容，その他提出資料等に基づいて調査実施者が決めることであるが，次のア，イ又はウの場合には，QMS省令第2章の要求事項の適合性の確認については，原則として書面調査となる.

ア　調査対象施設が調査対象品目及び関連活動を含む範囲でISO13485の認証を取得しており，適合性調査の申請の日から発行日が過去3年間以内の認証機関（日本，米国，欧州，オーストラリア又はカナダの薬事規制システムにおいて認定された機関に限る）による有効な認証書，最新の監査報告書等が提出された場合

イ　調査対象施設における適合性調査の申請の日から過去3年間以内の他のQMS適合性調査実施機関による該当項目の適合性を確認したことを示す実地の調査結果報告書が提出された場合

ウ　MOU等の交換等を行っている相手国等における外国製造所に関して，MOU等の規定に基づく相手国等による適合性証明書又はQMS調査結果報告書の写し等が提出等された場合

また，次のエ又はオの場合には，QMS省令第3章の要求事項の適合性の確認については，原則として書面調査となる.

エ　製造販売業者等におけるQMS省令第3章の要求事項の適合性の確認について，過去3年以内の該当項目の適合性を確認したことを示す実地の適合性調査の報告書が提出された場合

オ　登録製造所に対し，QMS省令第3章の要求事項の適合性の確認を行う必要がある場合に，その製造所についてのア，イ又はウの資料が提出された場合

実地調査は，原則として事前に調査機関から調査日程が通告される．これは無通告の（すなわち抜き打ちの）現地調査はあり得ないという意味ではなく，状況によって調査機関が必要と判断した場合には，無通告の現地調査も考え方としてはあり得る（特に行政機関による立入り調査で特別調査の場合）ということである.

実地調査は，1つの調査対象施設に対し，QMS省令第2章及び第3章の全ての要求事項への適合状況を調査する必要がある場合，調査期間として通常，3日間程度が必要となる．調査の対象は調査申請書に記載された品目であるが，それにより発行される基準適合証は製品群として有効になるので，発行される基準適合証により，調査の省略が予定されている品目，すなわち子品目リストの品目を含めて（例えば，文書や記録の確認のためには，そのうちの代表的なものをサンプリングして調査するなど）行われる.

実地調査は，調査責任者を含む調査チームで行われ，冒頭に関係者への調査の実施方法等について

の説明や，調査実施者・対応者双方の紹介など（オープニング・ミーティング）があり，その後実際の調査が行われることとなる．調査では，関係者との面談（通常はトップマネジメントとの面談も含まれるが，オープニング・ミーティングと併せて行われることもある），プロセス及び活動の観察（例えば，作業の実施場所を視察すること（サイト・ツアー）もあり得る），文書及び記録のレビューなどが行われる．

これらの過程において，不適合の疑いのある証拠（不備事項）が見出された場合には，関係者に質問して内容の確認などがなされる．また，当該不備事項について，その調査実施期間中に是正措置がなされた場合，調査日程の延長等が生じなければその確認も行われる．実地調査の最終段階では，関係者を交えて調査結果の講評と，発見された不備事項について伝達される（クロージング・ミーティング）．実地調査の結果，不備事項があった場合には，調査終了日から原則として10業務日以内にQMS調査指摘事項書が交付されるので，指定された日までに指定の改善計画書又は改善結果報告書を調査実施機関に提出しなければならない．なお，必要があれば提出された改善計画書や改善結果報告書が適切であるかどうかを確認するための調査を行うことがある．提出された改善計画書や改善結果報告書が不適切と判断された場合は，その是正が必要となる．

調査の過程において薬機法違反（ただし，薬機法違反を発見することはQMS適合性調査の目的ではない）や，有効性・安全性に懸念を生じさせる重大な不適合が発見された場合には，状況に応じて調査実施者から行政当局に通報が行われる．

調査結果による不備事項は，GHTF（医療機器規制国際整合化会議）で合意された評価基準に準拠した次の表によってランク付けされる（ステップ1）．

		発生頻度	
		初回	再発
QMSへの影響度	直接的	3	4
	間接的	1	2

さらに，次に該当する場合は，それぞれ1ランク加算される（ステップ2）．

○ QMS省令が要求する文書化した手順書，製品標準書がないか，もしくは機能していない場合又は調査対象施設がQMSの実効性を維持するために必要と判断し，作成した文書がほとんど機能していない場合

○発見された不備事項が原因で，不適合製品がすでに市場に出荷されている場合

QMSへの影響度の「直接的」とは，製品の設計及び製造管理，すなわち製品の安全性及び有効性に直接的な影響を持つもので，QMS省令の第25条～第64条，第69条，第72条，第75条，第76条，第81条，第81条の2の2，第81条の2の3，第81条の2の6，第84条に関する不備である．また，「間接的」とはQMSプロセスを運用するための要求事項で，製品の安全性及び有効性に間接的な影響を持つもので，QMS省令の第5条～第24条，第66条～第68条，第70条，第71条，第72条の2，第73条，第74条，第77条～第80条，第81条の2，第81条の2の4，第81条の2の5に関する不

備である.

発生頻度の「再発」とは，過去5年以内（調査実施者が入手可能な他の調査実施者によるものを含み，直近の実地調査が5年以上前の場合は直近のものを含む）の実地調査において，今回発見された不備事項と同じQMS省令の条項について，以前にも指摘されていた場合が該当し，それ以外は「初回」となる.

不備事項のランクに従って，調査対象者ごとに次のように評価されることとなる.

○不備事項が0：「適合」と評価される.

○ランク1の不備事項：指示された期日までに詳細な改善結果報告書又は具体的な改善計画書が提出された場合，不備事項0として評価される.

○ランク2又は3の不備事項：指示された期日までに是正措置についての客観的証拠を提示して改善結果報告書が提出された場合，不備事項0として評価される.

○ランク4以上の不備事項：指摘事項書の交付から15日以内又は新規調査の場合で，承認・認証もしくはその拒否がなされる前に適切な改善結果報告書が提出された場合，不備事項0として評価される.

○それ以外の場合：「不適合」と評価される.

調査が終了すると調査責任者はQMS調査結果報告書を作成し，一つの品目に複数のQMS調査結果報告書が作成された場合には，QMS調査結果総括報告書とともに，調査実施機関に提出する．実地調査が行われたものについては，申請した製造販売業者又は調査対象施設にも後日その写しが交付される.

QMS適合性調査の結果は，調査実施機関から（PMDAを経由して）適合性調査結果通知書により，調査対象品目の製造販売業者の許可権者（都道府県）に通知される.

調査結果に不適合がなければ基準適合証が発行される．基準適合証の有効期間は発行から5年間であるが，一変承認・認証申請に伴うQMS適合性調査の場合，発行される基準適合証の有効期間の終期は，一変申請前に持っていた基準適合証の終期となる．なお，基準適合証は，記載された各製造所の製造・品質管理がQMS省令に適合していることを証するものではなく，個別の製造所の適合性を証するものとしてはQMS調査結果報告書などがある（平成26年薬食監麻発1121第25号).

QMS適合性調査により不適合の評価がなされた場合，新規・一変調査の場合であれば，その承認・認証申請は承認・認証されず，変更計画確認調査の場合であれば，その変更計画の確認は取り消される．また，定期調査の場合であれば，改善命令の対象になり得るとともに，認証取消の対象となり得る.

(5) MDSAP

MDSAPとは，Medical Device Single Audit Programの略で，医療機器等についての単一監査プログラムのことである．2012年にアメリカ，オーストラリア，カナダ，ブラジルの間で活動が始められ，翌2013年には日本もオブザーバー参加した．その後2015年にEUがオブザーバー参加し（英国はEU離脱に伴い単独のオブザーバー），日本が正式参加となった.

MDSAPは，医療機器等の製造・品質管理についてのQMS適合性に関する審査（現地審査）をするために，民間の適合性評価機関（CAB）を活用しようとするもので，CABの適格性を参加国の規制当局が共同して確認したうえで，QMS 調査機関（Auditing Organization：AO）として認定するものである．これにより，従来 FDA などの各国規制当局が自・他国にある医療機器等の製造施設を直接に現地審査していたものを，AO が行った審査報告書を活用することにより，これに換えることができる．2021 年 7 月時点で，AO として認定されている CAB は，BSI グループアメリカなど 14 機関がある．AO が実施する調査対象施設の審査では，製品の自国及び各輸出先国における固有の要求事項を含めてその適合性を評価するため，複数国の要求事項への適合性が 1 回で審査できる．初回の調査が行われた後も 3 年ごとに更新時調査が行われ，決められた様式の MDSAP 報告書が作成される．また，更新時調査の間には毎年サーベイランス調査が行われる．

なお，日本では，2016 年から MDSAP の調査結果を試行的に受け入れ，2022 年 4 月から本格受け入れとなっている．PMDA への MDSAP 報告書を利用した QMS 適合性調査の申請書には，申請書の右肩にⓈと朱書きし，備考欄に「MDSAP 利用申請」と記載して申請する．利用できる MDSAP 報告書は報告対象施設に対して適用される QMS 省令の要求事項の全てを確認した報告書である．なお，MDSAP の調査では，QMS 省令のうち，製造販売業者特有の要求事項，細胞組織医療機器などの特別な追加要求事項を除いた QMS 省令第 2 章及び第 3 章の第 66 条～第 68 条が調査対象となっている．従って製造所は海外のほか国内も対象となり得るが，製造販売業者は対象とならない．

MDSAP 報告書が実地調査によるものである場合，対象施設については原則として書面調査となるとともに，書面調査時の提出資料の「調査対象施設に関する資料」，「QMS に関する資料」が不要となるなど調査手続きの合理化が期待できる（PMDA への申請の場合は QMS 適合性調査申請書のほかに MDSAP 報告書利用申請書の提出とその手数料が必要）．

登録認証機関による QMS 適合性調査の場合については，上記に準じてそれぞれの機関の判断となる．（令和 3 年薬生監麻発 0929 第 7 号，令和 3 年薬機発 1118022 号 PMDA 理事長通知）

第2部 QMS省令によって要求されている内容

ここでは，令和3年8月1日までに施行されているQMS省令を条文の順序に従って解説していく．なお，次の通知において義務付けられている事項及び義務を免除されている事項については，解説の該当箇所に通知の略称を括弧書きした．

○ QMS省令の施行通知（令和3年薬生監麻発0326第4号「医療機器及び体外診断用医薬品の製造管理及び品質管理の基準に関する省令の一部改正について」）：（施行通知）と記載

○ QMS省令等のQ&A（平成26年薬食監麻発1121第25号「医療機器及び体外診断用医薬品の製造管理及び品質管理の基準等に係る質疑応答集（Q&A）について」）：（Q&A通知）と記載

○ QMS省令等のQ&Aその2（平成27年薬食監麻発0313第8号「医療機器及び体外診断用医薬品の製造管理及び品質管理の基準等に係る質疑応答集（Q&A）について（その2）」）：（Q&A通知2）と記載

○ QMS省令等のQ&Aその3（平成27年薬食監麻発0901第5号「医療機器及び体外診断用医薬品の製造管理及び品質管理の基準等に係る質疑応答集（Q&A）について（その3）」）：（Q&A通知3）と記載

過去のQMS適合性調査での指摘事項は，QMS省令に適合する品質マネジメントシステムを構築し，実施していくうえでの参考になると思われる．PMDAのWEBサイトに，平成27年11月から平成28年3月の間にPMDA及び登録認証機関による実地調査で実際にあった指摘事項を基に，厚生労働科学研究の研究班がまとめた「QMS適合性調査における指摘事例及び適合に向けての考え方について（2017年版）」が掲載されているので参考にすると良い（「厚生労働科学研究　QMS」などで検索しても良い）．

また，資料としてQMS省令とJISQ13485：2018，JISQ9001：2008及び米国QSR：2017との対応表を掲載した．なお，JISQ13485：2018とJISQ9001：2015との対応はJISQ13485：2018の附属書Bに示されている．

第1章　総則

1　趣旨

第1条　この省令は，医薬品，医療機器等の品質，有効性及び安全性の確保等に関する法律（昭和35年法律第145号．以下「法」という．）第23条の2の5第2項第四号（第23条の2の17第5項において準用する場合を含む．以下同じ．）及び第80条第2項に規定する厚生労働省令で定める基準を定めるものとする．

本条は，QMS省令が，薬機法による医療機器及び体外診断用医薬品（以後の解説では，適宜「診断薬」と略記する）の製造管理又は品質管理の方法の基準として定められたものであることを明示したものである．

本条に示されている事項は，製造販売承認（外国製造医療機器等特例承認取得者を含む）と輸出用医療機器・診断薬についてのものであるが，薬機法第23条の2の23（指定高度管理医療機器等の製造販売の認証）第2項第五号で「第23条の2の5第2項第四号に規定する厚生労働省令で定める基準」としているので，製造販売認証（外国指定高度管理医療機器製造等事業者を含む）の場合の基準でもある．

なお，一般に品質マネジメントシステムは，組織（法人）全体として複数の品目を包含して構築されるものであるが，これらの条項は個別の品目に対する規定であり，薬機法での適否の判断は品目との関連をもって行われることが特徴である．

2 定義

(1) 製造販売業者等

第2条 この省令で「製造販売業者等」とは，医療機器又は体外診断用医薬品（以下「医療機器等」という．）の製造販売業者（法第23条の2の17第4項に規定する選任外国製造医療機器等製造販売業者（以下「選任外国製造医療機器等製造販売業者」という．）及び法第23条の3第1項の規定により選任された指定高度管理医療機器等の製造販売業者（以下「選任外国指定高度管理医療機器等製造販売業者」という．）を除く．），法第23条の2の17第4項に規定する外国製造医療機器等特例承認取得者（以下「外国製造医療機器等特例承認取得者」という．）又は法第23条の2の23第1項に規定する外国指定高度管理医療機器製造等事業者（以下「外国指定高度管理医療機器製造等事業者」という．）をいう．

製造販売業者等は製品の製造管理及び品質管理を行う実施主体である（第3条参照）．この定義から，医療機器・診断薬の製造販売の届出者及び承認・認証の取得者がこれに該当することとなる．なお，薬機法では法文上「外国指定高度管理医療機器製造等事業者」は製造販売認証の取得者に限らないが，QMS省令中では外国製造医療機器等認証取得者の意味で使用されている．したがって，選任外国製造医療機器等製造販売業者及び選任外国指定高度管理医療機器等製造販売業者については，製造販売業者等に含まれない．ただし，これらの選任製造販売業者は，QMS省令の規定に従って行う業務のうち，少なくとも第72条の3に規定する選任外国製造医療機器等製造販売業者等の業務を行う必要がある．

(2) 製品

2 この省令で「製品」とは，構成部品等からなり，製造所の製造工程を経た物（製造の中間工程で造られたものであって，以後の製造工程を経ることによって製品となるもの（以下「中間製品」という．）を含む．以下同じ．）又は法第2条第13項に規定する医療機器プログラムをいう．

製造工程を経て出力される物が製品であり，その製造工程に入力される物（製品の一部として持ち越されることがない物を除く）が本条第3項の構成部品等になる．製品は必ずしも最終製品のみをいうわけではなく，中間製品も含まれる．また，製品は有体物だけではなく，無体物たる医療機器であるプログラムも含まれるが，サービスは含まれない．ISO13485（JISQ13485）では「製品」の定義にサービスも含まれるように記載されているが，品質マネジメント用語（ISO9000:2015）では「製品」と「サービス」は別に定義されており，JISQ9001:2015でも「製品及びサービス」の用語を使用している．なお，後述する「(9) 工程出力情報」のうち，「物」として工程から出力されるものが製品である．

(3) 構成部品等

3 この省令で「構成部品等」とは，製造工程において使用される部品，組立品（製品に使用されるものに限る．），原料，材料，容器，被包，表示物（添付文書を含む．以下同じ．）等であって，製品の一部となるもの及び製品のソフトウェア（法第2条第13項に規定する医療機器プログラムを除く．）をいう．

この定義中，「表示物」とは，薬機法第50条（直接の容器等の記載事項）及び第52条第1項（容器等への符号等の記載）（診断薬の場合）又は第63条（直接の容器等の記載事項）及び第63条の2第1項（容器等への符号等の記載）（医療機器の場合）に規定する事項を記載したラベル及び第52条第2項（添付文書等の記載事項）（診断薬の場合）又は第63条の2第2項（添付文書等の記載事項）（医療機器の場合）に規定する事項を記載した添付文書・ラベル等，その他取扱説明書などのことである．

電子応用医療機器では，その機能をソフトウェアにより実現しているものが多いが，それらのソフトウェアも「構成部品等」に含まれる．ただし，それ自身単独でプログラム医療機器となるものは「製品」になるので，ここには含まれない．

(4) 製造用物質

4 この省令で「製造用物質」とは，製造工程において中間製品に使用される物（製品の一部となるものを除く．）をいう．

洗浄水，溶剤，離型剤，滅菌用エチレンオキサイドガス等のように，工程中で揮散，除去されて製品に含まれない物質が該当する．

(5) ロット

5 この省令で「ロット」とは，一の製造期間内に一連の製造工程により均質性を有するように製造された製品，製造用物質及び構成部品等（以下「製品等」という．）の一群をいう．

本質的に同一の条件下において，所定の限度内で均一な特性及び品質を有するように製造された一群の製品等をいい，製品等1個で1ロットという場合もある（施行通知）．

(6) 施設

6 この省令で「施設」とは，品質管理監督システムに含まれる製品実現（開発から出荷及びこれに附帯するサービスの提供までに行われる一連の業務をいう．以下同じ．）に係る施設（製造所を含む．）をいう．

その組織の品質マネジメントシステムによりマネジメントされる，医療機器等の設計，購買，製造及びサービス提供，設置，附帯サービス，包装，保管等の業務を行う施設をいうものであり，登録が必要な製造所に限定されない．ただし，第5条の5第1項の規定に基づき，工程を外部委託する事業所や第38条第1項第二号に規定する購買物品等の供給者の事業所は含まれない（以上施行通知）.

(7) バリデーション

7 この省令で「バリデーション」とは，施設の構造設備並びに手順，工程その他の製造管理及び品質管理の方法（以下「製造手順等」という.）が期待される結果を与えることを検証し，これを文書とすることをいう.

「バリデーション」とは“validation”のことで，元々の意味としては，何かを有効にする活動のことである．JISQ13485：2018でもこの語を使用しているが，品質マネジメントシステムの用語などを規定しているJISQ9000:2015では「妥当性確認」の語を使用しており，試験の結果等の客観的な証拠によって，要求事項が満たされていることを確認する行為を指している．この確認を経ることで，その製品，工程や使用するソフトウェアが有効なものとして，その後の稼働が正当化されるわけである.

例えば，第35条第1項の設計開発バリデーションとは，期待される品質，安全性，性能等を有する製品が設計開発されていることを確認し，これを文書とすることをいう（施行通知).

類似の用語に“verification”があるが，こちらは意味としては正しいものかどうか照合するということである．一般に「検証」と訳され，できた成果物を要求されている規格等と照合して適合しているかどうか確認するなどの行為をいう.

設計開発においては製品受領者の要求事項は，大抵の場合，それを満たすであろう何らかの仕様等に変換されて製品要求事項として規定されるが（例えば，50 kgの荷重が掛かる棚に使う板材の製造をする場合，板材の仕様として厚さが5 cm ± 1 mmとするなど），その規定要求事項が満たされているか（先ほどの例では厚さが5 cm ± 1 mmか）を確認することが設計開発検証であり，元の要求事項に戻ってその用途に適するか（先ほどの例では荷重50 kgの棚材として適しているか）を確認することが設計開発バリデーションである.

(8) 工程入力情報

8 この省令で「工程入力情報」とは，ある工程を実施するに当たって提供される，製造管理及び品質管理のために必要な情報等をいう.

「工程入力情報」とは“input”のことであり，問題を解決する等のために提供されるデータや情報等である．ある工程のinputは，通常，別の工程の“output”である.

(9) 工程出力情報

9 この省令で「工程出力情報」とは，ある工程を実施した結果得られる情報等をいう.

「工程出力情報」とは“output”のことであり，QMS 省令では「情報」という用語を使用しているが，必ずしも文字どおりの情報に限らず，広く工程の結果を指し，製品などが含まれることもある（例えば，第 45 条など）．ただし，非意図的に生ずる物は含まれない．

（10） 管理監督者

10　この省令で「管理監督者」とは，製造販売業者等の品質管理監督システムに係る業務を最上位で管理監督する役員等をいう．ただし，第 82 条及び第 83 条において読み替えて準用する第 2 章から第 5 章の 2 までにおいては，製造業者の品質管理監督システムに係る業務を最上位で管理監督する役員等をいう．

「管理監督者」とは，“top management”のことであり，製造販売業者等の代表者などの品質マネジメントシステムに関する業務を最高位で管理監督する役員等をいう．特定の個人のほか，この省令に規定する管理監督者としての責任及び権限が付与された特定の組織（例えば，会議体等）とすることも可能である．ただし，その場合には，当該組織のうち特定の個人を，当該組織の管理監督者としての責任を負う者として明確にしておく必要がある（以上施行通知）．

管理監督者は，組織内で，権限を委譲し，資源を提供する力を持っている，最高位で組織を指揮し，管理する個人又はグループである．一般には，組織の業務執行に責任と権限があるのは社長であるが，必要な業務執行権限を有するその他の役員等が該当することもある．なお，品質マネジメントシステムの適用される事業が組織の一部だけの場合は，管理監督者は，組織内のその一部を指揮し，管理する人・グループで良い．

（11） 製品受領者

11　この省令で「製品受領者」とは，製品の市場出荷後に当該製品を取り扱う者（輸送のみに関与する者を除く．以下同じ．）をいう．ただし，第 82 条及び第 83 条において読み替えて準用する第 2 章から第 5 章の 2 までにおいては，製品の製造業者からの出荷後に当該製品を取り扱う者をいう．

「製品受領者」とは，例えば，エンドユーザーである医療従事者，販売業者，購入者（患者）等が該当する．「取り扱う者」は，それぞれの業務に携わる個々人というより，組織の意味である場合が多い．ISO13485 では“customer”であり，品質マネジメント用語の定義では「製品・サービスを受け取る又はその可能性のある個人又は組織」のこととされており，受け取る可能性のある相手も含み，この点は QMS 省令でも同じである．なお，組織内の場合（販売部門など）も製品受領者に含まれる．

（12） 品質方針

12　この省令で「品質方針」とは，製品の品質を確保するために管理監督者が定め，表明する基本的な方針をいう．

「品質方針」は，管理監督者（トップマネジメント）が定めた品質に関する組織の意図及び方向付けであり，品質目標（第10条第二号）を設定するための枠組みともなるものである．

(13) 品質管理監督システム

13 この省令で「品質管理監督システム」とは，製造販売業者等が品質に関して管理監督を行うためのシステムであって，当該管理監督のための資源配分がなされ，適切に運用されるものをいう．ただし，第82条において読み替えて準用する第2章から第5章の2までにおいては，製造業者が品質に関して製造所の管理監督を行うためのシステムを，第83条において読み替えて準用する第2章から第5章の2までにおいては，製造業者が品質に関して管理監督を行うためのシステムをいう．

「品質管理監督システム」は，品質マネジメントシステムのことであり，マネジメントシステムとは，方針及び目標を定め，その目標を達成するために組織を適切に指揮・管理するための仕組みをいう．本項ではそのための資源の配分とその適切な運用を要求している．

(14) 照査

14 この省令で「照査」とは，設定された目標を達成する上での適切性及び有効性を判定することをいう．

「照査」とは“review”のことであり，対象について，漏れがないか，変更が必要かどうかなどを判断するために，もう一度「見直す」，「調べ直す」という意味である．本項では結果として対象の適切性・有効性が判定されることを要求している．

(15) 資源

15 この省令で「資源」とは，個人の有する知識及び技能並びに技術，設備その他の施設における業務に活用される資源をいう．

資源には，設備などのハードウェアと知識・技能などのソフトウェアがある．

(16) 業務運営基盤

16 この省令で「業務運営基盤」とは，施設における業務に必要な施設，設備及びサービスの体系をいう．

「業務運営基盤」とはインフラストラクチャ（infrastructure）のことである．施設とは建物，作業場所や，付随する電気，ガス，水などのことで，設備にはそれを稼働させるソフトウェアを含む．サービスとは，配送や必要な情報の提供などである．

(17) 通知書

17 この省令で「通知書」とは，製品の受渡し時に提供した情報を補足し，又は当該製品に係る医療機器等の使用若しくは回収においてとるべき措置について助言するために，製造販売業者等が製品の受渡しの後に発行する文書をいう.

例えば，製品回収を行う場合に対象者への通知に使用する「回収レター」や，製品の安全使用上の注意喚起としての「お知らせレター」などのことである．第60条の3の要求事項に関するものである.

(18) 特別採用

18 この省令で「特別採用」とは，製品に係る要求事項（以下「製品要求事項」という.）に適合していない製品について，その製品の製造管理及び品質管理に支障がなく，薬事に関する法令又はこれらに基づく命令若しくは処分（以下「法令の規定等」という.）に適合することを適切に確認した上で，その使用若しくは操作の許可，工程の次の段階に進むことの許可又は出荷若しくは受入れの決定を行うことをいう.

第60条の2の要求事項に関することである.

(19) 再製造単回使用医療機器

19 この省令で「再製造単回使用医療機器」とは，単回使用の医療機器（一回限り使用できることとされている医療機器をいう．以下同じ.）のうち，再製造（単回使用の医療機器が使用された後，新たに製造販売をすることを目的として，これに検査，分解，洗浄，滅菌その他必要な処理を行うことをいう．以下同じ.）をされたものをいう.

再製造単回使用医療機器は，R-SUD（reprocessed single-use device）ともいわれるもので，一回限りの使用で使い捨てられるいわゆるディスポーザブル医療機器（単回使用医療機器（SUD））を医療機関から回収のうえ必要な洗浄，滅菌等を行って新たな医療機器とした（これを「再製造」という）単回使用医療機器のことである.

再製造単回使用医療機器を製造販売するためには品目ごとに製造販売承認を受ける必要があり，再製造単回使用医療機器基準（平成29年厚生労働省告示第261号）により，再製造によって生じるおそれがある特性及び性能の低下等を考慮したうえで，原型医療機器（再製造される前の元の単回使用医療機器のこと）と同等の品質，有効性及び安全性を有するものであることが求められている．また，使用され洗浄・滅菌がされていない単回使用医療機器の回収に当たっては，汚染を防止するため定められた方法で輸送しなければならない（薬機法施行規則第114条の54（医療機器又は体外診断用医薬品の製造販売業者の遵守事項)).

再製造単回使用医療機器の製造販売業者又は製造業者（最終製品の保管のみの製造所を除く）は，その総括製造販売責任者，国内品質業務運営責任者及び安全管理責任者のいずれも細菌学的知識を有しない場合又はその責任技術者が医師，細菌学的知識を有する者もしくは医療機器の滅菌に関する専門知識を有する者のいずれでもない場合は，総括製造販売責任者又は責任技術者を補佐する者として，それぞれその知識を有する者等を置かなければならない（薬機法施行規則第114条の54及び第114条の54の2（医療機器の製造業者の遵守事項））.

(20) 再生部品

20　この省令で「再生部品」とは，第3項に規定する構成部品等のうち，医療機関において使用された単回使用の医療機器の全部又は一部であって，再製造の用に供されるものをいう.

R-SUDを製造するために使用される，使用済みのSUDに由来する構成部品等を再生部品という.意味としては「再生された部品」ではなく，R-SUDに生まれ変わるために「再生される部品」である.なお，使用済みSUDの構成部品のうち，分解・洗浄等の過程で再生利用に適さなくなるなどのため，新たに用意される構成部品等は「交換部品」といわれる.

(21) 植込医療機器

21　この省令で「植込医療機器」とは，人の身体内に埋設される若しくは人の身体の自然開口部に挿入される医療機器又は人の皮膚若しくは眼の表面を代替する医療機器であって，その全部又は一部が30日以上留置されることを目的として使用されるものをいう.

植込み型心臓ペースメーカなどの特定医療機器のほか，人工関節，植込みカテーテル，眼内レンズ，歯科用インプラントなど，永久的又は30日以上継続して留置されるものである.

(22) 類似製品グループ

22　この省令で「類似製品グループ」とは，医療機器等の製造販売業者等が製造販売する当該医療機器等に係る製品であって，当該製品に係る医療機器等の意図した用途に応じた機能，性能及び安全性について同等の基本設計を有するものの一群をいう.

その承認・認証取得者が取り扱う製品のうち，その用途，機能，性能及び安全性について同一の基本設計に基づく一連の製品のことであり，同一のブランドやシリーズ型番などである場合にみられるものである．このような一連の製品は，第7条の2で求められている製品標準書の内容がほぼ共通となるので，製品標準書の作製単位として類似製品グループごととすることが認められている.

(23)　市販後監視

23　この省令で「市販後監視」とは，医療機器等の製造販売から得られた情報の収集及び分析に係る体系的な業務（製造販売後安全管理に関する業務を含む．）をいう．

GVP 省令でいう「安全確保業務」のうち，安全確保措置以外の部分とほぼ同義である．

(24)　購買物品等

24　この省令で「購買物品等」とは，製造販売業者等が他から提供される中間製品，構成部品等及び製造に用いる物質並びにサービスをいう．

組織の品質マネジメントシステムの対象外の組織から提供される中間製品，構成部品等，製造用物質，設備，器具，外部委託した工程及びサービスのことである．

(25)　無菌バリアシステム

25　この省令で「無菌バリアシステム」とは，製品に係る医療機器等の使用のときまで当該医療機器等を微生物による汚染から防止することを目的として用いられる包装をいう．

いわゆる滅菌包装のことである．

(26)　使用性

26　この省令で「使用性」とは，製品に係る医療機器等の特性のうち，使用者による安全かつ適正な使用又は操作のために必要であって，意図した用途に応じた機能，性能及び安全性が十分に発揮され，かつ，使用者の要求を充足させるために必要な性質をいう．

「使用性」とは，ユーザビリティ（usability）のことであり，医療機器を誤使用等がなく適切に使用できるための構造，機能等の総合的な特性のことである．医療機器の設計において適切なユーザビリティを達成するためのプロセスについての規格として IEC62366-1（JIST62366-1　医療機器－第 1 部：ユーザビリティエンジニアリングの医療機器への適用）がある．JIST62366-1 では，ユーザビリティを「意図する使用環境における使用を容易にし，有効性，効率及びユーザの満足度を確立するユーザインタフェースの特性」と定義している．

医療機器等において，ユーザビリティを考慮して設計すること（ユーザビリティエンジニアリングといわれる）の重要性について，JIST62366-1：2019 ではその序文において次のように述べている．

患者の観察及び治療に対して医療機器を使用することが増えており，医療機器のユーザビリティが適切でないために起こる使用エラーに対する懸念が高まってきている．ユーザビリティエンジニアリング（ヒューマンファクタエンジニアリング）プロセスを適用せずに開発した医療機器は，使用方法が直感的でなく，習得も使用も難しいことが多い．ヘルスケアの発達に伴い，患者自身を含む熟練度の低いユーザが医療機器を使用するようになってきており，また，医療機器もますます複雑になってきている．適切なユーザビリティを実現するユーザインタフェースを設計するためには，ユーザインタフェースを技術的に実装するのとは異なるプロセス及び技能が要求される．ユーザビリティエンジニアリングプロセスは，使用エラーを特定して最小限にすることによって，使用に関連するリスクを低減することを意図している．

３　適用の範囲

第３条　製造販売業者等は，第２章及び第３章の規定に基づき，製品の製造管理及び品質管理を行わなければならない．

２　製造販売業者等は，生物由来製品たる医療機器等，法第 43 条第２項の厚生労働大臣の指定する医療機器及び細胞組織医療機器（人又は動物の細胞又は組織から構成された医療機器をいう．以下同じ．）（以下「生物由来医療機器等」と総称する．）に係る製品の製造管理及び品質管理については，第２章及び第３章の規定のほか，第４章の規定に基づき行わなければならない．

３　製造販売業者等は，放射性医薬品（放射性医薬品の製造及び取扱規則（昭和 36 年厚生省令第４号）第１条第一号に規定する放射性医薬品をいう．以下同じ．）たる体外診断用医薬品（以下「放射性体外診断用医薬品」という．）に係る製品の製造管理及び品質管理については，第２章及び第３章の規定のほか，第５章の規定に基づき行わなければならない．

４　製造販売業者等は，再製造単回使用医療機器に係る製品の製造管理及び品質管理については，第２章及び第３章の規定のほか，第５章の２の規定に基づき行わなければならない．

品質マネジメントシステムを確立・実施して，その実効性を維持する義務は製造販売業者等が負っている．承認・認証が不要の医療機器・診断薬の製造販売業者であっても QMS 省令への適合が義務付けられている（薬機法施行規則第 114 条の 58（製造管理又は品質管理の方法の基準への適合））．

QMS 省令第 2 章は，ISO13485：2016（JISQ13485：2018）の要求事項と調和した事項であり，これを基本的要求事項と位置づけ，QMS 省令第 3 章以降については，国内における医療機器・診断薬の品質等の確保を目的とした追加的要求事項及び細胞組織医療機器等の特殊な製品に対する追加的要求事項である．

製造販売の届出者・認証・承認取得者は，QMS 省令第 2・3 章に従わなければならない．そのうち，生物由来医療機器等については QMS 省令第 2・3・4 章に，放射性診断薬については QMS 省令第 2・3・5 章に，再製造単回使用医療機器（R-SUD）については QMS 省令第 2・3 章と第 5 章の 2 に，それぞれ従わなければならない．

第２章　医療機器等の製造管理及び品質管理に係る基本的要求事項

第１節　通則

4　適用

第４条　法第 23 条の２の５第１項に規定する医療機器及び体外診断用医薬品並びに法第 23 条の２の 23 第１項に規定する指定高度管理医療機器等以外の医療機器等に係る製品については，第 30 条から第 36 条の２までの規定を適用しない.

2　製造販売業者等は，製品に係る医療機器等の特性により，この章の第４節から第６節までのいずれかの規定を適用することができない場合においては，当該規定をその品質管理監督システムに適用しないことができる.

3　製造販売業者等は，前２項の規定のいずれかに該当する場合においては，品質管理監督システムの基準を規定する文書（以下「品質管理監督システム基準書」という.）にその旨及びその理由を記載しなければならない.

一般医療機器は本条第 1 項により，設計管理について定めている条文である第 30 条〜第 36 条の 2 が適用除外になる．ただし，「薬事法等の一部を改正する法律」（平成 25 年法律第 84 号）による一部改正前の「薬事法」下において設計開発の管理が必要な医療機器（「医療機器及び体外診断用医薬品の製造管理及び品質管理の基準に関する省令第 4 条第 1 項の規定に基づき厚生労働大臣が指定する医療機器」（平成 17 年厚生労働省告示第 84 号（旧設計開発告示））において指定された医療機器）は適用除外の対象外である（施行通知）．なお，これに該当する旧設計開発告示で指定されていたものは，胸腔排液用装置，シャント用アダプタ，呼吸ガスミキサ，人工呼吸器用マスク，人工呼吸器用圧モニタ，再使用可能な汎用ウォータトラップ，単回使用人工呼吸器用ウォータトラップ，再使用可能な人工呼吸器用ウォータトラップ，単回使用汎用ウォータトラップ，抽出チューブ，体表用除細動電極の 11 種類である．

また，第 4 節（資源の管理監督），第 5 節（製品実現），第 6 節（測定，分析及び改善），すなわち第 21 条〜第 64 条の規定のうち，製品の特性によって適用できない事項がある場合は，適用除外とすることができる．

ただし，これらの適用除外の事項がある場合には，品質管理監督システム基準書（品質マニュアル）にその詳細及びそれを正当とする理由を記載しておかなければならない（第 7 条も参照）．例えば，

「取扱品目が限定一般医療機器のみであるため，別記の各条文は適用除外とする」

「適用しない条文：第 44 条，第 46 条　理由：滅菌製品を取り扱わない」

などのように明確に定めておく．ある業務を他に委託しているため自組織では行っていない事項は，その製品の特性として該当しない事項ではないので，適用除外とすることはできない．製品によって適用しない条文が異なるような場合は，表を作成するなどでも良い．

QMS 省令第 2 章は，本条を除いて ISO13485:2016（JISQ13485:2018）と相同な内容となっており，第 5 条〜第 64 条までが ISO13485 の箇条 4．1．1 から箇条 8．5．3 に相当するものとなっている．

ISO13485 は ISO9001 を基にして作成されており，ISO13485：2016 は ISO9001：2008（JISQ9001：2008）に基づいている．ただし，用語については ISO9000：2015（JISQ9000：2015）によっている．

なお，JISQ13485：2016では「リスクに基づくアプローチ」によりプロセスを管理することが規定されているが，JISQ9001：2015でも「リスクに基づく考え方」が明記され，リスクへの取組みの計画などが規定されている．ISO9001では「リスク」を不確かさの影響として，好ましくない結果だけでなく好ましい方向（機会）の場合も含めており，ISO13485とは用語の使い方が異なっている．

日本語で「管理」に相当する用語としてISOでは“manage”と“control”が使用されているが，意味としては“manage”は目的を達成するように上手に取り扱うことであり，“control”は強制的に支配統制することである．QMS省令では前者については「管理監督」が，後者については「管理」が使用されている（JISでは一般に前者は「運営管理」，後者は「管理」が使用されている）．

QMS省令のうち，限定第三種医療機器製造販売業者では，次の条項の適用が免除されている．

第５条の５第３項
第５条の６
第６条第一号
第７条第２項
第８条第３項
第10条第二号～第四号
第11条～第14条
第16条
第18条～第20条
第23条第三号
第24条第３項
第25条～第36条の２
第38条第４項
第40条第１項，第３項
第41条～第51条
第52条第３項
第53条～第55条
第56条第６項
第57条第２項，第３項
第58条第２項，第５項
第59条～第60条の２
第60条の３第１項，第３項
第60条の４～第62条
第64条

また，限定第三種医療機器製造販売業者ではなくても，限定一般医療機器に対して適用されない事項については，各条解説にもその旨解説している．

限定一般医療機器及び限定第三種医療機器製造販売業者の定義は第５条の５及び第５条の６で規定されている．限定一般医療機器とは，平成26年厚生労働省告示第316号に指定されていない715種類（令和３年７月現在）の一般医療機器（巻末資料に一覧を示す）のうち，滅菌済みではない医療機器のことである．また，限定第三種医療機器製造販売業者とは，限定一般医療機器のみを扱う第三種医療機器製造販売業者のことである．

第２節　品質管理監督システム

5　品質管理監督システムに係る要求事項

第５条　製造販売業者等は，この章の規定に従って，品質管理監督システムを文書化するとともに，その実効性を維持しなければならない．

2　製造販売業者等は，この省令で文書化することを求められている全ての要求事項，手順，活動及び実施要領を，確立し，実施し，及び維持しなければならない．

3　製造販売業者等は，法第23条の2第1項の規定による製造販売業の許可，法第23条の2の3第1項の規定による製造業の登録，法第23条の2の4第1項の規定による医療機器等外国製造業者の登録，法第24条第1項の規定による医薬品の販売業の許可，法第39条第1項の規定による高度管理医療機器等の販売業及び貸与業の許可若しくは法第40条の2第1項の規定による医療機器の修理業の許可を受けた場合又は法第39条の3第1項の規定による管理医療機器の販売業及び貸与業の届出を行った場合においては，そのいずれに該当するかをこの省令に規定する文書その他品質管理監督システムを実施する上で必要な文書（記録を除く．以下「品質管理監督文書」という．）に記載しなければならない．

第2項の「文書化する」とは，“document”であり，第2項はこの省令で「文書化」することを求められている事項については，要求事項，手順，活動又は実施要領を確立し，実施し，それを維持することが求められている（施行通知）．

また，「実施要領」とは，要求事項や手順により求められる特別な取り決めや合意書等の，品質マネジメントシステムの運用に際して品質マニュアルやその手順書以外に，運用上必要とされる事項を文書に定めたもののことである（施行通知）．

上記2つの施行通知の内容からは，「実施要領」について内容そのものを指しているのか，その文書を指しているのかが明確でないため分かり難いかもしれない．QMS省令中でも両者が混在して使用されているが，第5条の5，第56条，第58条では文書の意味で使用されている．これらの場合JISQ13485では「文書化された～」としており，この方が分かりやすいと思われる（第76条も文書化されたものの意味と思われる）．

第2項は，QMS省令中では単に「文書化する」とのみ記載されているが，実際には「文書化の対象となる活動等を確立し，次に確立した内容を文書化して，さらにそれを実施するとともに維持しなければならない」という規定であることを示したものである．

上記の「維持する」は，単に保存してあることではなく，必要な改訂がなされて管理されていることを意味している．なお，記録について，QMS省令では「保管」の用語を使用している．

第3項は，その事業者が受けている，製造販売業，製造業・海外製造所，販売・貸与業，修理業の許可及び登録並びに受理されている販売・貸与業の届出について，品質マネジメントシステムを実施するうえで必要な文書にその旨と役割の記載を求めているものである（施行通知）．

第3項で事業の種類の記載について，JISQ13485では単に文書化すべきことを規定しているのみであるが，QMS省令では「品質管理監督文書に記載」と規定されており，表現方法が異なっている．しかし，文書化が義務付けられている事項であれば，その文書は当然品質マネジメントシステムで必要とする文書に該当するので，実質的な差異はないと考えられる．

文書化については第6条で，より具体的に定められている．

５の２　品質管理監督システムの確立

第５条の２　製造販売業者等は，次に掲げる事項を明確にして品質管理監督システムを確立しなければならない．
一　品質管理監督システムに必要な工程（以下単に「工程」という．）の内容（当該工程により達成される結果を含む．）並びに当該工程における各施設及びその各部門の関与の態様
二　製品に係る医療機器等の機能，性能及び安全性に係るリスク並びに当該リスクに応じた管理の程度
三　工程の順序及び相互の関係

本条から第 5 条の 5 まではQMSの骨格を定めるもので，品質マネジメントシステムに必要なプロセス（工程）ごとにその内容を明らかにして管理すべきことを定めており，QMS 省令第 2 章での要求事項全てを簡潔に示しているともいえ，第 3 節以降では，品質マネジメントシステムを運用していくそれぞれの場面での具体的な進め方を規定している．

一般に同一法人においては，同一の（すなわち単一の）品質マネジメントシステムで管理されるべきであるが，例えば，製造所と製造販売業について，それぞれの施設で実施する業務内容，他社との委託関係等をふまえて，別の品質マネジメントシステムにより管理することが適当であると判断した場合には，複数の品質マネジメントシステムによって管理することも認められる．ただし，その場合には取決め等により各品質マネジメントシステム間の関係を適切に規定しておかなければならない（以上 Q&A 通知）．

なお，国際的に活動する企業など，その品質マネジメントシステムが，外国に所在する施設等を含めて一体的に構築されている場合は，第 10 条の管理監督者及び第 16 条の管理責任者は，外国に所在する施設の構成員（製品の品質に影響を及ぼす業務に従事する全ての者をいう）であっても良い（施行通知）．

「工程」とは，プロセスのことで，JISQ9000：2015 では「インプットを使用して意図した結果を生み出す，相互に関連する又は相互に作用する一連の活動」と定義されており，簡単にいえば目的の達成のための作業の一つのことである（図１）．

また，あるプロセスのアウトプットが別のプロセスのインプットやプロセスの管理のために使われるなど，全体がネットワークとして組織の活動がなされる場合もある（図２）．

「工程」は QMS 省令の基になっている JISQ13485，さらにその基である JISQ9001 において大変重要なものである．製品の品質を確保するために，出来上がったものを検査して良いものだけを選び出す方法は，単純で分かりやすいが非効率であるばかりでなく，求められる全ての特性を検査することが不可能であることも多い．それよりも，良いものだけができるようにそれを生み出す工程を確立しておけば，不良品の生産による資源の無駄遣いもなくなることになる．いわゆる「品質を工程で作り込む」である．このようなことから，QMS 省令は「プロセスアプローチ」の考え方をとっている．

このため QMS の構築のためには，まずは組織の全体の業務がどのような工程から成り立っているのかを整理して明確にすることが必要である．

プロセスアプローチの説明として，JISQ13485 は「プロセスを明確にし，その相互関係を把握し，運営管理することと併せて，一連のプロセスをシステムとして適用すること」としている．第一号ではこ

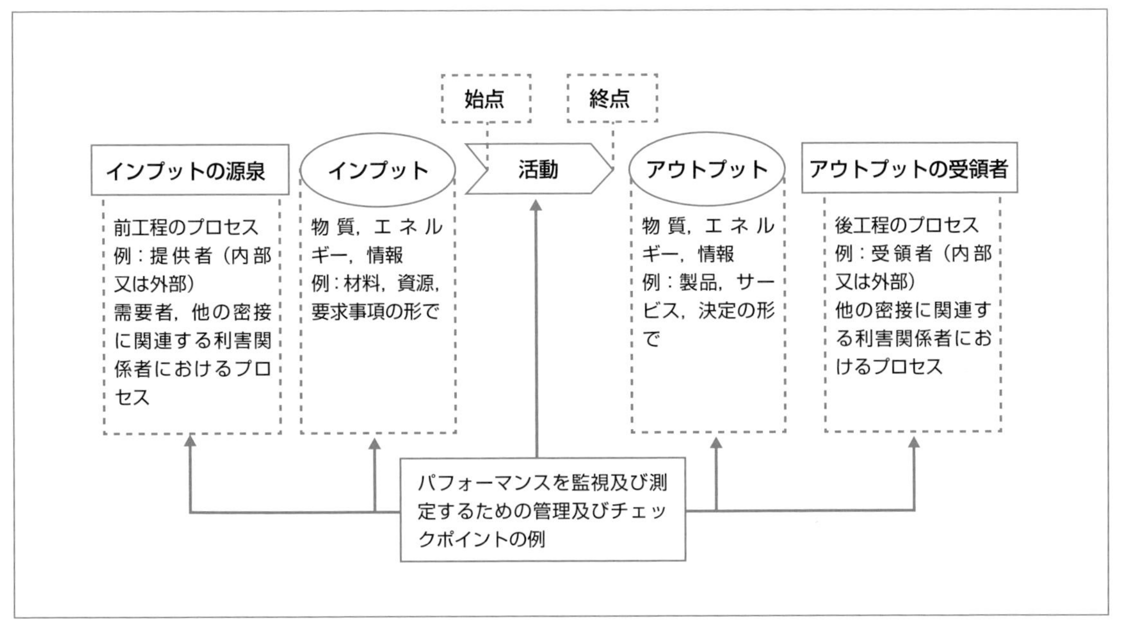

図1　単一プロセスの要素の図示（JISQ9001から一部改変）

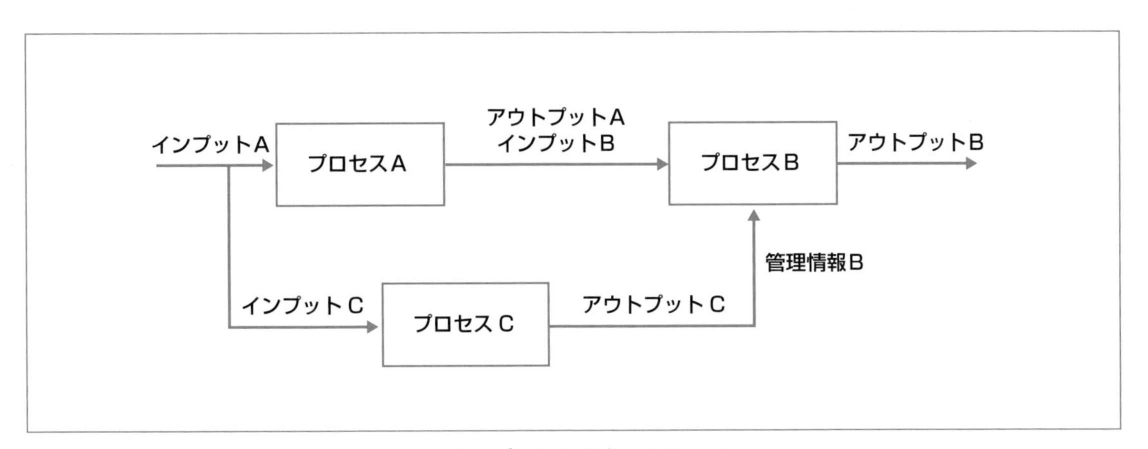

図2　プロセスのネットワーク

れを要求しており，より具体的な要求事項が次条に規定されている．

プロセスの管理には，リスクに基づくアプローチを適用することが求められており，第二号において製品のリスク（製品の機能，性能及び安全性について）とそれに応じた管理の程度を明確にすべきことを規定している．なお，製品のリスクマネジメントに関しては第26条（製品実現計画）にも規定されている．

リスクに基づき管理することが求められているものには，第23条（能力，認識及び教育訓練）の教育訓練の程度の決定，その措置の実効性の評価，第37条（購買工程）の供給者並びに購買物品等に適用される管理の方法及び程度の決定，第60条（不適合製品の管理）の不適合に対する措置の決定，第

63条（是正措置）の不適合による影響に応じた適切な措置の決定，第64条（予防措置）の起こりうる問題の影響に応じた適切な措置の決定，第72条（国内品質業務運営責任者）の変更情報や品質情報を得た場合の必要な措置の決定等その他全ての工程において必要である．運用に当たっては，製品のリスクや各社の体制等に応じて実態にあった管理をすることが望ましい（以上施行通知）．

5の3　品質管理監督システムの業務

第5条の3　製造販売業者等は，工程のそれぞれについて，次に掲げる業務を行わなければならない．
　一　工程の実施及び管理の実効性の確保に必要な判定基準及び方法を定めること．
　二　工程の実施，監視及び測定に必要な資源及び情報を利用できるようにすること．
　三　工程により達成される結果を得るため及び工程の実効性を維持するために所要の措置をとること．
　四　工程を監視するとともに，定量的に把握する必要がある場合においては，併せて測定し，及び分析すること．
　五　法令の規定等に係る要求事項に適合していることを実証するために必要な記録を作成し，これを保管すること．

品質マネジメントシステムの目的は，品質に関して方針，目標を定めてそれを達成するためのプロセスを確立，維持することである．本条には，そのために行わなければならないことの要点がまとめられており，第一号と第二号では計画を立て，第三号と第四号では実行内容をチェックして必要な改善を行うべきこと，第五号では記録の保管が規定されている．「実証する」とは“demonstrate”であり，何かを客観的証拠に基づいて示すことである．

第三号の「所要の措置」には，例えば，次のような「措置」が含まれる（施行通知）．

① 工程の定義を明確化すること．
② 第57条（工程の監視及び測定）第1項及び第2項の規定に基づき工程に見合った方法により適切に監視及び測定を行い，当該工程が第14条（品質管理監督システムの計画の策定）第1項の計画に定めた結果を得ることができることを実証すること．
③ 第14条第2項の規定に基づき，品質管理監督システムの変更を行うときは，これを適切に行うこと．
④ 第56条の内部監査の結果，第18条の管理監督者照査の結果等を活用すること．

工程を管理監督しなければならないことは次条第1項で規定しているが，ここでは工程を管理監督するうえで必要なことが規定されており，第一号に関連して第57条（工程の監視及び測定），第二号に関連して第4節（資源の管理監督），第四号に関連して第6節（測定，分析及び改善），第五号に関連して第9条（記録の管理）など，以降の条項において，本条各号の要求事項を実施するに当たって必要となる業務の詳細等が規定されている．

5の4　品質管理監督システムの管理監督

第5条の4　製造販売業者等は，この章の規定に従って工程を管理監督しなければならない．
2　製造販売業者等は，工程を変更しようとするときは，あらかじめ，次に掲げる事項を確認しなければならない．

一　当該変更が品質管理監督システムに及ぼす影響

二　当該変更が製品に係る医療機器等の意図した用途に応じた機能，性能及び安全性に及ぼす影響

三　当該変更に際して必要となる申請，届出，報告，提出その他の手続

第2項はプロセスの変更管理について規定しており，変更の必要が生じた場合には，同項第一号で品質マネジメントシステムに与える影響を，同項第二号でその下で製造される医療機器等への影響を，同項第三号で関連する医療機器等の製造販売承認・認証・届出についての必要な変更手続きを確認することを，それぞれ実際の変更に先立って，あらかじめ評価すべきことを求めている．

第2項の変更は第14条（品質管理監督システムの計画の策定），第36条（設計開発の変更の管理）及び第62条（改善）のほか，第72条（国内品質業務運営責任者）等にも関連する要求事項である（施行通知）．

変更時には，その影響評価を行い，承認・認証・届出事項やJIS等の要求事項を考慮して，一部変更承認等の申請，軽微変更届等の必要な手続きを実施できる管理体制を整えておくことが望ましい．なお，これらの手続きは製造販売業者等が行う必要があるので，製造販売業者等は製造所に関係する変更についても確実に把握しておく必要がある（以上施行通知）．

5の5　外部委託

第5条の5　製造販売業者等は，製品要求事項への適合性に影響を及ぼす工程を外部委託することとしたときは，当該工程が当該外部委託を受ける事業者（以下この条において「受託事業者」という．）により管理されているようにしなければならない．

2　製造販売業者等は，製品に関連するリスク及び受託事業者の能力に応じた方法により前項の工程を管理しなければならない．

3　製造販売業者等は，第1項の工程の管理の方法について受託事業者と合意した場合には，合意した内容を品質に関する実施要領に定めなければならない．ただし，一般医療機器のうち製造管理又は品質管理に注意を要するものとして厚生労働大臣が指定する医療機器以外の医療機器（以下「限定一般医療機器」という．）に係る工程については，この限りでない．

第1項に該当する外部委託工程には，例えば，登録製造所で行われる工程の他，外部試験検査機関に試験を委託する場合，設計開発を外部機関に委託する場合などがある（施行通知）．

「管理されているようにする」とは，製品の品質に重大な影響を与えるおそれがある場合に，受託事業者により必要かつ適切な措置がとられるとともに受託事業者がQMS省令による要求事項へ適合することについて，製造販売業者等が責任を有することを意味している（施行通知）．

第2項は，製造販売業者等が行わなければならない工程の管理は外部委託する工程についても必要であり，当該外部委託先の管理にはリスクに基づくアプローチを適用し，該当する医療機器等の機能，性能及び安全性に影響するリスクに応じて，管理の程度を定めなければならないことを規定している（施

行通知).

また，外部委託工程の管理は，第37条～第39条（購買工程，購買情報，購買物品等の検証）を満たすように，当該工程のリスクと工程委託先の能力に従ったものでなければならない.

第3項は，受託事業者と合意した工程管理方法について，限定一般医療機器に関する場合を除いて，責任，手順，管理方法等を「実施要領」に定める必要があることを規定している（施行通知）．なお，実施要領については，第5条の解説を参照されたい.

第3項の「厚生労働大臣が指定する医療機器」とは，平成26年厚生労働省告示第316号「医療機器及び体外診断用医薬品の製造管理及び品質管理の基準に関する省令第5条の5第3項の規定に基づき製造管理又は品質管理に注意を要するものとして厚生労働大臣が指定する一般医療機器」のことである.

第83条により，登録製造所にはQMS省令が適用されることから，受託事業者が登録製造所である場合は，そこでの工程はQMS省令に適合するものでなければならない.

外部委託する工程が，それを行う製造所の登録が必要となる工程の場合は，当該登録製造所は常にQMS適合性調査の対象となる.

外国特例承認・認証取得者と選任製造販売業者の間で選任製造販売業者の業務が適切に規定され，かつ，QMS省令第72条の3に基づく選任製造販売業者から外国特例承認・認証取得者への報告等，必要な連携その他選任製造販売業者により適切に国内における品質管理業務が実施されている場合は，外国特例承認・認証取得者のQMSでは国内における最終製品の保管を行う製造所を直接管理せずに，選任製造販売業者が外国特例承認・認証取得者の指示等のもと最終製品の保管を行う製造所と取決め等を行い，その管理状況の確認を行うこととして差し支えない．この場合には，国内における最終製品の保管を行う製造所のQMS省令の遵守状況は，選任製造販売業者が確認することになると考えられる（以上Q&A通知).

5の6　ソフトウェアの使用

第5条の6　製造販売業者等（限定第三種医療機器製造販売業者（限定一般医療機器のみを製造販売する製造販売業者をいう．以下同じ.）を除く．以下この条において同じ.）は，品質管理監督システムにソフトウェアを使用する場合においては，当該ソフトウェアの適用に係るバリデーションについて手順を文書化しなければならない.

2　製造販売業者等は，前項のソフトウェアを品質管理監督システムに初めて使用するとき及び当該ソフトウェア又はその適用を変更するときは，あらかじめ，バリデーションを行わなければならない．ただし，当該ソフトウェア又はその適用の変更前にバリデーションを行う必要がない正当な理由を示すことができる場合においては，当該ソフトウェア又はその適用の変更後にバリデーションを行えば足りるものとする.

3　前項に規定するバリデーションを行うときは，製造販売業者等は，品質管理監督システムへのソフトウェアの使用に伴うリスク（当該ソフトウェアの使用が製品に係る医療機器等の機能，性能及び安全性に及ぼす影響を含む.）に応じて，バリデーションを行わなければならない.

4　製造販売業者等は，第2項のバリデーションから得られた記録を作成し，これを保管しなければならない.

品質マネジメントシステムに使用するソフトウェアには，例えば，次のものが含まれる．ただし，経理処理に使用されるソフトウェアや，事務処理に使用されるソフトウェア等の医療機器の品質，安全性又は有効性に影響しないソフトウェアは対象ではない（施行通知）．

① 製造のための指示などに関連する基幹系情報システム（ERP（Enterprise Resource Planning），MES（Manufacturing Execution System））
② 文書・記録の管理システム
③ CAD（Computer Aided Design）
④ 苦情，不適合，是正・予防措置管理システム

第2項について，品質マネジメントシステムにソフトウェアを新たに使用するときのほか，当該ソフトウェア又はその適用を変更するときも，あらかじめバリデーションの実施が求められる．なお，表示上の変更，操作手順の合理化等の品質，有効性及び安全性に影響がないと判断できる変更の場合は，その変更内容を明確にし，変更前にバリデーションが不要であることを文書で示すか，あらかじめバリデーションを不要とする変更範囲を文書で明示することにより，変更前のバリデーションを不要とすることができる（以上施行通知）．

第3項について，バリデーション及び再バリデーションの実施は，当該ソフトウェアの使用によるリスクに応じて，管理の程度を定めなければならないことを示したものである．例えば，リスクが低いソフトウェア導入時においては，入力に対して出力が適切であるか等の確認をすることにより，当該ソフトウェアのバリデーションとすることができる（施行通知）．また，品質管理監督システムに使用するソフトウェアの適用のバリデーションには，ISO/TR80002-2（Medical device software - Part 2：Validation of software for medical device quality systems）を参照することができる（以上施行通知）．

本条は，品質マネジメントシステムで使用するコンピュータソフトウェアは，原則としてその使用の前にあらかじめその適用が適切なものであるかどうかバリデーションを行わなければならないことを定めている．ソフトウェア自体の製品としてのバリデーションはその開発元で行われている場合が多いが，それを組織の業務のために使用することについては，その妥当性に関して当該組織が責任を負わなければならないということである．

ソフトウェアによる処理は高速，かつ，一定の入力に対して一定の出力が得られるので大変便利なものであるが，多くの使用者にとってはその処理過程はブラックボックスであるため，あるソフトウェアがその使用者が望むとおりのものであるかどうかは，それを使用する業務が重要であるほどより慎重に判断しなければならない．本条はそのための規定で，米国のGMPでは以前から重視されていたものである．

また，QMSにおけるソフトウェアバリデーションなどについて説明した「品質管理監督システム（QMS）に係るコンピュータソフトウェアの適用に関するバリデーション並びに電磁的な文書及び記録の管理に関するガイダンス」が厚生労働科学研究の研究班によって作成されており，PMDAホームページのQMS適合性調査ページから閲覧することができる．同ガイダンス中では，QSRで要求されるソフトウェアバリデーションについて，FDAガイダンスの和訳（一般社団法人電子情報技術産業協会による）なども参照できる．

なお，製造工程で使用するソフトウェアは第45条で，監視・測定に使用するソフトウェアは第53

条でもそれぞれ同内容の規定をしている．ソフトウェアに関する本条及び第45条の規定はISO13485に特有の規定でISO9001にはないものである．

6　品質管理監督システムの文書化

第6条　製造販売業者等は，品質管理監督文書に，次に掲げる事項（限定第三種医療機器製造販売業者にあっては，第一号を除く．）を記載しなければならない．

一　品質方針及び品質目標

二　品質管理監督システムの基準

三　この章に規定する手順及び記録

四　各施設における工程について，実効性のある計画的な実施及び管理がなされるようにするために必要な事項（当該実施及び管理の記録を含む．）

五　その他法令の規定等により文書化することが求められる事項

本条に定める文書及び記録のうち，各施設においてその施設が関与する工程の管理のために必要なものについては，写しを備え付ける又は情報通信の技術を利用するなどの方法により，最新の情報が共有されるようにしておかなければならない（施行通知）．

品質管理監督文書として手順を記載した文書（これを「手順書」という）を作成するに当たっては，業務を円滑かつ適切に実施できるように手順を確立し，明確にした手順を記載しなければならない．また，構成員が実施する作業の方法並びにその作業に必要とされる技能及び教育訓練の程度も考慮して作成されていなければならない（以上施行通知）．

本条では，品質マネジメントシステムを実施していくうえで必要な文書を作成すべきことを定めている．

「文書」とは情報及びそれが含まれている媒体のことであり，記録，仕様書，手順書（手順を記した文書），図面，報告書，規格などが含まれる（JISQ9000：2015の箇条3．8．5）．また，媒体には紙，磁気・電子式・光学式コンピュータディスク，写真もしくはマスターサンプル又はこれらの組合せなどがある．したがって限度見本が現物で設定されているような場合はそれも文書である．「記録」は，達成した結果を記述した又は実施した活動の証拠を提供する文書である．記録以外の文書と記録では，その管理についての要求事項が異なっている（第8条，第9条）．

QMS省令では記録以外の文書は「品質管理監督文書」の用語を使用している（第5条）．なお，本条の冒頭部分にこの用語が使用されているが，本条の規定内容には記録も含まれているので「品質管理監督システムに必要な文書」と読み替える（JISQ13485でもここでは記録を排除してはいない）と理解しやすいと思われる．

文書を電子データとして作成・保存する場合には，真正性（権限ある者のみによる変更等，過失等による改ざんからの保護を含む），見読性（容易に必要な情報にアクセスできる検索機能等を含む），保存性（バックアップ等）が確保されている必要があり（平成17年薬食発第0401022号），システムの導入に当たってはあらかじめ第5条の6に従ってバリデーションを行わなければならない．

なお，法令上，文書，記録等の保存，備付け等が義務付けられているものの電子化利用については，「民間事業者等が行う書面の保存等における情報通信の技術の利用に関する法律」（平成16年法律第149号），「厚生労働省の所管する法令の規定に基づく民間事業者等が行う書面の保存等における情報通信の技術の利用に関する省令」（平成17年厚生労働省令第44号）に規定されている．

文書化の目的は，①情報の伝達，②知識の共有，③適合性の証拠であるといわれている．QMS適合性調査を受ける観点からはもちろん③が重要であるが，組織の業務の上からはむしろ①や②が重要である．

①の情報の伝達については，組織での業務には複数人で行われるものが多いが，人によって実施内容が異なるようでは困るので，手順書によって必要な情報を確実に実施者に伝えるなどの役割である．また，②の知識の共有については，何となく知っているというような曖昧な知識では困ることは形式知化して正しく理解しておくことが必要であり，例えば製品標準書により製品に対する要求事項が明確化されているなどの役割である．③の適合性の証拠については説明の必要がないだろう．

①や②の目的にかなうように文書が作成されていないと，単なる文書化のための文書になってしまい，手順書に記載されている基準値と実際の管理値が違っているなど，作成した手順書と実務に乖離が生じ，QMS調査の際の指摘事項となり得る．

手順書の内容が簡単すぎる場合は一貫した業務が行われないこととなり，反対に内容がオーバークオリティである場合は過度な業務が行われる結果全体として非効率となる．例えば，手順書に担当者の書き込みが多数ある場合などは，手順書が本来の役割を十分果たしていないことを示している．

なお，手順書を変更したときには，その内容が関係者に徹底されるよう，必要に応じて適切な教育訓練を行うべきである．

文書のサンプル例を参考にする場合でも，サンプル例をそのまま用いるのではなく，自組織において目的に合うように変更するなどの工夫が必要である．

必要とされるそれぞれの文書については，PMDAや東京都健康安全研究センター，大阪府などのホームページに医療機器等輸入業者，最終製品の保管のみを行う製造所（倉庫業），第三種医療機器製造販売業者（及び承認・認証不要の体外診断用医薬品のみの体外診断用医薬品製造販売業者）のための品質マニュアルなどのサンプルが掲載されているので参考とすることができる（“品質マニュアル 医療機器”などで検索すると良いが，必ずしも最新のQMS省令に基づいていない場合があり，あくまで参考である）．

品質方針については第12条に，品質目標については第13条に規定されている．

第二号の品質管理監督システムの基準（品質管理監督システム基準書）は，一般に品質マニュアルといわれるもので，組織の品質マネジメントシステムについて要求される事項を記述した文書である．品質マニュアルは，第7条（品質管理監督システム基準書）での要求事項を満たし，自組織に対応した活用しやすいもので良く，文書のサンプル例，その他の特定の構成や文言どおりである必要はない．なお，法令の変更，自組織での法令対応の変更（輸出先の追加など），QMS審査などの際の利便性のために，品質マニュアルの各箇条と法令要求事項の対応を分かりやすくしておくと良い（箇条ごとに該当するQMS省令や，QSR，ISO13485の条項を記す，別に一覧表を作成するなど）．

7　品質管理監督システム基準書

第７条　製造販売業者等は，次に掲げる事項を記載した品質管理監督システム基準書を文書化しなければならない．

一　品質管理監督システムの範囲（適用を除外する事項又は非適用とする事項がある場合においては，その詳細及びそれを正当とする理由を含む．）

二　品質管理監督システムのために作成した手順書（確立した手順を記載した文書をいう．以下同じ．）の内容又は当該手順書の文書番号その他参照情報

三　各工程の相互の関係

2　製造販売業者等（限定第三種医療機器製造販売業者を除く．）は，品質管理監督システム基準書に，品質管理監督文書の体系の概要を記載しなければならない．

本条では品質マニュアルに必ず記載しなければならない事項を規定している．

品質マネジメントシステムの適用範囲は，対象となる製品の製造販売（設置，保守等のサービスも含む）に必要でその品質を維持する能力に影響を与え，かつ，組織の権限が及ぶ全ての工程となる．これは該当する製品，施設，その所在地などによって特定する．

第１項第一号の括弧書きについては，第４条第１項の規定に基づく適用を除外する事項又は第４条第２項の規定に基づく非適用とする事項がある場合，その詳細並びにそれを正当とする理由を第４条第３項に従って明確に記載する（施行通知）．

第２項の品質管理監督システムにおいて使用される文書の体系の概要には，例えば，使用される文書の階層構造を示す記載及び文書の一覧と，当該文書が適応される工程の関係を示す記載などが含まれる（施行通知）．

一般に，各種の手順書などの文書は，品質マニュアルを頂点にした階層構造として文書管理される．図３にその一例を示す．

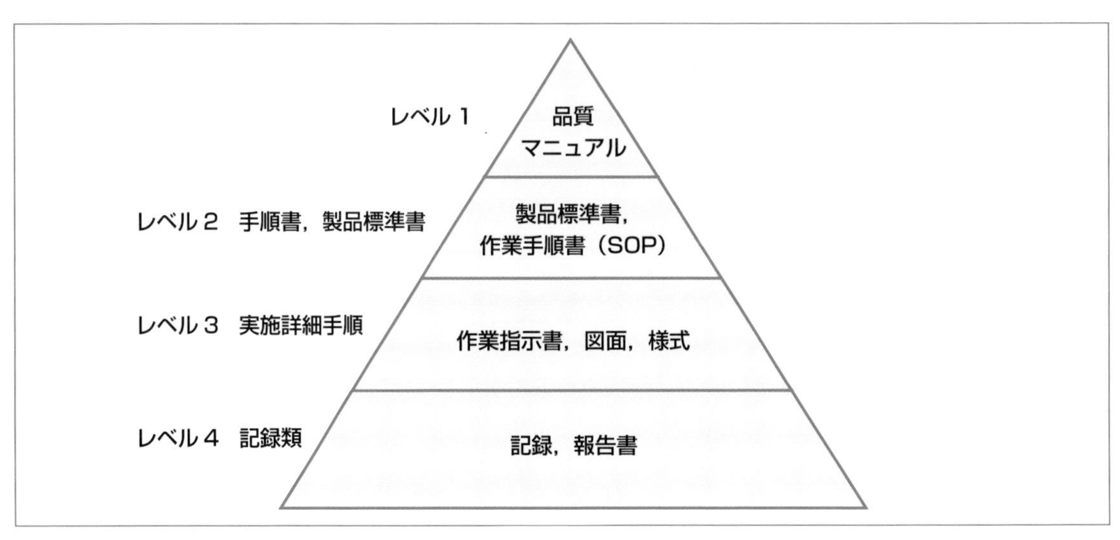

図３　文書体系の例

7の2 製品標準書

第7条の2 製造販売業者等は，製品又は類似製品グループごとに，品質管理監督システムに係る次に掲げる事項（正当な理由があるときは，第五号又は第六号を除く.）を含む要求事項を記載した文書（以下「製品標準書」という.）を作成し，これを保管しなければならない.

一 当該製品又は当該類似製品グループに係る医療機器等の一般的名称及び販売名又は類似製品グループの総称，意図した用途並びに表示物

二 当該製品又は当該類似製品グループに係る製品の仕様

三 当該製品又は当該類似製品グループに係る製品の製造，保管，取扱い及び送達の方法

四 当該製品又は当該類似製品グループに係る製品の測定及び監視に係る手順

五 製品の設置に係る要求事項

六 製品の供給に附帯したサービスに係る業務（以下「附帯サービス業務」という.）に係る要求事項

「製品標準書」とは，個々の医療機器等又は当該類似製品グループごとに，設計開発，製造等に関する文書自体を綴ったもの又はこれらの文書の所在を綴ったものをいい，製造販売業者等と登録製造所との間での委託・取り決め内容に応じて，製造販売業者等及び登録製造所において分離して管理される場合もある（施行通知）.

製品標準書には表1（1）に示す事項が含まれていなければならない（品目により該当しない場合は不要である）．また，再製造単回使用医療機器の場合には表1（2）に示す事項も必要である（以上施行通知）.

製品標準書には，第8条（文書管理）の規定に従い，作成の承認者及び作成年月日並びに改訂した場合には改訂の承認者，年月日，内容及び理由を記載しなければならない（施行通知）.

また，海外規制等の求めに応じて，ISO13485で規定されているmedical device fileが作成されている場合，当該文書を製品標準書又はその一部として利用しても良い（施行通知）.

各品目を適切に製造販売するため，製品標準書は，登録製造所を含む各施設における製造工程の全てを含めた文書として製造販売業者等が作成する必要がある（Q&A通知）.

製品標準書は個々の製品の詳細な情報をまとめたもので，全ての内容を一冊の文書としても，情報のリンク先の文書名等を記すことで具体的な情報は当該リンク先の文書によることとしても良い.例えば，海外の製造業者が保有するDevice Master Record等これらの情報が記載されている文書との紐付けを明確にしておくことでも差し支えない（Q&A通知）.

なお，生物由来医療機器の場合には，第74条でこのほかに製品標準書に含めなければならない項目が定められている.

本条では，製品標準書を作成すべきことと，その内容について定めている.

製品標準書は，製品の変更があれば内容が適切に更新される必要がある．また，内容について他の文書を参照するような場合は，参照先が適切に記載されていなければならない．なお，製品の承認・認証・届出書と，その後の変更届等を含めて内容に齟齬があってはならない．過去の指摘事例では，製品標準書に関係する事項が多い傾向にある.

表1(1) 製品標準書に含めるべき事項

①	当該製品又は当該類似製品グループに係る一般的名称及び販売名又は類似製品グループの総称，意図した用途並びに表示物	
	ア	当該製品又は当該類似製品グループに係る製品群，一般的名称及び販売名(型式のあるものについては型式を含む)
	イ	当該医療機器等又は当該類似製品グループに係る製造販売承認(認証)年月日及び製造販売承認(認証)番号(製造販売承認及び製造販売認証が不要な品目に係る製品の場合においては，製造販売の届出年月日)
	ウ	当該製品又は当該類似製品グループに係る製品銘板及び添付する文書についての情報
	エ	操作方法又は使用方法
②	当該製品又は当該類似製品グループに係る仕様	
	ア	品目仕様
③	当該製品又は当該類似製品グループに係る製造，保管，取扱い及び送達の方法	
	ア	製品の設計，図面及び仕様又は成分及び分量
	イ	製造方法及び製造手順(製造に用いる設備，器具及び装置並びに作業環境に関する事項を含む)
	ウ	包装に関する事項
	エ	製品の輸送の方法及び手順
	オ	輸入を行っている場合においては輸入先の国名，輸入される物に係る医療機器等の主な販売国及びその販売名
④	当該製品又は当該類似製品グループに係る測定及び監視に係る手順	
	ア	製造販売承認(認証)書において定められている製品，製造用物質及び構成部品等の試験検査の方法
	イ	アに比してより厳格な規格又はより精度の高い試験検査の方法を用いている場合においては，その規格又は試験検査の方法及びそのように考える理由
	ウ	製造販売承認(認証)書において定められていない製品，製造用物質又は構成部品等のうち，品質管理上必要と判断されるものとして自主的に設定した規格及び試験検査
	エ	製品，製造用物質又は構成部品等の試験検査を，外部試験検査機関等を利用して行う場合においては，これらを利用して行う試験検査項目及びそれらの規格並びに試験検査の方法
	オ	製品，製造用物質及び構成部品等の保管方法，保管条件並びに有効期間又は使用期限(有効期間又は使用期限に関してその根拠となった安定性試験の結果を含む)
	カ	施設からの出荷の可否の判定及び市場への出荷の可否の判定手順
⑤	設置に係る要求事項	
	ア	設置業務に関する事項
⑥	当該医療機器等又は当該類似製品グループの供給に附帯したサービスに係る業務(附帯サービス業務)に係る要求事項	
	ア	製品の修理手順並びに修理に用いる構成部品等の保存方法及び保存年限
	イ	附帯サービス業務に関する事項

表１(2)　再製造単回使用医療機器(R-SUD)の場合の追加事項

⑦	原型医療機器の一般的名称及び販売名(型式のあるものについては，型式を含む)
⑧	原型医療機器の製造販売承認(認証)年月日及び製造販売承認(認証)番号(製造販売承認及び製造販売認証が不要な品目に係る製品の場合においては，製造販売の届出年月日)
⑨	原型医療機器の図面，仕様及び原材料又は成分及び分量
⑩	再生部品を供給する医療機関との取り決め a　医療機関の名称及び所在地 b　対象となる再生部品の一般的名称及び販売名(型式のあるものについては，型式を含む) c　再生部品の取扱い及びその保管方法(再製造単回使用医療機器基準の第４ の１(4)で規定された感染症患者等に使用されたものと混同しないための措置を含む) d　再生部品の選別に関する基準 e　医療機関による再生部品の管理状況の定期確認方法 f　医療従業者等への教育訓練の方法 g　再生部品の輸送形態及び輸送方法 h　その他再生部品の取扱いに関して必要な事項
⑪	再生部品の運搬を第三者に委託した場合には，委託先の運搬業者との取り決め

③の製造，保管，取扱い及び送達の方法については，例えば，製造販売業者等が実施する工程又は外部委託する工程等及び購買する物品等を適切に管理するために必要な情報なども含まれていなければならない（施行通知）.

⑥に関連して，附帯サービスを伴わない医療機器等においては，製品標準書や製品標準書の作成管理のための手順書等に，附帯サービスが除外されること及びその理由を明記しておかなければならない（施行通知）.

8　品質管理監督文書の管理

第８条　製造販売業者等は，品質管理監督文書を管理しなければならない.

２　製造販売業者等は，次に掲げる業務に必要な管理方法を手順書に記載しなければならない.

一　品質管理監督文書を発行するに当たり，当該品質管理監督文書の妥当性を照査し，その発行を承認すること.

二　品質管理監督文書について所要の照査を行い，更新を行うに当たり，その更新を承認すること.

三　品質管理監督文書の変更内容及び最新の改訂状況が識別できるようにすること.

四　品質管理監督文書を改訂した場合は，当該品質管理監督文書の改訂版を利用できるようにすること.

五　品質管理監督文書が読みやすく，容易に内容を把握することができる状態にあることを確保すること.

六　外部で作成された品質管理監督文書（品質管理監督システムの計画及び実施に必要であると判断したものに限る.）を識別し，その配付を管理すること.

七　品質管理監督文書の劣化又は紛失を防止すること.

八　廃止した品質管理監督文書が意図に反して使用されることを防止すること．当該文書を保持する場合においては，その目的にかかわらず，廃止されたものであることが適切に識別できるようにしておくこと.

3　製造販売業者等（限定第三種医療機器製造販売業者を除く．）は，品質管理監督文書の変更に当たっては，当該変更の決定の根拠となる情報を入手することができる立場にある，当該品質管理監督文書を最初に承認した部門又はその他のあらかじめ指定した部門に，当該品質管理監督文書への変更を照査させ，当該部門の承認を得ることとしなければならない．

4　製造販売業者等は，品質管理監督文書又はその写しを，少なくとも1部，第67条で定める期間保管しなければならない．

本条では，品質管理監督文書の発行，変更，廃止等の際にとるべき手続きなどを定めている．品質管理監督文書は管理対象外の文書から区別して適切に管理されなければならない（施行通知）．

第2項は，文書管理の手順書を定めて，第一号～第八号の事項が適切になされるようにしておくことを求めるものである．

「6　品質管理監督システムの文書化」で解説した文書化の目的が確実に達成されるためには，その文書は組織として正統なものであり，内容についても適切なものでなければならない．そのため，第2項第一号と第二号では，文書が作成されるとき及び変更・更新されるときに照査（設定された目標を達成する上での適切性及び有効性を判定すること，レビュー）と承認がなされることを求めている（本条第3項も参照）．承認者には，当該文書に関連する業務について責任と権限を有する者など，文書のレベル及び内容に応じ，適切な者を規定しておく必要がある．また，文書が作成された後，変更の機会が無くても，引き続きその文書が適切なものであるかどうかについて所要の照査がなされなければならない．「所要の照査」とは，例えば，組織や構成員の変更，内部監査の結果又は新たな製品等の追加等があったときなどになされる（施行通知）．

QMS省令において別個に文書化が要求されている文書でも，それぞれ別の文書として作成しなければならないわけではなく，組織の実態に応じて一つの文書としてまとめて作成しても良い．

文書の変更に当たっては，第3項に従って変更の基となる情報をよく知る部門の者が変更文書をレビューし，承認する必要がある．変更文書の承認は，一般的には当該文書の制定時の承認部門が該当するが，これに限らずより適切な部門があればそちらを指定することでも良い．

一般的には，承認済みの文書かどうかがすぐ分かるように，文書の表紙（鑑）等に作成者の印又はサイン・作成日，レビュー者の印又はサイン・レビュー日，承認者の印又はサイン・承認日を記載することなどが行われている（紙媒体の場合）．

第2項第三号及び第四号は，文書の変更・更新が行われた場合の版管理を求めるもので，最新の改訂版が適切に利用できるようになっていなければならない．また，改訂履歴が，改訂の日付や変更箇所を含めて識別できるように管理されていることが必要である．これは，製品のライフサイクルを把握するうえで，例えば，過去のある時点又は期間においてはどのような品質管理監督文書により業務が行われていたかを確認するためなどに必要であるからである．このため第4項では，当該文書の廃止後も，それに関連する製品のライフサイクル期間中（特定保守管理医療機器は15年間，それ以外は5年間等）は当該文書を保存することを求めている．

第2項第四号及び第五号は，文書の使用者は必要な改訂版が必要なときに容易に利用できなければならないことを求めている．

第2項第六号では，法令文書やJISなどを含む外部文書を品質管理監督文書の一部として使用する場合も多いと思われるが，どの版がどこに配布されているかを把握し，改訂等の場合には適切に対応することを求めている．

第2項第七号の文書の紛失や劣化の防止に必要な管理として，例えば，文書の保管方法（鍵のついた所定の棚での保管，ファイリングの方法等）を定めることや，文書を電磁的に管理する場合にはそのバックアップ等，必要な管理方法を定めること等がある．電磁的管理の方法については，「医薬品等の承認又は許可等に係る申請等における電磁的記録及び電子署名の利用について」（平成17年薬食発第0401022号）を参照することが望ましい（以上施行通知）．

第2項第八号は，文書の使用現場において必要な文書が誤りなく使用されるための規定である．なお，品質管理監督文書のコピーを，業務上の参考として本来の目的とは異なる使用をするような場合には，管理文書とは別に非管理文書とするなどの区分をしておくと良い．

QMS省令第2章で規定されている，手順書以外の必要な文書（記録を除く）としては，例えば，表2（1）に掲げるものなどがあり，必要な手順書として規定されているものは表2(2)のとおりである（施行通知）．なお，限定第三種医療機器製造販売業者については，表中の○で囲んだ番号以外は適用されない．

これらのうち表2（2）の40～68に示されている製品実現に関連する手順書については，次の①～③も守らなければならない（施行通知）．

① 各作業中における混同，手違い等を防止するため，作業の実施状況等を明確に区別するための方法を確立しておくこと．

② 製造に当たっては適切な設備を使用すること．

③ 適切な工程の変動要因及び製品特性の監視を行うこと．

表2(1)　QMS省令第2章で規定されている手順書以外の必要な文書（記録を除く）

①	販売業等，他の業態の役割に係る文書（第5条第3項）
2	品質方針の表明（第6条第一号）
3	品質目標の表明（第6条第一号）
④	品質管理監督システム基準書（第5条第1項，第6条第二号，第7条第1項）
⑤	手順を規定する文書（表2(2)参照）（第6条第三号，第7条第1項第二号）
⑥	薬事に関する法令の規定により文書化することが求められる事項（第6条第五号）
⑦	製品標準書（第7条の2）
⑧	業務に従事する部門及び構成員の責任及び権限（第15条第1項）
⑨	品質に影響を及ぼす業務を監督，実施又は検証する人員の相互関係（第22条第2項）
⑩	業務運営基盤に係る要求事項（第24条第1項）
⑪	業務運営基盤の保守に係る要求事項（第24条第2項）
12	作業環境の条件に係る要求事項（第25条第1項）
13	構成員の健康状態，清浄の程度等に係る要求事項（第25条第3項）

14	汚染された製品等の管理に関する実施要領(第25条の2第1項)
15	滅菌医療機器について，汚染された製品等の管理に関する要求事項(第25条の2第2項)
16	製品のリスクマネジメントに係る要求事項(第26条第3項)
17	製品要求事項に係る文書(第26条第5項第一号)
18	製品実現計画に係る文書(第26条第6項)
19	情報等の交換に係る実施要領(第29条第1項)
20	設計開発計画に係る文書(第30条第3項，第30条第4項)
21	設計開発照査に係る実施要領(第33条第1項)
22	設計開発検証に係る実施要領(第34条第1項)
23	設計検証の計画に係る文書(第34条第2項)
24	設計開発バリデーションに係る実施要領(第35条第1項)
25	設計開発バリデーションの計画に係る文書(第35条第2項)
26	購買情報が記載された文書(第38条第4項)
27	製品の清浄及び汚染管理に係る要求事項(第41条第1項)
28	設置業務(検証の受入れ基準を含む)に係る要求事項(第42条第1項)
29	設置業務(検証の受入れ基準を含む)に係る要求事項を外部提供する場合の文書(第42条第2項)
㉚	製品の保持に係る特別な要求事項に係る文書(第52条第2項第二号)
31	製品受領者要求事項に適合しているかどうかについての情報の入手及び活用に係る方法(第55条第2項)
㉜	苦情処理調査を行わないことの理由に係る文書又は記述(第55条の2第2項)
㉝	苦情の処理においてとった全ての修正及び是正措置(第55条の2第3項)
34	製品の監視及び測定に係る実施要領(第58条第2項)
㉟	是正措置による是正計画，対応，実施結果に係る文書(第63条第2項第四号)
36	予防措置による是正計画，対応，実施結果に係る文書(第64条第2項第三号)

※○：第三種医療機器製造販売業者に適用される項目.

表2(2)　QMS省令第2章で規定されている必要な手順書

37	QMSに使用するソフトウェアの適用のバリデーション(第5条の6第1項)
㊳	品質管理監督文書の管理(第8条第2項)
㊴	記録の管理(第9条第2項)
40	管理監督者照査(第18条第1項)
㊶	教育訓練(第22条第2項)
42	作業環境(第25条第2項)
43	製品の設計開発(第30条第1項)

44	設計開発移管（第35条の2第1項）
45	設計開発変更（第36条第1項）
○46	購買工程（第37条第1項）
47	製造及びサービス提供の手順，管理方法（第40条第1項）
48	附帯サービス業務（第43条第1項）
49	工程バリデーション（第45条第3項）
50	製造工程等の提供に使用するソフトウェアの適用のバリデーション（第45条第4項）
51	滅菌工程のバリデーション（第46条第1項）
52	製品の識別（第47条第1項）
53	返却製品の識別（第47条第4項）
54	追跡可能性の確保（第48条第1項）
○55	製品の保持（第52条第1項）
56	監視及び測定に係る設備及び器具の管理（第53条第2項，第53条第4項）
57	測定等に使用するソフトウェアの適用のバリデーション（第53条第8項）
58	製品受領者の意見収集等の仕組みに係る手順（第55条第3項）
○59	苦情処理（第55条の2第1項）
○60	厚生労働大臣等への報告（第55条の3第1項）
○61	内部監査実施計画の策定及び実施等（第56条第2項）
62	製品の監視及び測定（第58条第2項）
63	不適合製品の処理に係る管理等（第60条第2項）
○64	通知書の発行及び実施（第60条の3第2項）
65	製造し直し（第60条の4第1項）
66	データの分析等（第61条第1項）
○67	是正措置（第63条第2項）
68	予防措置（第64条第2項）

※○：第三種医療機器製造販売業者に適用される項目.

9 記録の管理

第9条 製造販売業者等は，この章に規定する要求事項への適合及び品質管理監督システムの実効性のある実施を実証するために必要な記録を作成し，これを保管しなければならない.

2 製造販売業者等は，前項の記録の識別，保管，セキュリティ確保（当該記録について，漏えい，滅失又は毀損の防止その他安全管理を行うことをいう.），完全性の確保（当該記録が正確であり，記録が作成された時点から不適切な改変がない状態を保つことをいう.），検索，保管期間及び廃棄についての所要の管理方法に関する手順を文書化しなければならない.
3 製造販売業者等は, 保有する個人情報（医療機器等の使用によって得られたものに限る. 以下この項において同じ.）を適正に管理するための方法を定め, 当該方法に従って, 個人情報を管理しなければならない.
4 製造販売業者等は, 第一項の記録について, 読みやすく容易に内容を把握することができ, かつ, 検索することができるようにしなければならない.
5 製造販売業者等は, 第1項の記録を, 第68条で定める期間保管しなければならない.

本条では記録の作成, 保管, 廃棄の方法について定めている.

第1項では記録の作成と保管が求められている. QMS省令第2章の規定により記録の作成が義務付けられているものとしては, 例えば, 表3に示すものなどがある（施行通知）. なお, 限定第三種医療機器製造販売業者については, 表中の○で囲んだ番号以外は適用されない.

記録は組織の品質マネジメントシステムが適切に運営されていたかどうかの証拠であるとともに, 過去の品質マネジメントの結果を確認するための資料でもある. そのため, 記録は, 必要とする情報に容易にアクセスできるよう整理され, 必要に応じて検索できるようになっているとともに, 何らかの理由で修正された場合には, それが分かるようになっていなければならない.

第2項のセキュリティ, 完全性の確保（データインテグリティ（data integrity））に関する手順とは, 例えば, 記録の一貫性が分かるよう日付及びページ番号等を付与すること, 記録を修正した場合に修正箇所等が分かるように修正すること, 意図していないアクセスから制限すること等がある（施行通知）.

第3項は, 苦情処理や設計開発等に際して個人情報に該当する情報を取り扱う場合, 適切な法令に従って管理の方法を定めて管理することを求めている（施行通知）.

記録は, それが何の記録か容易に分かるよう標題等が付され, 保管場所・保管方法・保管期間が定められるとともに, 患者に関係する情報などの機密保護, 検索, 廃棄を含めて適切に管理されるよう, 記録管理の手順書を定めておかなければならない. なお, 記録の保管期間は, それに関連する製品のライフサイクル期間中である（特定保守管理医療機器は15年間, それ以外は5年間等, 第68条参照）.

表3 QMS省令第2章で規定されている必要な記録

No.	記録
①	改正QMS省令に適合するため必要な記録（第5条の3第五号）
2	QMSに使用するソフトウェアの適用のバリデーションの結果等（第5条の6第4項）
3	管理監督者照査の結果（第18条第3項）
4	管理監督者照査の工程出力情報（第20条第1項）
⑤	構成員の教育訓練, 技能及び経験（第23条第五号）
6	業務運営基盤の保守業務（第24条第3項）
7	リスクマネジメント（第26条第4項）
8	製品実現プロセスの結果として製品要求事項を満たしていることを示す記録（第26条第5項第四号）

9	製品要求事項の照査の結果及びこれに基づきとった措置（第28条第３項）
10	設計開発に係る工程入力情報（第31条第１項）
11	設計開発に係る工程出力情報（第32条第４項）
12	設計開発照査の結果等（第33条第３項）
13	設計開発の検証の結果及びこれに基づきとった措置（第34条第４項）
14	設計開発バリデーションの製品選択の根拠（第35条第４項）
15	設計開発バリデーションの結果等（第35条第９項）
16	設計開発の移管の結論等（第35条の２第２項）
17	設計開発の変更の照査の結果等（第36条第６項）
⑱	購買物品の供給者の評価の結果等（第37条第６項）
19	購買情報（第38条第４項）
⑳	購買物品の検証（第39条第４項）
㉑	製品の各ロットについての記録（第40条第２項）
22	医療機器の設置及び検証（第42条第３項）
23	実施した附帯サービス業務（第43条第３項）
24	各滅菌ロットについての工程指標値（第44条第１項）
25	製造工程等のバリデーションの結果（第45条第７項）（製造工程等に使用するソフトウェアの適用のバリデーションの結果を含む）
26	滅菌工程のバリデーションの結果（第46条第３項）
27	追跡可能性の確保のための識別（第48条第２項）
28	植込医療機器に係る製品の荷受人の氏名及び住所（第49条第４項）
29	製品受領者の物品等の紛失，損傷等の内容（第51条第２項）
30	特別な保管条件（第52条第３項）
31	計量の標準が存在しない場合の校正又は検証（第53条第３項第一号）
32	調整及び再調整の実施（第53条第３項第二号）
33	監視及び測定のための設備及び器具の校正及び検証の結果（第53条第７項）
34	測定等に使用するソフトウェアの適用のバリデーションの結果等（第53条第11項）
㉟	製品受領者の苦情についての調査（第55条の２第５項）
㊱	厚生労働省等への報告等（第55条の３第２項）
㊲	内部監査の判定基準，範囲，頻度，方法等（第56条第４項）
㊳	内部監査結果（第56条第７項）
㊴	製品の監視及び測定結果（第58条第３項）
㊵	出荷可否決定等を行った者（第58条第４項）

41	植込医療機器に係る製品の試験検査業務を行った構成員（第59条）
42	不適合の内容等（第60条第3項，第60条の2第4項，第60条の3第3項）
43	不適合製品の特別採用を許可した構成員（第60条の2第3項）
44	製造し直し（第60条の4第3項）
45	データの分析の結果（第61条第4項）
㊻	是正措置に関する調査結果等（第63条第3項）
47	予防措置に関する調査結果等（第64条第3項）

※○：第三種医療機器製造販売業者に適用される項目．

第3節　管理監督者の責任

10　管理監督者の関与

第10条　管理監督者は，品質管理監督システムの確立及び実施並びにその実効性の維持に責任をもって関与していることを，次に掲げる業務（限定第三種医療機器製造販売業者の管理監督者にあっては，第一号及び第五号に掲げる業務に限る．）を行うことによって実証しなければならない．

一　法令の規定等及び製品受領者が要求する事項（以下「製品受領者要求事項」という．）（限定第三種医療機器製造販売業者の管理監督者にあっては，法令の規定等に限る．）に適合することの重要性を，全ての施設に周知すること．

二　品質方針を定めること．

三　品質目標が定められているようにすること．

四　第18条第1項に規定する照査を実施すること．

五　資源が利用できる体制を確保すること．

規制要求事項を満たすとともに製品受領者要求事項を満たすことができる品質マネジメントシステムを構築・維持するためには，組織のトップ（社長など）のリーダーシップが不可欠であると考えられている．そこでQMS省令では，経営者（管理監督者：トップマネジメント）がQMSの実施・維持に責任をもって関与することを求めており，トップマネジメントは本条の規定に従ってその証拠を示さなければならない．

「責任をもって関与している」は“commitment”のことで，責任をもって関わること，責任をもって関わることを明言すること，責任を伴う約束を意味している．

トップマネジメントは，第一号，第二号及び第四号についてはトップマネジメント自身により行うことを，第三号と第五号については必ずしもトップマネジメント自身が直接行わないとしても，少なくともその実施について自らが責任をもって組織を運営することが求められている（JISQ13485では第11条，第14条，第15条，第17条を含めて「～を確実にする」と表現されている）．なお，第一号については第11条に，第二号の品質方針については第12条に，第三号の品質目標については第13条に，第四号については第18条～第20条に，第五号については第21条に，それぞれさらに詳細が規定されている．

第一号は，適用される法令の規定への適合は当然のこととして，製品受領者要求事項への適合性の重要性を周知させることを求めている．なお，法令とは薬事に関するものに限らず，全ての法令を指している．

第四号は，品質マネジメントシステムが有効に機能し，品質目標が達成されているかどうかを確認するため，第18条に従ってトップマネジメントが自らマネジメントレビューを実施することを求めている．

第五号は，人的，物的等の必要な資源を利用できるようにしなければならないことを規定したもので，資源の管理については第4節において具体的に規定されている．

本節で規定されているトップマネジメントの責務をまとめると次のようになる．トップマネジメントが自ら実施しなければならないものは，

◎法令の規定及び製品受領者要求事項の重要性を周知すること（第一号）
◎品質方針を定めること（第二号）
◎マネジメントレビューを実施すること（第四号）
◎管理責任者の任命及びその責任・権限を付与すること（第16条）

であり，そうなるように必ずしも自ら実施しなくても良いが，責任をもって組織を運営しなければならないものは，

○品質目標が定められていること（第三号）
○資源が利用できること（第五号）
○法令の規定及び製品受領者要求事項を明確にして製品がそれに適合していること（第11条）
○品質マネジメントシステムの実施計画が策定され，不備がないよう維持されていること（第14条）
○組織の構成員等に必要な責任と権限が定められ，周知されていること（第15条）
○組織内での情報伝達が確立され，情報交換が確実に行われること（第17条）

である．

11　製品受領者の重視

第11条　管理監督者（限定第三種医療機器製造販売業者の管理監督者を除く．次条から第14条まで，第16条，第18条及び第19条において同じ．）は，適用される法令の規定等及び製品受領者要求事項が明確にされ，かつ，製品がこれらに適合しているようにしなければならない．

本条は，トップマネジメントが自ら責任をもって，製品受領者要求事項が明確化されているようにするとともに，製品が確実にそれに適合するように組織を運営しなければならないことを求めるものである．要求事項の前段については第27条で詳細が規定されており，後段については第5節の製品実現に従って達成することになるが，そのためには必要な資源を整え（詳細は第4節で規定），それが達成されているかどうかを監視・測定して必要な改善をする（詳細は第6節で規定）ことも必要である．

製品要求事項については，第27条にあらかじめ明確化しておくことが規定されており，また，第55

条に製品受領者からのフィードバック情報に関する規定があるので，これらへの適合は本条への適合のための必要条件となる（施行通知）.

なお，本条は限定第三種医療機器製造販売業者には適用除外とされている.

12 品質方針

第12条 管理監督者は，品質方針が次に掲げる条件に適合しているようにしなければならない.

一 製造販売業者等の意図に照らし適切なものであること.

二 品質管理監督システムに係る要求事項への適合及び品質管理監督システムの実効性の維持について，管理監督者が責任をもって関与することを規定していること.

三 品質目標の策定及び照査に当たっての枠組みとなるものであること.

四 全ての施設に周知され，理解されていること.

五 品質管理監督システムの適切性を維持するために照査されていること.

本条では，品質方針についての必要な要件を定めている.

品質方針は，トップマネジメントが表明する品質活動における組織全体の進むべき方向付けであり，組織内の共通の価値基準となるものである．品質方針は第一号～第三号に示す内容を有するとともに，第四号及び第五号に示されたように運営されなければならないことを規定している.

第一号は，例えば，組織の目的と矛盾するような方針を立てても，そのようなものはそもそも組織の構成員に遵守されるはずもなく，本号に反するものが品質方針として不適当であることは明らかであろう.

第二号は品質マネジメントシステムの実効性の維持に対するトップマネジメントの意思表示である.

第四号は，組織の構成員が品質マネジメントシステムの有効性に貢献できるように，組織の従事者に対して品質方針が伝達され，理解されていることを求めており，そのためにも品質方針の文書化が必要（第6条）とされている.

第五号は，第18条に規定するマネジメントレビュー等において改善の余地，変更の必要性の評価を定期的かつ適切に行うことを求めている（施行通知）.

品質方針を公表している組織もあり，JISQ9001：2015では利害関係者も入手可能と規定しているが，本条ではそのような規定はない.

なお，本条は限定第三種医療機器製造販売業者には適用除外とされている.

13 品質目標

第13条 管理監督者は，各施設において，各部門及び各階層に応じた品質目標（製品要求事項への適合のために必要な目標を含む.）が定められているようにしなければならない.

2 前項の品質目標は，その達成状況を評価しうるものであって，かつ，品質方針との整合性のとれたものとしなければならない.

トップマネジメントは，製造販売業者等の品質マネジメントシステムに関係する各施設において，各部門及び各階層に応じた品質目標が定められていることについて，必ずしも自らが直接関与する必要はないが，その枠組みを構築し，確実に実施されるように責任を負わなければならない（施行通知）.

品質目標には，品質マネジメントシステムに関する品質目標と，製品実現における製品要求事項への適合のために必要な目標の2種類が考えられており，後者については第26条に基づいて製品実現計画を策定する際に適切に明確化されることが求められている（施行通知）.

「各施設において，各部門及び各階層に応じた」とは，各施設において，適切なレベルないし部署等の単位で品質目標の設定を求めているものであるが，施設横断的に組織内の適切な部門単位で品質目標を定めることでも良い（施行通知）.

本条では，組織のそれぞれの部門等に応じて品質目標を設定すべきこと及び品質目標の内容について定めている．なお，製品ごとの品質目標については，第26条第5項でも言及されている．

「目標」とは，達成すべき結果のことであり，品質目標はそれぞれの部署等の達成すべき評価可能な結果なので，なるべく数値で表せるものが良いが，そうではない場合であっても達成度を監視して判定可能なものでなければならず，かつ，品質方針にも添うものでなければならない．

個人でも組織でも，目標が定まっていると活動の効率は高くなるといえる．目標の設定方法として，SMART[*1]に基づく指標による目標設定が提唱されている．例えば，生産現場では，不合格品の最大許容レベルを設け，目標とする1時間当たりのアウトプットを設定することなどがある．

なお，本条は限定第三種医療機器製造販売業者には適用除外とされている．

14　品質管理監督システムの計画の策定

第14条　管理監督者は，品質管理監督システムが第5条から第5条の6までの規定及び品質目標に適合するよう，その実施に当たっての計画が策定されているようにしなければならない．

2　管理監督者は，品質管理監督システムの変更を計画し，実施する場合においては，品質管理監督システムが不備のないものであることを維持しなければならない．

品質マネジメントシステムの計画は，継続的な計画及び実施がなされるものであり，例えば，マネジメントレビューや是正措置，予防措置の結果として品質マネジメントシステムに変更があった場合においても，品質マネジメントシステムに不備がないことが維持されなければならない（施行通知）.

品質マネジメントシステムの計画の策定に当たっては，規制要求事項，品質方針，品質目標，マネジメントレビューの結果や是正措置・予防措置として必要な品質マネジメントシステムの変更事項等が工程入力情報として考えられ，工程出力情報としては例えば，品質管理監督文書の作成･改訂等がある（施行通知）.

本条は品質マネジメントシステム全体の実施計画を策定しなければならないことを定めている．

[*1] SMART（Specific・Measurable・Achievable・Relevant，Related等・Time-bound）：適切な目標設定のために用いられる手法．Specific（具体的に），Measurable（測定可能な），Achievable（達成可能な），Relevant（目標に関連性のある），Time-bound（期間に制約がある）という5つの要素に基づいて目標を検討する．

「計画」とは，必ずしもロード・マップのようなものである必要はなく，第5条～第5条の6に規定されている要求事項をどのようにして実行していくかを定めるもので，多くの場合，品質マネジメントシステムの構築時にその大部分が作成されていると思われる．その計画が適切なものであったかどうかは，構築された品質マネジメントシステムを評価することで明らかとなる．一旦システムを構築した後の組織にとっては，むしろシステムの一部変更などがなされる場合の対応を規定した第2項が重要になると思われる．

第2項は，品質マネジメントシステムの変更に際して一時的・部分的であっても，品質マネジメントシステム全体としてその不備が生ずることがないようにすべきことを求めるものである．JISQ9001：2015では，品質マネジメントシステムの変更を計画する際には次の事項を考慮すべきだとしている．

a）変更の目的，及びそれによって起こり得る結果

b）品質マネジメントシステムのインテグリティ

c）資源の利用可能性

d）責任及び権限の割当て又は再割当て

「不備がないこと」とは，インテグリティ（integrity）のことであり，品質マネジメントシステムのそれぞれの要素が意図したとおりに稼働し，システム全体が完全に機能している状態を指している．品質マネジメントシステムの変更においては，第2項が満たされるように第1項の計画がなされなければならない．つまり，第1項が常に満たされていれば第2項も満たされ，第2項が継続して満たされていれば，第1項の計画は適切であったことになる（結果的に第1項も満たされていることになる）．

本条はPDCAのP（Plan）に対応している．品質マネジメントシステムの実効性が維持されるよう，QMS省令第2章全体に対してもPDCAの考え方がとられている．なお，ISOはマネジメントシステム規格の箇条がPDCAの順になるように附属書SL*[2]で定めている（JISQ9001：2015では，箇条6，7がP（Plan），箇条8がD（Do），箇条9がC（Check），箇条10がA（Act）に対応している）が，現在のISO13485はそれに従ってはいない．

15　責任及び権限

第15条　管理監督者は，全ての施設において，各部門及び当該部門の構成員に係る責任及び権限が定められ，文書化され，周知されているようにしなければならない．

2　管理監督者は，品質に影響を及ぼす業務を管理監督し，実施し，又は検証する者の全てについて，相互の関係を定め，当該職務を行うために必要な独立性を確保するとともに，必要な責任及び権限が与えられているようにしなければならない．

本条は，関係者に対して必要な責任と権限が定められ，かつ，だれがどのような責任・権限があるのかを関係者が知っているようにすべきことを規定している．トップマネジメント自身でこれを行うことは必ずしも必要とされていないが，必要な仕組みを構築し，その実施が確実になるようにしなければな

*[2] ISO/IEC Directives, Part 1, Consolidated ISO Supplement, Annex SL Appendix 2 - Harmonized structure for Management Systems Standards with guidance for use

らない.

本条に基づいて,トップマネジメント自身についても責任及び権限を特定する必要がある(施行通知).

第1項の「各部門及び当該部門の構成員に係る責任及び権限が定められ，文書化され，周知されている」とは，例えば，組織図，職務分掌表等を策定し，これらを関係者に周知し，実際に運用することを意味している（施行通知).

第2項の「必要な独立性」の例としては，品質に影響を及ぼす業務について採算性といった営業的見地からの影響を極力排除することや，内部監査員に内部監査対象の業務からの独立性を求めること（第56条第6項）等が該当する（施行通知).

製造所の責任技術者又は製造管理者についても，QMS省令上に特段の位置付けはないが，その責任及び権限を規定しておくことが望ましい（Q&A通知2).

16　管理責任者

第16条　管理監督者は，製造販売業者等の役員，管理職の地位にある者その他これに相当する者のうちから製造販売業者等の品質管理監督システムの実施及び維持の責任者（以下「管理責任者」という.）を任命しなければならない.

2　管理監督者は，管理責任者に，次に掲げる業務に係る責任及び権限を与えなければならない.

一　工程が確立され，文書化され，実施され，及び維持されるとともに，その実効性が維持されているようにすること.

二　品質管理監督システムの実効性及びその改善の必要性を管理監督者に報告すること.

三　全ての施設において，法令の規定等及び品質管理監督システムに係る要求事項についての認識が向上するようにすること.

第1項の「製造販売業者等の役員,管理職の地位にある者その他これに相当する者」については,トップマネジメントの代理として本条に規定する業務を適切に遂行できる能力を有するとトップマネジメントが判断した場合には，管理責任者は必ずしも製造販売業者等の役員の中からではなく，例えば，管理層などから選定し，任命することも可能である（施行通知).

トップマネジメントは，管理責任者に，本条に規定する業務に関する責任及び権限を適切に付与し，全ての施設において管理責任者の業務が遺漏なく全うされるようにしておかなければならない（施行通知).

本条は，トップマネジメントは一般に多忙であり，日常的な業務については比較的重要な問題でも十分な対応がとれないことも多いため，その代行者として第2項第一号～第三号の責任と権限を有する者を設置して，品質マネジメントシステムの実施と維持に当たらせることを趣旨としている.

管理責任者は，通常は1名が想定されているが，製品特性等の相違により，その製造・品質管理の方法が大きく異なるため，製品特性ごとに別々の品質管理部門で製造・品質管理を行っている場合は，当該部門ごとに管理責任者を設置しても良い．ただし，その場合には，総括製造販売責任者により，それぞれの製造・品質管理の体制が統括されていなければならない（以上Q&A通知).

17 内部情報伝達

第17条 管理監督者は，各施設内及び各施設間において，適切に情報の伝達が行われる仕組みを確立するとともに，品質管理監督システムの実効性に関わる情報交換が確実に行われることを担保しなければならない．

製品の製造販売等は，組織内の関係する多数の人々の連携による組織的な活動が必要であるため，関係者間での情報交換が適切になされなければならない．本条はこのような趣旨で設けられており，トップマネジメントはそのための仕組みを構築し，相互のコミュニケーションが確実になされるようにしなければならない．

なお，適切な情報伝達には，製品受領者要求事項等への適合の重要性の周知（第10条第一号）及び品質方針の周知（第12条第四号）も含まれる（施行通知）．

18 管理監督者照査

第18条 製造販売業者等は，品質管理監督システムについて，その適切性，妥当性及び実効性の維持を確認するための照査（品質管理監督システム（品質方針及び品質目標を含む．）の改善又は変更の必要性の評価を含む．以下「管理監督者照査」という．）に係る手順を文書化しなければならない．

2 管理監督者は，前項の規定により文書化した手順に従って，あらかじめ定めた間隔で管理監督者照査を実施しなければならない．

3 製造販売業者等は，管理監督者照査の結果の記録を作成し，これを保管しなければならない．

「管理監督者照査」とは，マネジメントレビュー（management review）であり，それまでの間のマネジメント（管理監督）が満足のいくものであったのかどうかをレビューすることである．一般には，月や年度の区切り等にその間の測定結果等をふまえてなされるが，管理監督者照査の工程入力情報（第19条）及び管理監督者照査の工程出力情報（第20条）で要求されている情報等が適切に得られる効果的な間隔を設定する．

マネジメントレビューは，PDCAでのC（Check）に対応している．トップマネジメント自身が，監査の結果等の第19条に規定された情報を考慮して，品質マネジメントシステムの改善等，第20条に規定される事項について決定することが求められている．

マネジメントレビューは，品質マネジメントシステムの適切性，妥当性及び実効性を確認し，改善又は変更の必要性を判断するため，手順書を定めて，定期的に行われることが必要である．特段の問題がなければ年に1回程度の頻度で差し支えないが，変更が予定されているときや変更がなされたとき等には，適時適切なマネジメントレビューを行うことにより，品質マネジメントシステムの実効性の維持（維持に必要な改善を含む）に努めなければならない（以上施行通知）．

マネジメントレビューは，その対象範囲や参加者等が適切なものとなるよう慎重に計画されたうえで実施しなければならない（施行通知）．

マネジメントレビューの結果は，第19条（管理監督者照査に係る工程入力情報）及び第20条（管理監督者照査に係る工程出力情報）への適合性の重要な証拠となりうるので，適正に記録を作成し，保管しなければならない（施行通知）.

19　管理監督者照査に係る工程入力情報

第19条　管理監督者は，次に掲げる情報を管理監督者照査に用いる工程入力情報としなければならない.

一　製品受領者及び供給者からの意見

二　苦情の処理

三　厚生労働大臣，都道府県知事又は医薬品，医療機器等の品質，有効性及び安全性の確保等に関する法律施行令（昭和36年政令第11号．以下「令」という.）第37条の23に規定する医療機器等製造販売業許可権者への通知

四　監査

五　工程の監視及び測定

六　製品（限定一般医療機器に係る製品を除く.）の監視及び測定

七　是正措置（不適合（この省令に規定する要求事項等に適合しないことをいう．以下同じ.）の再発を防止するために不適合の原因を除去する措置をいう．以下同じ.）

八　予防措置（起こり得る不適合の発生を防止するために，その原因を除去する措置をいう．以下同じ.）の状況

九　従前の管理監督者照査の結果を受けてとった措置

十　品質管理監督システムに影響を及ぼすおそれのある変更

十一　部門，構成員等からの改善のための提案

十二　前回の管理監督者照査の後において，新たに制定され，又は改正された法令の規定等

工程入力情報は少なくとも第一号～第十二号までを含むものであるが，これらに限定されない（施行通知）．工程入力情報とは，簡単にいえば議論の前提，材料となるもののことであり，本条はマネジメントレビューを行う際にどのような情報が必要かを定めるものである．各号に明記されていないものとしては，例えば，品質目標が満たされている程度などが考えられる．なお，これらの項目は毎回必ず全て準備できるとは限らず，例えば，変更に伴って臨時に実施するマネジメントレビューの場合には，新たな情報がない項目もあり得る.

第61条第1項のデータの分析により得られた情報についても，マネジメントレビューに入力すべき情報として適宜活用すべきである（施行通知）.

第一号の「製品受領者及び供給者からの意見」は，第55条による情報を集約したものであり，例えば，意見には，製品受領者，製造業者，供給者等から収集する情報などがある（施行通知）.

第二号の「苦情の処理」は，第55条の2（苦情処理）に基づいて処理した情報である（施行通知）.

第三号の「厚生労働大臣，都道府県知事又は医療機器等製造販売業許可権者への通知」は，第55条の3（厚生労働大臣等への報告）による情報を集約したもの等である（施行通知）.

第四号の「監査」には，第56条による内部監査の結果の他，外部からの監査の結果についても含まれる（施行通知）.

第五号は，第57条（工程の監視及び測定）により得られる情報を集約したものである（施行通知）.

第六号は，第58条（製品の監視及び測定）により得られる情報を集約したものである（施行通知）. また，本号には，再製造単回使用医療機器における原型医療機器の品質及び安全性に関する情報も含まれ，例えば，原型医療機器に関する回収情報，不具合情報などがある（平成29年薬生監麻発0731第12号）.

第七号は，第63条（是正措置）により得られる情報を集約したものである（施行通知）.

第八号は，第64条（予防措置）により得られる情報を集約したものである（施行通知）.

20 管理監督者照査に係る工程出力情報

第20条 製造販売業者等は，管理監督者照査に用いる工程入力情報及び管理監督者照査から得られた次に掲げる事項（限定一般医療機器に係る製品にあっては，第二号に掲げる事項を除く.）を記録するとともに，所要の措置をとらなければならない.

一 品質管理監督システム及び工程の適切性，妥当性及び実効性の維持に必要な改善

二 製品受領者要求事項に関連した製品の改善

三 前回の管理監督者照査の後において，新たに制定され，又は改正された法令の規定等への対応

四 次条に規定する必要な資源

第19条（管理監督者照査に係る工程入力情報）に関する報告資料等も記録の一部として保管する必要がある（施行通知）.

マネジメントレビューの結果に基づいて，是正措置や予防措置等の所要の措置をとることとしたときには，第18条第3項に規定するマネジメントレビューの記録の作成に際して，その措置の内容，措置の実施に当たっての責任，必要な資源，措置の完了期限等を明確にしなければならない（施行通知）.

第三号の対応について所要の措置をとる場合は，新たに制定され，又は改正された法令の規定等への対応を検討し，計画をたて，実施することが求められる（施行通知）.

第四号では，第一号，第二号及び第三号の改善に必要な資源の必要性について検討した結果も含まれる（施行通知）.

工程出力情報とは，プロセスからのアウトプットであり，簡単にいえばマネジメントレビューでの議論及び検討の結果得られる結論のことである.

JISQ9001：2015では，マネジメントレビューからのアウトプットとして，品質マネジメントシステムのあらゆる変更の必要性を含めるとしており，JISQ13485においても記録事項は限定していない. QMS省令においても考え方は同様であると思われるが，少なくとも本条各号に掲げる事項が含まれなければならない. なお，JISQ13485ではマネジメントレビューにより得られた結果の実施については明確に記載されていないが，QMS省令は法令であるため所要の措置をとるべきことを明示している.

第４節　資源の管理監督

21　資源の確保

第21条　製造販売業者等は，次に掲げる業務に必要な資源を明確にし，確保しなければならない．
　一　品質管理監督システムを実施するとともに，その実効性を維持すること．
　二　製品及び品質管理監督システムを法令の規定等及び製品受領者要求事項（限定第三種医療機器製造販売業者にあっては，法令の規定等に限る．）に適合させること．

ここでいう「資源」には，例えば，組織及び人員，予算，情報，業務運営基盤並びに購買物品等の供給者等が含まれる（施行通知）．

資源の必要性は，マネジメントレビューの工程出力情報として得られるものであるが，その確保についての責任は製造販売業者等にある（施行通知）．

本条では，品質マネジメントシステムの実施に必要な資源を確保すべきことを定めている．人的資源については第22条及び第23条に，製造所の構造設備などの業務運営基盤等については第24条及び第25条に規定されている．また，購買については第37条～第39条などで規定されている．

22　品質業務従事者の能力

第22条　製造販売業者等は，製品の品質に影響を及ぼす業務に従事する全ての者について，適切な教育訓練，技能及び経験に基づき，業務に必要な能力を有することを担保しなければならない．
２　製造販売業者等は，構成員に対する適切な教育訓練の実施及び製品の品質に影響を及ぼす業務に対する構成員の確実な認識に係る工程を文書化しなければならない．

本条では構成員の業務に必要な能力を確立するために，教育訓練を提供し，構成員の認識を確実にする教育訓練工程の手順書を作成することを求めている（施行通知）．

「業務に必要な能力」とは，“competence”であり，何かを行うことができる又は適する特質を意味する語である．JISQ13485の用語では「力量」（意図した結果を達成するために知識及び技能を適用する能力（JISQ9000：2015による））となっているが，competenceの意味としてはQMS省令の方が分かりやすいと思われる．

23　能力，認識及び教育訓練

第23条　製造販売業者等は，次に掲げる業務（限定第三種医療機器製造販売業者にあっては，第三号に掲げる業務を除く．）を行わなければならない．
　一　製品の品質に影響を及ぼす業務に従事する者にどのような能力が必要かを明確にすること．
　二　前号の能力を取得又は維持させるために教育訓練の実施その他の措置をとること．
　三　前号の措置の実効性を評価すること．

四　全ての構成員が，自らの業務の意味及び重要性を認識するとともに，品質目標の達成に向けて自らの貢献の方途を認識しているようにすること．

五　構成員の教育訓練，技能及び経験について適切な記録を作成し，これを保管すること．

本条では，第22条第1項での「業務に必要な能力」の担保を確実にするために，実施しなければならないことを規定している．

第一号により明確化すべき「業務に必要な能力」には，例えば，第56条の内部監査や第20条のマネジメントレビューの結果により構成員に必要な能力とされたものなどが含まれる（施行通知）．

第二号の必要な能力の維持のための教育訓練とは，例えば，定期的な教育訓練や長期休暇から復帰した構成員に対しての教育訓練等があり，その構成員の業務に見合った程度のものとしなければならない．また，「その他の措置」には，例えば，必要な能力を有する構成員を新たに配属又は雇用することなどがある（以上施行通知）．

第三号の実効性の評価を行うに当たっては，その実効性を確認する方法として，構成員の業務に伴うリスクに見合ったものとしなければならない（施行通知）．

教育訓練の評価方法として，例えば，単に受講者からのアンケートで「分かりやすかった」，「ためになった」などの教育訓練内容の評価をするのみでは，業務に必要な能力の取得・維持という目的の実効性の評価には不十分な場合もあるので注意が必要である．

従事者の能力の管理方法として，例えば，従事者の氏名と業務に必要な能力を縦横の表にしたスキル管理表や，職業能力評価シート（表4）を作成することなどが行われている．なお，能力の種類によってはその程度を客観的に測定できない場合，主観的な評価として「まったくできない」，「指導を受けて実施できる」，「助けを受けずに実施できる」，「下位者を指導できる」といった段階評価などが行われている．

第四号の従事者の品質に対する認識は，品質目標の達成などの組織の品質活動に大きく影響する．それぞれの従事者が，自分の業務の意図やそれが品質目標の達成においてどのような役割を果たしているのかを十分認識していれば，それぞれの業務に責任をもち，それにより品質マネジメントシステムの有効性の維持に役立つこととなる．

表4　職業能力評価シートの例（厚生労働省能力評価担当参事官室の資料から（部分））

能力ユニット	能力細目	職務遂行のための基準		着眼点	自己評価	上司評価	コメント
ヘッダー加工	①ヘッダー加工作業の計画	31	作りすぎのムダや不足をした場合の再生産を防ぐために，生産数量，予定時間，材料の使用量（重量または個数）などを作業指示書で予め確認している．				
		32	使用するヘッダー加工用の金型，ヘッダー加工機，その他の設備の能力や仕様及び取扱い方法などを確認している．				
		33	ヘッダー用の金型を準備し，ヘッダーに適切に取り付けている．				
		34	金型の磨耗や肌荒れ，割れ等についての確認をしてから取付けを行い，試し加工を行っている．				
		35	同僚や部下に対して，ヘッダー加工作業に関する指導を行っている．				
	②ヘッダー加工作業の実施	36	線材の種類や製品の用途に応じて，ヘッダー及び付属機械の条件を設定している．				

24　業務運営基盤

第24条　製造販売業者等は，製品要求事項への適合の達成，製品の混同の防止及び製品の適切な取扱いの確保のために必要な業務運営基盤（次に掲げる設備又はサービスを保有又は実施している場合には，当該設備又はサービスを含む．以下この項において同じ．）に係る要求事項を文書化しなければならない．ただし，限定第三種医療機器製造販売業者は，製品要求事項への適合の達成に必要な次に掲げる業務運営基盤を明確にし，確保し，及び維持すれば足りるものとする．

一　各施設の建物及び作業室並びにこれらに附属する水道その他の設備

二　工程に係る設備（ソフトウェアを含む．）

三　前二号に掲げるもののほか，輸送，情報の伝達等に係る製品要求事項への適合の達成，製品の混同の防止及び製品の適切な取扱いの確保を支援するサービス

2　製造販売業者等は，保守業務又はその欠如が製品の品質に影響を及ぼすおそれがある場合においては，当該保守業務に係る要求事項（当該保守業務の実施の間隔に係る要求事項を含み，保守業務の実施に当たって製造，作業環境の管理，監視及び測定に係る設備を用いる場合においては，当該設備に係る要求事項とする．）を明確にし，当該要求事項に係る適切な運用を文書化しなければならない．ただし，限定第三種医療機器製造販売業者にあっては，当該保守業務について適切な運用を確立するとともに，これを文書化すれば足りるものとする．

3　製造販売業者等（限定第三種医療機器製造販売業者を除く．）は，業務運営基盤の保守業務に係る記録を作成し，これを保管しなければならない．

本条では，製品の製造等に必要な施設，設備，ソフトウェア，輸送，情報システム等がどのようなものであるかを文書として定めておくこと並びにそれらを適切に保守するために必要な文書の作成及び保守の記録を定めている．なお，細胞組織医療機器・特定生物由来製品，放射性体外診断用医薬品又は再製造単回使用医療機器の場合には，それぞれ第73条，第80条又は第81条の2に規定されている設備等が必要である．

第1項第一号の「水道その他の設備」には，水道のほか電気やガスなどが考えられる．また，第1項第三号の「支援するサービス」には，例えば，製品の輸送，施設内外の連絡手段としての通信システム，製造工程への製造指示や購買に使用する基幹系情報システムなどの業務運営基盤などがある（施行通知）．

第2項は，保守業務又はそれを行わないことが製品の品質に影響を及ぼすおそれのある，製造，測定，試験に用いる設備においては，保守，清掃及び点検等の手順を文書化すること及びその手順書には保守の実施の間隔や，要求事項を含めることを求めたものである（施行通知）．

25 作業環境

第25条 製造販売業者等（限定第三種医療機器製造販売業者を除く．以下この条から第36条の2までにおいて同じ．）は，製品（限定一般医療機器に係る製品を除く．以下この条から第36条の2までにおいて同じ．）を製品要求事項に適合させるために必要な作業環境に係る当該要求事項を文書化し，管理監督しなければならない．

2 製造販売業者等は，作業環境が製品の品質に悪影響を及ぼすおそれがある工程については，当該作業環境に係る要求事項を明確にし，当該要求事項に係る適切な運用を確立するとともに，当該作業環境を監視し，管理するための手順を文書化しなければならない．ただし，第41条第1項第一号又は第二号の規定により製品の清浄化が行われる場合において，当該清浄化工程よりも前の工程については，この限りでない．

3 製造販売業者等は，構成員と製品等又は作業環境との接触が当該製品に係る医療機器等の意図した用途に応じた機能，性能及び安全性に悪影響を及ぼすおそれがある工程については，構成員の健康状態，清浄の程度及び作業衣等に係る要求事項を明確にし，当該要求事項に係る適切な運用を文書化しなければならない．ただし，第41条第1項第一号又は第二号の規定により製品の清浄化が行われる場合において，当該清浄化工程よりも前の工程についてはこの限りでない．

4 製造販売業者等は，特殊な作業環境の条件下で一時的に作業することが求められる全ての構成員について，第23条第二号に規定する教育訓練を受けさせ，業務に必要な能力を有することを担保しなければならない．ただし，同号に規定する教育訓練を受け，業務に必要な能力を有することを担保した構成員に他の構成員を監督させる場合においては，この限りでない．

本条は，製品の製造に必要な作業環境を管理すべきことを定めており，製造に当たって清浄等が必要な作業環境について，必要な清浄度や作業衣等を文書化するとともに，その作業環境を監視・管理するための手順書を作成することなどを定めている．

「作業環境」には，例えば，次のようなものがある（施行通知）．

○温度，湿度及び圧力
○空気の清浄度
○照明
○音及び振動
○作業室の清浄度
○水質
○当該作業環境下に存在する人の数

第 1 項の作業環境の条件に関する要求事項の具体的内容としては，清浄の確保に関する事項，清浄の間隔に関する事項，清浄作業の手順に関する事項，清浄の確認に関する事項等がある（施行通知）.

第 2 項で要求している手順書とは，QMS 省令で要求される製造に関する活動又は工程を適切に実施するために必要な作業環境の維持管理及び監視の手順を定めたものである．この手順書は，構成員が実施する作業の方法並びにその作業に必要とされる技能及び教育訓練の程度を考慮して文書化され，かつ，当該手順書に沿った運用が確実になされなければならない（以上施行通知）.

作業環境条件によりその品質に悪影響が及ぶおそれのある製品としては，例えば，電子回路等の静電気放電に影響されやすい製品，滅菌せずに出荷され使用前に滅菌される製品などがある（施行通知）.

第 3 項の構成員の衛生管理に関する要求事項の具体的内容としては，構成員の更衣等に関する事項，構成員の健康状態の把握に関する事項，手洗い方法に関する事項等がある（施行通知）.

なお，第 1 項の作業環境の条件に関する要求事項及び第 3 項の構成員の健康状態等に関する要求事項については，製品標準書等に適宜規定，記載することで良い（施行通知）.

第 2 項以降は JISQ9001 では言及がない JISQ13485 に特有の規定である．医療材料などの場合には，清浄な環境での製造作業が求められることも多く，特にそのようなケースでは本条の規定は重要となる．第 2 項及び第 3 項のただし書きは，製品の清浄化の工程があるものについては，その清浄化工程によって清浄レベルが一定にコントロールされることとなるので，当該清浄化工程以前の工程については作業環境のコントロールの必要性が低いことによる．したがって，条文に記載はないが，ただし書きの適用となる環境条件は清浄性に関するものだけであり，例えば，清浄性と同時に静電気放電に影響されやすい電子回路製品としての性質を有するものの場合には，後者についてはただし書きにかかわらず，本条に従った管理が必要となる.

第 2 項は作業環境による悪影響の防止，第 3 項は人体からの汚染等の防止を規定している．第 4 項はクリーンルームなどの一般とは違う環境において，従業者が容易に意図する成果を上げるためには一定のスキルを身につけている必要があることから，作業前等に適切な訓練を受けるべきことを規定したものである.

第 4 項の「特殊な作業環境」には，例えば，クリーンルーム，長時間さらされると危険な温度に管理された室内，有害なガスに暴露される可能性のある場所等がある（施行通知）.

清浄区域における微生物管理のため，一般に定期的な作業室におけるエアサンプラーによる浮遊菌数・粒子数測定や落下菌数の測定などが行われている．なお，製品の清浄管理については第 41 条にも規定されている.

限定第三種医療機器製造販売業者については，第 25 条～第 36 条の 2 までは適用除外である．また，限定第三種医療機器製造販売業者以外の製造販売業者であっても，該当する製品が限定一般医療機器である場合，同様に適用除外となる．

一般に清浄度レベルは，ISO14644-1（JISB9920-1　クリーンルーム及び関連する制御環境－第1部：浮遊粒子数濃度による空気清浄度の分類）など，空気中の粒子濃度による清浄度区分により表されるが，「クラス1000」などの旧米国規格が使用されることも多い．表5に例を示す．

表5　空気清浄度区分による上限粒子数濃度

JISB 9920-1 清浄度クラス	対象粒径以上の粒子の上限粒子数濃度（個/m^3）						相当する旧米国 Fed. Std.209E[*3]
	0.1 μm	0.2 μm	0.3 μm	0.5 μm	1 μm	5 μm	
1	10	2					
2	100	24	10				
3	1,000	237	102	35			クラス1
4	10,000	2,370	1,020	352	83		クラス10
5	100,000	23,700	10,200	3,520	832		クラス100
6	1,000,000	237,000	102,000	35,200	8,320	293	クラス1,000
7				352,000	83,200	2,930	クラス10,000
8				3,520,000	832,000	29,300	クラス100,000
9				35,200,000	8,320,000	293,000	

※旧Fed.Std.209Eの上限粒子数濃度は，上記の数値とは少し異なっている．

25の2　汚染管理

第25条の2　製造販売業者等は，他の製品等，作業環境又は構成員の汚染を防止するために，汚染された又は汚染された可能性のある製品等の管理（第47条第1項の規定による識別を含む．以下この項において「汚染管理」という．）を行う必要がない場合を除き，汚染管理に係る実施要領を策定し，これを文書化しなければならない．

2　製造販売業者等は，異物又は微生物による滅菌医療機器等（製造工程において滅菌される医療機器等をいう．以下同じ．）の汚染の防止を管理する要求事項を文書化し，製品の組立又は包装の工程に係る清浄の程度を維持管理しなければならない．

第1項の「汚染された又は汚染された可能性のある製品等」には，例えば，修理依頼のために返却された製品のほか，再製造単回使用医療機器における再生部品，使用済みの単回使用の医療機器のうち，受入検査等により再生部品とならなかったもの，病原性微生物その他疾病の原因となるものに汚染された運搬容器などがある（施行通知）．

[*3] Federal Standard 209E：米国連邦規格209E

第1項の汚染製品等の管理に関する実施要領で定める内容には，例えば，返却された製品に対する特別な識別，身体に接触して使用される可能性のある製品等の特別な取扱い，特別な修理や手直しなどがある．また，再製造単回使用医療機器においては，例えば，構成員の汚染を防止するための要求事項，運搬容器の開封時における要求事項，病原性微生物その他疾病の原因となるものに汚染された又は汚染された可能性のある製品等の廃棄方法，作業環境が汚染された場合の消毒方法，構成員に対する手袋，マスク，ゴーグル，プラスチックエプロン，キャップ等の服装規定等（平成30年健感発1227第1号参照）がある（以上施行通知）．

バイオバーデン（bioburden）の測定にはISO11737-1（JIST11737-1　医療機器の滅菌－微生物学的方法－第1部：製品上の微生物群の測定方法）を，微粒子についてはISO14644-1（JISB9920-1）をそれぞれ参照して対応することが望ましい（施行通知）．

本条もJISQ9001にはないISO13485に特有の規定であり，汚染物の管理及び清浄度の維持のための管理についての文書化を求めている．

なお，バイオバーデンとは，名前のとおり生物による製品への負荷であり，製品及び／又は無菌バリアシステム（滅菌包装）の上又は内部に存在する生育可能な微生物群のことである（JIST11737-1：2013）．

なお，ISO11737-1は2018年版が発行されているが，これに対応するJISは未発行であり，JIST11737-1：2013はISO11737-1：2006に対応している．

第5節　製品実現

26　製品実現計画

(1)　計画の策定

第26条　製造販売業者等は，製品実現に必要な工程についての計画（以下「製品実現計画」という．）を策定するとともに，確立しなければならない．

2　製造販売業者等は，製品実現計画と製品実現に必要な工程以外の工程に係る要求事項との整合性を確保しなければならない．

製品実現計画は，第14条第1項の品質管理監督システムの計画と相矛盾せずに，個別の製品についての，製品実現に関連する工程に関して策定されるものである（施行通知）．

第2項の「製品実現計画と製品実現に必要な工程以外の工程」とは，品質マネジメントシステムには含まれるが，製品実現計画には含まれない工程であり，例えば，是正措置や予防措置などがある（施行通知）．

製品実現とは第2条第6項で定義されているように，製品の開発から出荷及びこれに附帯するサービスの提供までに行われる一連の業務のことであり，要するに製品・サービスを生み出すための一連の作業・プロセスのことである．

第5節はPDCAのD（Do）に対応している．PDCAのなかでDoは実質的な業務を行う部分であり，他の部分はいわばDoがより良く行われるためにあるわけなので，DoはQMSの根幹をなすといえる．

また，本節自体もPDCAによって構成されており，本条はそのうちのP（Plan）の部分に相当している．ここでは，それぞれの製品を現実のものとするための計画として，それぞれに必要な品質，工程，資源等を明確にすべきことなどを求めている．

(2)　製品のリスクマネジメント

3　製造販売業者等は，製品実現に係る全ての工程における製品のリスクマネジメントに係る要求事項を明確にし，適切な運用を確立するとともに，これを文書化しなければならない．

4　製造販売業者等は，前項のリスクマネジメントに係る記録を作成し，これを保管しなければならない．

第3項の「製品実現に係る全ての工程における」とは，第5節の製品実現のための各工程全てを見渡したうえで，そのうちリスクマネジメントの対象とすべきもの及びその結果を適用すべきものについて，という趣旨である．「製品実現に係る全ての工程」には，再製造単回使用医療機器での医療機関における再生部品の保管，医療機関から登録製造所への輸送等の工程なども含まれる（以上施行通知）．

「製品のリスクマネジメントに係る要求事項」の作成に当たっては，製品についての一般的なリスクマネジメントの要求事項に関してまず作成したうえで，個々の製品の製品実現計画の策定に際し，当該製品の特性等を勘案のうえ，具体的に作成することが望ましい（施行通知）．

第4条第1項により設計開発の規定（第30条〜第36条の2まで）が適用されない医療機器等についても，第3項，第4項に基づくリスクマネジメントのための要求事項の明確化，運用の確立，文書化，記録の作成及び保管が求められている（施行通知）．

本条では，製品実現計画の策定に当たり，製品のリスクマネジメントについての必要事項も文書化しておくことと，実施したリスクマネジメントを記録しておくことを求めている．

リスクマネジメントの手順等については，ISO14971（JIST14971　医療機器－リスクマネジメントの医療機器への適用）に従って行うと良い．

(3)　計画の内容

5　製造販売業者等は，製品実現計画の策定に当たっては，次に掲げる事項を明確にしなければならない．ただし，当該事項のうち，製品又は工程の特性から該当しない事項については，この限りでない．

一　当該製品に係る品質目標及び製品要求事項

二　当該製品に固有の工程（業務運営基盤及び作業環境を含む．），当該工程に係る文書の策定及び当該工程に要する資源の確保の必要性

三　所要の検証，バリデーション，監視，測定，試験検査，取扱い，保管，流通及び追跡可能性（履歴，適用又は所在を追跡できる状態にあることをいう．以下同じ．）の確保に係る業務であって当該製品に固有のもの並びに工程の次の段階に進むことを許可するための基準及び製品の出荷の可否を決定するための基準（以下「出荷可否決定等基準」という．）

四　製品実現に係る工程及びその結果としての製品が製品要求事項に適合していることを実証するために必要な記録

6　製造販売業者等は，製品実現計画について，当該製品実現計画を実行するに当たって適した形式で文書化しなければならない．

第5項は製品実現計画に必要な内容について規定しており，第5項第一号は製品の品質上の基準となるもの及び製品仕様等を，第5項第二号は製造方法や必要な資源等を，第5項第三号は製造の適切な段階での試験，検査等及びそれらの結果の判定基準等，工程での取扱い等，トレーサビリティの確保などを，第5項第四号は製造記録，検査記録等を明らかにしておくことを求めている．

第6項の「当該製品実現計画を実行するに当たって適した形式」とは，製品実現計画は製造販売業者等によって特定の形式にとらわれずに作成して良いが，計画を実行するために適した形式で文書化しなければならないことを求めている（施行通知）．

「追跡可能性」とは，トレーサビリティ（traceability）ともいわれるもので，原料の出所，処理の履歴，現在の状況などが分かるようになっていることである．なお，製品等のトレーサビリティ確保のための手順書の作成等については，第48条に規定されている．

27　製品要求事項の明確化

第27条　製造販売業者等は，次に掲げる事項を製品要求事項として明確にしなければならない．

一　当該製品に係る製品受領者要求事項（製品受領者への製品の送達及び製品受領者が製品を受領した後の業務に係る要求事項を含む．）

二　製品受領者が明示してはいないものの，製品受領者が当該製品についてあらかじめ指定し，又は意図した用途であって，製造販売業者等にとって既知のものに必要な要求事項

三　法令の規定等のうち，当該製品に関するもの

四　当該製品に係る医療機器等の安全かつ適正な使用又は操作のために必要な使用者に対する教育訓練に係る要求事項

五　その他製造販売業者等が必要と判断した当該製品に係る要求事項

本条は，製品に必要とされる要求事項がどのようなものであるかを，製造販売業者等が明確化することを求めるものである．ここで明確化した要求事項は，第28条により文書化され，レビューされなければならない．

製品要求事項の明確化は，その製品が有効かつ安全に使用されるため，さらにはその製品の事業にも極めて重要であり，また，品質マネジメントシステムの運用で最も重要なものでもある．

本条は，設計開発を行おうとする製品，既存の製品のいずれにも適用される．また，再製造単回使用医療機器の場合には，その品質及び安全性に影響を与えないよう，使用済み単回使用医療機器の保管，輸送に関する業務についても製品要求事項として明確にしておかなければならない（以上施行通知）．

第一号の「製品受領者への製品の送達及び製品受領者が製品を受領した後の業務」とは，例えば，製品受領者への引き渡し，アフターサービス，保守部品の供給等の製品出荷後に行われる業務である（施行通知）．

第二号の「製造販売業者にとって既知のものに必要な要求事項」とは，例えば，製品受領者によってあらかじめ指定された用途や意図された用途を満たすために必要な要求事項のうち，製品受領者が明示するまでもない要求事項や，製品受領者が明示していないものの，既存の製品に関する情報等から公知である要求事項を指す（施行通知）.

第一号は当該製品について，製品受領者が指定する要求事項のことである．第二号はその要求事項が製品受領者から明示的に要求されていないことであっても，製造販売業者等がその用途を知っているのであれば，当該用途製品について通常必要とされる要求事項のことである．第三号は法令の規定等によって求められる要求事項で，例えば，基本要件基準[*4]・42条基準[*5]への適合や，高圧酸素患者治療装置における労働安全衛生法による圧力容器としての対応などのことである．第四号は製品そのものへの要求事項というよりも，製品に関連した要求事項として，製品使用者への教育訓練に対する要求事項を明確にすることであり，ISO13485に特有の規定である.

B to B（business to business：企業間取引）による契約型製品の場合には，顧客要求事項は相手方から具体的に示されるが，B to C（business to consumer：企業・消費者間取引）の市場型製品の場合には，製品受領者からの要求事項の多くは市場における要求事項であって，結局のところ製造販売業者等が判断することになるので，第一号と第二号の境界は曖昧である.

28　製品要求事項の照査

第28条　製造販売業者等は，製品を供給するに当たって，あらかじめ，製品要求事項の照査を実施しなければならない.

2　製造販売業者等は，前項の照査を実施するに当たっては，次に掲げる事項を確認しなければならない.

一　当該製品に係る製品要求事項が定められ，文書化されていること.

二　製品受領者との取決め又は製品受領者からの指示における要求事項が従前に提示されたものと相違する場合においては，当該相違点について，製品受領者と合意していること.

三　法令の規定等に適合していること.

四　前条第四号の教育訓練を使用者が受けられるようにしている又は受けられるように計画していること.

五　各施設が，定められた要求事項に適合する能力を有していること.

3　製造販売業者等は，第一項の照査の結果に係る記録及び当該照査の結果に基づきとった措置に係る記録を作成し，これを保管しなければならない.

4　製造販売業者等は，製品受領者が要求事項を書面で示さない場合においては，当該要求事項を受諾するに当たり，あらかじめ，その製品受領者要求事項の内容を確認しなければならない.

5　製造販売業者等は，製品要求事項が変更された場合においては，関連する文書が改訂されるようにするとともに，関連する構成員に対し変更後の製品要求事項を確実に周知し，理解させなければならない.

[*4] 薬機法第41条（日本薬局方等）第3項の規定により，厚生労働大臣が定める基準.
[*5] 薬機法第42条（医薬品等の基準）第2項の規定により，厚生労働大臣が定める基準.

製品要求事項の明確化が確実になされていれば，その内容は適切なものであるはずだが，実際にはその過程で発生する種々の問題により不備が発生するおそれもあるため，本条ではそのプロセスの結果を改めて見直すことを求めている．

第1項の「製品を供給するに当たって」とは，例えば，製品要求事項を文書化したもの（例：製品仕様書等）を製品受領者と取り交わすとき，製品を初めて供給するとき及び製品要求事項を変更するときなどが含まれる（施行通知）．

上記の「供給するに当たって」について，JISQ13485（JISQ9001でもほぼ同様）では「組織が顧客に製品を提供することについてのコミットメント（例：提案書の提出，契約又は注文の受諾，契約又は注文への変更の受諾）をする前に」となっており，JISQ13485の規定の方が理解しやすいかもしれない．つまり本条は，組織が製品の供給を外部に約束（コミットメント（commitment））する前に，製品要求事項が満たされていることをきちんと確認しておく必要を求めている．

第3項の「第一項の照査の結果に係る記録」については，照査を行った者の署名及び日付程度で良いが，それに基づき講じた措置に関しては，その主な内容について，措置の原因となった項目を含め，詳細に記録する必要がある（施行通知）．

29　製品受領者との間の情報等の交換

第29条　製造販売業者等は，次に掲げる事項に関する製品受領者との間の相互の情報又は意見の交換のための実施要領を策定し，これを文書化しなければならない．

一　製品情報

二　問合せ，契約及び注文の取扱い（これらの変更を含む．）

三　製品受領者からの意見（苦情を含む．）

四　第60条の3第2項に規定する通知書

2　製造販売業者等は，法令の規定等に従い，厚生労働大臣，都道府県知事又は令第37条の23に規定する医療機器等適合性調査実施者と，相互の情報又は意見の交換のため意思疎通を図らなければならない．

有用な医療機器・診断薬製品を提供するには，薬機法第68条の2の6（情報の提供等）[*6]にもあるように，情報の収集と提供は極めて重要である．本条はこのようなコミュニケーションの実施を規定している．

第1項第一号については，製品の紹介，使用方法の説明等の製造販売業者等からの情報と，市場動向等の製品受領者側からの情報がある．

第1項第四号については，製品の販売後に当該製品の使用上の注意等に関し，医療関係者又は使用者等が講じるべき処置を記載した文書（例：ドクターレターなど）がある．一般にこのような文書の提供に当たっては，関係行政機関等との密接な連携が必要である場合が多い．

GVP省令等に基づく製品受領者及び厚生労働省等との情報伝達のうち，必要なものについても本条の対象となる．また，再製造単回使用医療機器についての再製造基準等に基づく製品受領者との情報伝

[*6] 令和4年12月1日より施行．それまでは第68条の2の5．

達のうち，必要なものについても同様である（以上施行通知）．

第2項の医療機器等適合性調査とは，QMS適合性調査のことである．

30 設計開発

第30条 製造販売業者等は，製品の設計開発のための手順を文書化しなければならない．

2 製造販売業者等は，設計開発の計画（以下「設計開発計画」という．）を策定するとともに，設計開発を管理しなければならない．

3 製造販売業者等は，設計開発計画を文書化し，保管するとともに，設計開発計画を変更する必要がある場合には，設計開発の進行に応じ更新しなければならない．

4 製造販売業者等は，設計開発計画の策定において，次に掲げる事項を文書化しなければならない．

一 設計開発の段階

二 設計開発の各段階における適切な照査

三 設計開発の各段階における適切な検証，バリデーション及び設計移管業務（設計開発からの工程出力情報について，あらかじめ，実際の製造に見合うものであるかどうかについて検証した上で，製造工程に係る仕様とする業務をいう．以下同じ．）

四 設計開発に係る部門又は構成員の責任及び権限

五 設計開発において工程入力情報から工程出力情報への追跡可能性を確保する方法

六 設計開発に必要な資源

疾病の治療等に用いられるものとして医薬品と医療機器があるが，両者の大きな違いの一つに，医薬品は主として探索により生まれる（最近では分子設計に基づく創薬も多くなっている）が，医療機器・診断薬は設計によって生まれることが挙げられる．したがって，設計・開発プロセスにより決定されたことは，医療機器・診断薬の品質，有効性，安全性に非常に大きな影響を与えるものであるため，本条では設計開発の計画を策定し，これを管理すべきことを定めている．なお，QMS省令における設計開発は，第31条以降に規定されているように，定まった設計要求事項に対応して製品を具体化する場合であり，新たな技術を探索的に検討する研究開発には当てはまらない場合もあると思われる．

QMS省令では，第30条～第36条の2までが設計管理に関する規定となっており，次の項目について定めている．

○設計開発計画：第30条

○設計開発への工程入力情報（インプット）：第31条

○設計開発からの工程出力情報（アウトプット）：第32条

○設計開発照査（デザインレビュー）：第33条

○設計開発の検証：第34条

○設計開発バリデーション：第35条

○設計移管：第35条の2

○設計開発の変更：第36条

○設計開発に係る記録簿（設計開発ファイル）：第36条の2

これらの設計管理の内容は，米国FDAによるQSR（Quality System Regulation, 21 CFR Part 820）のサブパートC“Design Controls”とほぼ同様のものとなっている．なお，FDAがこれらの設計管理についてのガイダンスとして“Design Control Guidance for Medical Device Manufacturers”を公表しており，参考とすることができる．

一般的な設計プロセスのウォーターフォールモデルで，これらの関係を図4に示す．

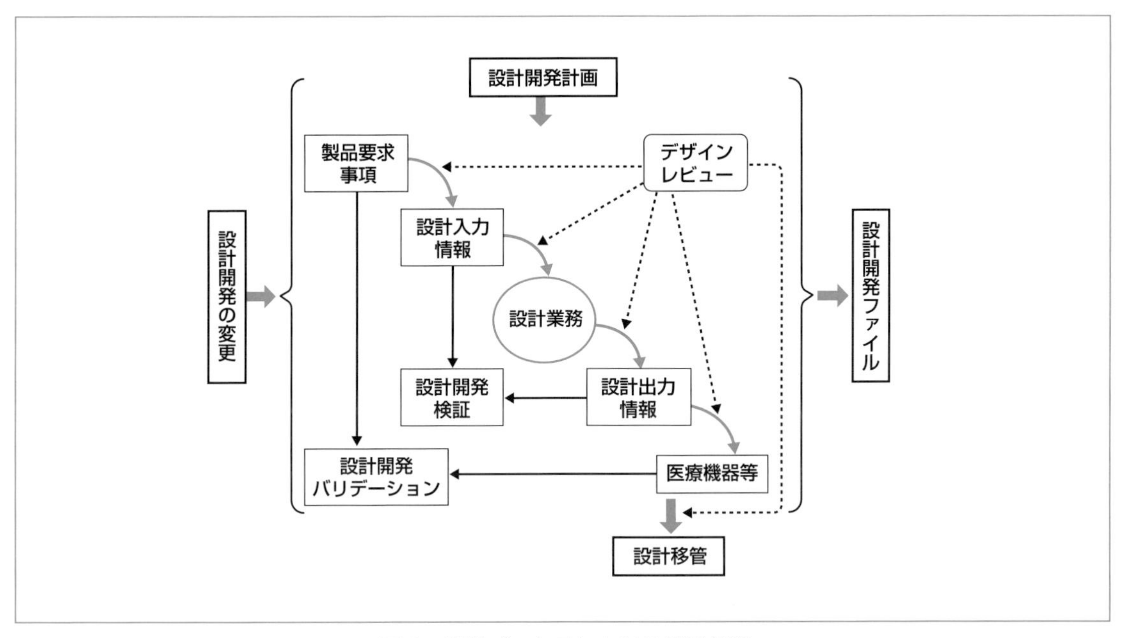

図4　設計プロセスにおける設計管理

製品要求事項に基づいて，それを実際の製品として具体化する作業が設計開発であり，第1項では設計開発のための手順の確立（手順書の作成）を求めている．

第2項では，製造販売業者等は設計開発計画を作成し，当該計画に基づき，設計開発業務の進行を管理しなければならないことを求めている（施行通知）．

第4項は設計開発で計画すべき内容を定めており，それぞれ次のことを求めている．

第一号：製品の構成要素の決定，利用する技術の確認，部品・材料等の決定，デザインの決定，試作などの各段階を定めること．

第二号：デザインレビュー（設計開発照査）の適切な実施を定めること．

第三号：検証（要求事項が満たされているか客観的証拠により確認すること），バリデーション（この場合には，特定の用途・適用に関する要求事項が満たされているか客観的証拠により確認すること）及び設計移管業務の適切な実施を定めること．

第四号：設計開発が目的を達成するために適切に行われるよう，関係する部門・構成員に必要な責任と権限を定めること．その際，製造販売業者等は，設計開発に携わる各者間の組織上及び技術上の相互関係を明確にするとともに，必要な情報又は意見の交換が実効性をもって実施される仕組みを構築し，管理監督しなければならない（施行通知）．

第五号：設計開発プロセスでの入力情報と出力情報の関係が後からも追跡できるための方法を定めること．これは設計開発プロセスの結果（アウトプット）が設計要求事項（インプット）を満たすものかどうかを適切な段階ごとに確認しながら進める必要があるので，アウトプットはインプットとの対応がとられていることが必要であり（第32条第2項），そのことを確実にするよう求めるものである．なお，「追跡可能性を確保」とは，第34条で「設計開発からの工程出力情報が設計開発への工程入力情報に係る要求事項に適合するものとする」と規定されていることをふまえて，設計開発における工程入力情報から工程出力情報への追跡可能性を確保するということである（施行通知）．

第六号：設計開発に必要な人員や設備等を定めること．

設計を行う登録製造所が自組織に属さない場合でも，製造販売業者等は設計開発に関する条項を適用外とすることはできず，品質マニュアルに設計開発のプロセスを記載したうえで，当該工程を委託すること，委託先及び当該プロセスの管理方法等を規定する必要がある（Q&A通知）．

31 設計開発への工程入力情報

第31条 製造販売業者等は，設計開発を行う場合にあっては，製品要求事項に関連した次に掲げる設計開発への工程入力情報を明確にするとともに，当該工程入力情報に係る記録を作成し，これを保管しなければならない．

一 意図した用途に応じた機能，性能，使用性及び安全性に係る製品要求事項

二 法令の規定等に基づく要求事項

三 第二十六条第３項に規定するリスクマネジメントに係る工程出力情報たる要求事項

四 従前の当該設計開発に類似した設計開発から得られた情報であって，当該設計開発への工程入力情報として適用可能な要求事項

五 その他設計開発に必須の要求事項

2 製造販売業者等は，前項に規定する設計開発への工程入力情報について，その妥当性を照査し，承認しなければならない．

3 製造販売業者等は，第１項各号に掲げる要求事項について，漏れがなく，不明確ではなく，かつ，互いに相反することがないようにしなければならない．

設計要求事項に不備があれば，適切な設計開発の結果を得ることはできないので，本条では設計へのインプット情報について，必要な事項及びその記録の保管を規定している．

また，設計開発への工程入力情報は，設計開発の検証やバリデーションなどの設計開発業務が効果的・効率的になされるよう考慮して，適切な範囲，程度とすべきである（施行通知）．例えば，曖昧な設計要求事項であった場合，適切な検証，バリデーションは困難となるおそれがある．

第1項第一号の「使用性」については，第2条第26項において解説されている．また，IEC62366-1：2015（JIST62366-1：2019　医療機器－第1部：ユーザビリティエンジニアリングの医療機器への適用）などを参考とすることが求められている（施行通知）．なお，令和4年10月からは，JIST62366-1によるユーザビリティエンジニアリングプロセスが構築されていることが求められている（令和元年薬生機

審発1001第1号).

第1項第三号は，リスクマネジメントの結果が適切に設計に反映されるために必要であり，また，第1項第四号は，過去の他の製品の設計開発で得られた情報もふまえることを求めている.

第3項の「漏れがなく，不明確ではなく，かつ，互いに相反することがないように」に関し，設計開発への工程入力情報は，要求事項を可能な限り詳細に書き起こすと良い（施行通知).

このほかに，製品が想定される製造ラインで効率的に製造できることなども重要な設計要件の一つであるといえる.

再製造単回使用医療機器の設計開発を行う場合は，原型医療機器の特性の明確化を行う必要があり，それには例えば次のような事項などが含まれる（施行通知).

○原型医療機器の形状，構造，寸法，原材料，機能，性能及び安全性に関する要求事項
○使用済みの単回使用医療機器のライフサイクル（医療従事者による使用から登録製造所までの輸送における管理状況等）

また，医療機関から引き取られた再生部品に血液等が付着している場合，汚染の状況，登録製造所への輸送及び当該医療機器が使用された後の，病原微生物その他疾病の原因となるものを不活化又は除去するまでの期間は，洗浄効果に影響を及ぼすため，それらの期間も工程入力情報として考慮する必要がある（施行通知).

32 設計開発からの工程出力情報

第32条 製造販売業者等は，設計開発からの工程出力情報について，次に掲げる条件に適合するものとしなければならない.

一 設計開発への工程入力情報に係る要求事項に適合するものであること.
二 購買，製造及びサービスの提供のために適切な情報を提供するものであること.
三 出荷可否決定等基準を含み，又は当該出荷可否決定等基準を参照できるものであること.
四 製品の安全かつ適正な使用方法又は操作方法に不可欠な当該製品の特性を規定しているものであること.

2 製造販売業者等は，設計開発からの工程出力情報を，設計開発への工程入力情報と対比した検証に適した形式にしなければならない.

3 製造販売業者等は，設計開発から工程の次の段階に進むことを許可するに当たり，あらかじめ，当該設計開発からの工程出力情報について承認しなければならない.

4 製造販売業者等は，設計開発からの工程出力情報の記録を作成し，これを保管しなければならない.

本条は，設計・開発の結果が，その製品を提供するために必要な全てのプロセス（購買，製造及び引渡し後の活動を含む）に関する必要な情報を与えるものであり，また，必要な処置及びその順序を関係者が理解するために，十分明確であるべきことから，設計開発からの工程出力情報について必要な要件を定めたものである.

設計開発からの工程出力情報としては，例えば，次のものなどが含まれる（施行通知).

○製品等に関する仕様（仕様書，図面等）

○出荷の可否判定に関する基準
○購買，製造及びサービス提供における手順及び作業環境に関する要求事項
○包装及び表示に関する要求事項
○識別に関する要求事項
○追跡可能性に関する要求事項
○附帯サービスに関する要求事項
○添付する文書等に関する要求事項

第1項第二号には，例えば，購買仕様，製造条件，保管条件，予想耐用期間などが考えられる．また，第1項第三号には，工程の次の段階に進むことを許可するための基準も含まれる．

第3項は，設計開発の結果が確実に要求事項を満たしているよう，次の工程に進む前に見直して承認することを求めている．

第4項の「設計開発からの工程出力情報の記録」には，第30条第2項の設計開発計画に従って設計開発からの工程出力情報が得られたことを実証する記録が含まれる（施行通知）．

再製造単回使用医療機器の場合は，工程出力情報として再生部品の医療機関からの引取り，運搬，保管等に関する要求事項等の再製造単回使用医療機器の品質，有効性及び安全性の確保のために必要な事項なども含まれる（施行通知）．

設計・開発からのアウトプットは，製造及びサービスの提供（設置，保守など）プロセスの重要なインプットとなるが，設計からのアウトプットが実際の製品となることもある（例：製品がプログラム医療機器である場合など）．

33 設計開発照査

第33条 製造販売業者等は，次に掲げる事項を目的とした設計開発に係る体系的な照査（以下「設計開発照査」という．）を実施する上で必要な実施要領を文書に定め，その適切な段階において，設計開発計画及び当該実施要領に従い，設計開発照査を実施しなければならない．

一 設計開発の結果が全ての要求事項に適合することができるかどうかについて評価すること．

二 設計開発に問題がある場合においては，当該問題の内容を識別できるようにするとともに，必要な措置を提案すること．

2 製造販売業者等は，設計開発照査に，当該設計開発照査の対象となっている設計開発段階に関連する部門の代表者及び当該設計開発に係る専門家を参加させなければならない．

3 製造販売業者等は，設計開発照査の結果及びその結果に基づく全ての所要の措置の記録（当該設計開発照査の対象となっている設計開発，参加者及び実施日に係る情報を含む．）を作成し，これを保管しなければならない．

設計開発照査は一般に設計審査，デザインレビュー（DR）といわれるものである．本条で求められているデザインレビューは，いわば設計開発が計画どおりに行われているかを確認するものであり，設計開発の適切な段階ごとに（例えば，設計検証→DR→設計バリデーション→DRなど），そのアウトプットについてインプットに関する要求事項に合致していることを幅広い観点から確認し，問題点を明確に

して解決案を立案するために実施される．

設計開発照査を行うべき時期については，あらかじめ第30条第2項に規定する設計開発計画において定めておかなければならない（施行通知）．

設計開発照査において考慮すべき事項には，例えば，次の事項などが含まれる（施行通知）．

○当該設計開発への工程入力情報は十分なものであるか．

○当該設計開発に係る製品の製造を実現するうえで各施設の工程の能力は十分なものであるか．

○安全性に関する考慮はなされているか．

第1項第二号の「当該問題の内容を識別できるようにする」とは，例えば，第3項の設計開発照査の結果の記録に設計開発照査で指摘された事項を記録すること等が考えられる．また，「必要な措置」とは，例えば，製品要求事項の変更，当該設計開発への工程入力情報の変更，設計開発の検証や妥当性確認の再実施等が考えられる（以上施行通知）．

第2項の「当該設計開発に係る専門家」には，当該設計開発情報を理解できる専門家（再製造単回使用医療機器の場合には，医学，獣医学，微生物学等の専門家などを含む）の他，設計開発段階において直接責任を有しない者を含めることが望ましい（施行通知）．

デザインレビューに「直接責任を有しない者」を含めるのは，幅広い関与により客観性を確保し，レビューに当たって組織の利害の全ての面，例えば，製造やアフターサービス（保守など）のしやすさ，マーケティング及び支援，並びに設計の医学的有効性等を考慮できるようにするためである．

第3項の「記録」には，実施した年月日，出席者の氏名，所属名，職名等も含まれる（施行通知）．

34　設計開発の検証

第34条　製造販売業者等は，設計開発からの工程出力情報が設計開発への工程入力情報に係る要求事項に適合するものとするため，設計開発を検証する上で必要な実施要領を文書に定め，設計開発計画及び当該実施要領に従い，当該設計開発の検証（以下この条において「設計開発検証」という．）を実施しなければならない．

2　製造販売業者等は，設計開発検証に係る計画（設計開発検証の方法（設計開発検証に統計学的方法を用いる場合においては，検体の数の設定の根拠を含む．）及び判定基準を含む．）を文書化しなければならない．

3　製造販売業者等は，設計開発検証の対象とされた製品に係る医療機器等が他の機械器具等と一体的に使用又は操作される医療機器等である場合においては，当該一体的に使用又は操作される状態を維持したまま設計開発検証を実施しなければならない．

4　製造販売業者等は，設計開発検証の結果及び結論の記録（当該結果及び結論に基づき所要の措置をとった場合においては，その記録を含む．）を作成し，これを保管しなければならない．

「検証」とは，“verification”のことであり，意味としては「基準と照合すること」である．JISQ9000では「客観的証拠を提示することによって，規定要求事項が満たされていることを確認すること」と定義している．簡単にいえば，「設計要求事項と比較して，この設計結果は正しくできているのか」ということである．

本条第1項は，設計開発の工程において設計検証を行わなければならないこと及び設計検証とは，設計の結果が設計要求事項を満たしているか確認するものであることを示している．

設計開発の検証に際しては,検証の方法及び判定基準を含む検証計画文書を作成しなければならない．また,設計開発計画として全体を管理する計画とは別に,詳細な検証計画を作成することが望ましい（以上施行通知）．

検証の方法として，すでに実証されている過去の設計との比較や，試作品等が作成された場合には，その試験検査等も含まれる（施行通知）．

統計学的方法を用いて検証に用いる検体数を設定する場合又は検証のデータ分析に統計学的方法を用いる場合は，当該方法が適切であることを確実にするために，その設定の根拠を検証計画に含めなければならない．また，統計学的方法ではない他の方法が妥当である場合は，検証計画においてその理由を明確にしておくことが望ましい（以上施行通知）．

なお，統計学的方法ではない方法でサンプルサイズを設定する例としては，規制・規格要求事項，文献，類似の医療機器の前例，評価対象の性質などに基づくものなどが考えられる．

検証は，最終製品又は最終製品と同等の製品を用いて実施しなければならない（施行通知）．

製品の安全性と性能は，実際に使用されうる状況を最大限代表している条件の下で検証されなければならない（施行通知）．

35　設計開発バリデーション

第35条　製造販売業者等は，設計開発された製品を，あらかじめ規定された機能若しくは性能又は意図した用途に係る要求事項に適合するものとするため,設計開発のバリデーション（以下この条において「設計開発バリデーション」という．）を行う上で必要な実施要領を文書に定め，設計開発計画及び当該実施要領に従い，設計開発バリデーションを実施しなければならない．

2　製造販売業者等は，設計開発バリデーションに係る計画（設計開発バリデーションの方法（設計開発バリデーションに統計学的方法を用いる場合においては，検体の数の設定の根拠を含む．）及び判定基準を含む．）を文書化しなければならない．

3　製造販売業者等は，設計開発を行った製品から選択した製品（製品を代表するものに限る．）について設計開発バリデーションを実施しなければならない．

4　製造販売業者等は，初回の製造に係る一群の医療機器等及びロット（これらと同等であるものを含む．）から前項の製品の選択を行うとともに,当該選択の根拠の記録を作成し,これを保管しなければならない．

5　製造販売業者等は，設計開発に係る医療機器等が法第23条の2の5第3項の厚生労働省令で定める医療機器等である場合又は法第23条の2の9第4項の厚生労働省令で定める医療機器等である場合においては，これらの規定に基づき行う資料の収集及び作成を，設計開発バリデーションの一部として実施しなければならない．

6　設計開発に係る医療機器等が法第23条の2の5第3項の厚生労働省令で定める医療機器等である場合においては，製造販売業者等が当該資料の収集及び作成を目的として行った当該設計開発に係る医療機器等に係る製品の送達は，製品の出荷とみなさない．

7　製造販売業者等は，設計開発バリデーションの対象とされた製品に係る医療機器等が他の機械器具等と一体的に使用又は操作される医療機器等である場合においては，当該一体的に使用又は操作される状態を維持したまま設計開発バリデーションを実施しなければならない.

8　製造販売業者等は，製品の出荷を行うに当たり，あらかじめ，設計開発バリデーションを完了しなければならない．ただし，当該製品に係る医療機器等の使用時の組立て又は設置の後でなければ設計開発バリデーションを行うことができない場合においては，当該医療機器等を使用する製品受領者への受渡しまでに設計開発バリデーションを行わなければならない.

9　製造販売業者等は，設計開発バリデーションの結果及び結論の記録（当該結果及び結論に基づき所要の措置をとった場合においては，その記録を含む.）を作成し，これを保管しなければならない.

意図された用途に実際に使用できる製品であるためには，一般に多くの製品仕様・特性が関係しており，設計検証のみでは得られた設計開発のアウトプットが，製品受領者の要求を満たすものであるかどうか十分に確認できない．このため本条では，実際の使用条件と同様の条件下で，設計開発のアウトプットに基づく試作品等により，意図する用途に適切に使用できることを確認しなければならないことを規定している.

例えば，「障子張り用糊」を開発する場合，製品の粘度が一定の範囲になること，ホルマリンなどの有害物質を使用しないことなどが設計のインプットとなり，アウトプットとして原料の処方や製造方法などが作成される．原料を処方どおり配合して作成した試作品の粘度が設計要求の範囲内かどうかの確認が設計検証であり，実際の製造ラインで製造された最終製品又はそれと同等の試作品で，障子紙をうまく貼れ，簡単に剥がれず，かつ，張り替えの際には容易に剥がすことができるものであるかどうかの確認が，本条で規定する設計開発バリデーションである．つまり，これが確認できて初めて製品として出荷できるわけである.

本条は設計開発バリデーションにより，設計の結果としての最終製品がその意図する用途に適する有効性，安全性，品質等を有することを確認した後でなければ，出荷すべきでないことを定めている．医療機器や診断薬の場合，人の健康に直接関わるものであるため，設計管理について詳細に規定しており，第 34 条の第 2 項，第 3 項，本条の第 2 項～第 7 項，第 35 条の 2，第 36 条の 2 などの規定は ISO9001 にはない ISO13485 に特有なものである．なお，新医療機器などにおいて，製造販売承認後にも引き続きその有効性，安全性等について調査・試験を行う場合もあり，そのようなケースは「継続的な設計開発バリデーション」として説明されている.

第 1 項に規定する設計開発バリデーションは，設計開発の検証に合格した後，実際の製造工程又は実際の製造工程に相当する工程で製造された最終製品又はその形態となっている試作品に対して，実際の使用条件又はシミュレートされた使用条件の下で行うものである（施行通知).

設計開発バリデーションには，例えば，当該製品についての科学的資料の分析，適切な関連学術文献の分析，生物学的安全性資料等の前臨床評価，すでに市販されている類似かつ妥当な製品等を基にした臨床評価及び実際の検査環境における診断薬の性能評価等も含まれる（施行通知).

設計開発バリデーションに際しては，バリデーションの方法及び判定基準を含むバリデーションの計画文書を作成しなければならない．また，設計開発計画として全体を管理する計画とは別に詳細な設計開発バリデーション計画を作成することが望ましい（以上施行通知）.

第2項に関連して，統計学的方法を用いてバリデーションに用いる検体数を設定する場合又はバリデーションのデータ分析に統計学的方法を用いる場合は，当該方法が適切であることを確実にするために，その設定の根拠をバリデーション計画に含めなければならない．また，統計学的方法ではない他の方法が妥当である場合は，バリデーション計画にその理由を明確にしておくことが望ましい（以上施行通知）.

第3項及び第4項に関連して，バリデーションに用いる製品は，最終製品又は最終製品と同等の製品でなければならない．製品の選択は，実際の製造工程又は実際の製造工程に相当する工程で製造された最終製品又はその形態となっている試作品などでなければならない（以上施行通知）.

再製造単回使用医療機器の場合，設計開発バリデーションはワーストケースを考慮した再生部品を用いて製造された最終製品又はその形態となっている試作品に対して，実際の使用条件又はそれと同等に模擬した使用条件の下で行わなければならない．この場合，再生部品のワーストケースとなる条件は，再生部品の汚染度，保管条件，保管期間，再製造回数，医療従事者による使用から登録製造所までの輸送における管理状況等の使用済み単回使用医療機器のライフサイクル，材質の劣化などを考慮して設定しなければならない（以上施行通知）.

第3項に関連して，ある特定の製品について設計開発バリデーションを実施する場合，当該製品を選択することの妥当性について，その根拠を設計開発バリデーションの計画書に記載することが望ましい（施行通知）.

第5項は，臨床試験及び使用成績評価が課せられている医療機器等について，当該臨床試験に関する資料の収集及び作成を設計開発バリデーションの一部として実施すること，また，使用成績評価に関する資料の収集及び作成を継続的な設計開発バリデーションの一部として追加的に実施することをそれぞれ要求している．なお，それ以外の製品であっても，臨床試験及び使用成績評価に関する資料の収集及び作成について，継続的な設計開発バリデーションの一部として実施することを妨げるものではない（以上施行通知）.

第6項では，臨床評価又は性能評価に用いるために，製造販売業者等が治験又は臨床研究用として医療施設等へ当該製品を提供することは，製品の市場への出荷とはみなさないことを規定している．なお，臨床評価に関連する追加的要求事項については，ISO14155（Clinical investigation of medical devices for human subjects - Good clinical practice）を参考とすることができる（以上施行通知）.

第7項の「設計開発バリデーションの対象とされた製品に係る医療機器等が他の機械器具等と一体的に使用又は操作される医療機器等である場合においては」とは，設計開発バリデーションの対象となる医療機器が，例えば，当該医療機器の外部のプリンター等，他の機器と接続する場合や，他の医療機器と接続することを意図する場合は，指定された接続の最大条件でバリデーションを行うことを求めている（施行通知）.

第9項の「所要の措置」には，例えば，設計開発バリデーションの結果，あらかじめ定めたバリデーションの許容基準を満たさないことが分かった場合における，製品要求事項の変更，製品等の仕様の変更などの措置が考えられる（施行通知）.

本条では，製品が必要な有効性，安全性等を有することを確認するために，どのような調査・試験が必要であるのか調査・試験の計画書を作成し（第2項），調査・試験の結果が市場に出荷される製品の有効性，安全性を担保するものであるように，調査・試験の対象となる検体や試験条件等を定め（第3項，第4項，第7項），調査・試験の結果及び結論等を記録すること（第9項）などが必要である旨を規定している．なお，「結果」とは調査・試験の結果そのものであり，「結論」は“conclusion”のことで，結果の評価，考察等を含む最終的な全体のまとめである．

第8項のただし書きについては，大型機器などで臨床試験等を行う必要がある場合，第6項で出荷とはみなさないことが規定されているが，試験終了後も設置されたままになっているケースでは，製品の販売は認可後になることなどを指している．

第5項にもあるように，設計開発バリデーションは製品の製造販売のための認可手続きの重要な一部となるものであり，申請資料の信頼性の基準（薬機法施行規則第114条の22）に適合するものでなければならない．なお，第5項は承認申請の場合のみの記載であるが，認証申請の場合においても同様に考えるべきである（認証申請資料の信頼性の基準（薬機法施行規則第115条（認証の申請）第3項））．また，第34条には本条第5項に相当する規定はないが，承認申請又は認証申請の資料となる設計検証についても同様に考えられる．

新医療機器などでは，臨床試験により設計開発バリデーションが行われる場合が多いが，その場合には医療機器GCP省令（海外での臨床試験については，ISO14155：2020など）に従って実施する必要がある．なお，医療機器GCP省令及びISO14155：2020はいずれも基本的にICH-GCPに準拠しており，医療機器GCP省令の運用の参考として「『医療機器の臨床試験の実施の基準に関する省令』のガイダンス」（令和2年薬生機審発0831第12号）がある．

35の2　設計移管業務

第35条の2　製造販売業者等は，設計移管業務（次に掲げる業務を含む．）に係る手順を文書化しなければならない．

一　製造工程に係る仕様を決定する前に，設計開発からの工程出力情報が実際の製造に見合うものであるかを適切に検証していることを確認すること．

二　前号の製造工程を経ることによって適合製品（製品要求事項に適合する製品をいう．以下同じ．）を適切に製造できることを確認すること．

2　製造販売業者等は，設計移管業務を行った場合においては，その結果及び結論を記録し，これを保管しなければならない．

本条では，設計の結果が製造工程での不良等を引き起こすなどの問題を内在したままで製造工程への移管がなされることがないように，設計の結果は製造に適しており，かつ，製造工程の能力は要求事項を満たす製品を製造することができるように，設計移管業務の手順書を作成してその確認を行うことを求めている．

設計移管業務に関する手順，結果及び記録について，すでに第30条第1項に基づく手順書を作成し，設計検証，設計バリデーション活動等と併せて設計移管業務を行い，記録している場合には，別途手順書及び記録の作成はしなくても良い（施行通知）．

36 設計開発の変更の管理

第36条 製造販売業者等は，設計開発の変更に関する手順を文書化しなければならない．
2 製造販売業者等は，設計開発の変更を実施する場合においては，当該変更が医療機器等の意図した用途に応じた機能，性能，安全性及び使用性並びに法令の規定等の適合性に及ぼす影響の有無及び程度を検証しなければならない．
3 製造販売業者等は，設計開発の変更を識別しなければならない．
4 製造販売業者等は，設計開発の変更を実施するに場合においては，あらかじめ，当該変更の照査，検証，バリデーション及び承認を実施しなければならない．ただし，バリデーションを実施しないことについて正当な理由があるときは，この限りでない．
5 製造販売業者等は，前項の照査の範囲を，設計開発の変更が，構成部品等，工程内の製品，既に引き渡された製品，リスクマネジメントに係る工程入力情報又は工程出力情報及び製品実現に係る工程に及ぼす影響の評価を含むものとしなければならない．
6 製造販売業者等は，設計開発の変更，当該変更の照査及び所要の措置に係る記録を作成し，これを保管しなければならない．

設計開発の変更は，初回の設計開発中及び最終製品の市場への出荷開始後において，その必要性を考慮し，必要な場合は本条に従って管理しなければならない（施行通知）．

設計開発の変更としては，例えば，次のものなどが含まれる（施行通知）．

○製品受領者から要求された変更
○デザインレビュー，設計開発検証又は設計開発バリデーションの結果によって必要とされた変更
○是正措置又は予防措置によって必要とされた変更
○再製造単回使用医療機器の場合において，原型医療機器の原材料の変更その他の再製造単回使用医療機器の品質，有効性及び安全性に影響を与えるおそれのある変更が確認され，再生部品の再製造方法，交換部品の設計，再製造製品の設計等の変更がなされる場合

第2項により，最終製品の市場への出荷開始後の製品等においては，設計開発の変更が医療機器等の意図した用途に応じた機能，性能及び安全性，使用性に及ぼす影響の有無及び程度を特定しなければならない．また，法令による当該医療機器等の承認，認証又は届出事項に対しての変更手続きの要否についても確認しておかなければならない（以上施行通知）．

第5項により，変更に際しての「照査」の範囲には，次に掲げる事項を含めなければならない（施行通知）．

○製品を構成する構成部品等への影響を及ぼさないこと
○製造中の製品や引き渡された製品に影響を及ぼさないこと
○第26条第3項による当該製品のリスクマネジメントに関する工程入力情報及び工程出力情報への影響
○製品実現に関する工程に影響を及ぼさないこと

第6項の規定に基づき，設計開発の変更のレビュー，検証及びバリデーションの結果の記録を作成する際には，設計開発の変更の内容についても記載しなければならない（施行通知）．

設計開発の変更があった場合，第7条の2による「製品標準書」及び第36条の2による「設計開発に係る記録簿」を見直さなければならない（施行通知）．

さまざまな理由により，設計の変更が必要となることはよくあるが，変更の結果として改悪となるようなことがないよう，本条は設計開発の変更手続きについて規定している．

変更内容の識別に当たっては，何の「どこ」を「どのよう」に変更するのかが明確になるよう，必要に応じて図面等を用いると良い．また，「誰が」，「いつ」変更を承認したのかについても記録する．

施行通知に示されたもののほか，設計開発の変更は，次のような理由により発生することがある．

▽規制要求事項の変化
▽製造工程の変更（製造効率の向上のためなど）
▽購買製品の変更（供給停止，仕様変更など）

変更に際しては，他の製品特性に対して意図しない悪影響を及ぼさないようにしなければならない．製品の「ある仕様」を変更したことにより，他の仕様が影響を受けることはよくあることであり，それらを含めて検証，バリデーションによって要求事項が満たされていることを確認する必要がある．

また，変更はレビュー，検証，バリデーションを評価して承認されることにより，初めて正式に採用されることになる．

第5項は，設計変更が不具合や品質上の問題への対応である場合，すでに出荷された製品について回収，改修等の必要の有無や，その他の理由による変更であっても，出荷済み製品の旧式補修部品の手当の必要の有無などについて，レビューの対象とすべきことを求めている．

なお，本項に関する施行通知では「影響を及ぼさないこと」との文言があるが，一般的には変更により何らかの影響があるのが普通であり，これは悪影響がないようにすることを求める趣旨と思われる．

36の2　設計開発に係る記録簿

第36条の2　製造販売業者等は，製品又は類似製品グループごとに，設計開発に係る要求事項への適合を証明する記録及び設計開発の変更の記録並びに設計開発において参照した資料に係る記録簿を作成し，これを保管しなければならない．

「設計開発に係る記録簿」は，設計履歴ファイル（DHF：Design History File）ともいわれるものである．

「設計開発に係る記録簿」には，例えば，次に掲げるものなどが含まれる（施行通知）．

○医療機器の安全性と適合性評価の結果（技術評価，試験室試験，模擬試験，動物実験，及び同等の医療機器への文献評価を含む）
○試験方法，試験結果及び結論の詳細情報
　・生体適合性
　・物理，化学及び微生物学的特性
　・電気的安全性及びEMC
○ソフトウェアの検証及びバリデーション結果

○臨床評価報告書
○市販後臨床評価報告書等
○法令による承認・認証申請及び届出文書

設計開発記録簿は，製造販売業者から登録製造所への委託とその取り決めに応じて，製造販売業者及び登録製造所において分離して管理される場合もある（施行通知）.

第30条～第36条で規定されている設計計画書や各種の記録は，製品又は製品グループごとに設計履歴ファイルとして一つのファイルにまとめたものとしなければならない（記録等の文書自体を綴ったもの又はその所在を綴ったものでも良い）.

37　購買工程

第37条　製造販売業者等は，購買物品等が自らの規定する購買物品等に係る要求事項（以下「購買物品等要求事項」という.）に適合するようにするための手順を文書化しなければならない.

2　製造販売業者等は，次に掲げる事項を考慮して，購買物品等の供給者の評価及び選定に係る基準を定めるとともに，当該基準に従って供給者を評価し，及び選定しなければならない．ただし，限定第三種医療機器製造販売業者にあっては，購買物品等がその後の製品実現に係る工程又は最終製品（中間製品以外の製品をいう.）に及ぼす影響を考慮して，当該購買物品等の供給者の評価に係る基準を定めるとともに，当該基準に従って当該供給者を評価すれば足りるものとする.

一　購買物品等要求事項に適合する購買物品等を供給する能力
二　購買物品等の供給に係る実績
三　購買物品等が製品の品質に及ぼす影響
四　医療機器等の意図した用途に応じた機能，性能及び安全性に係るリスク

3　製造販売業者等は，購買物品等の供給者に対する監視及び再評価（限定一般医療機器に係る製品の購買物品等の供給者にあっては，再評価）に係る計画を策定しなければならない.

4　製造販売業者等は，前項の計画に基づき，供給者の購買物品等の供給に係る実績を監視するとともに，当該監視の結果を考慮して，供給者を再評価しなければならない．ただし，限定一般医療機器に係る製品の購買物品等の供給者にあっては，当該供給者を再評価すれば足りるものとする.

5　製造販売業者等は，供給された購買物品等について，購買物品等要求事項への不適合が判明した場合においては，当該不適合によるリスクに応じて，供給者と協力して必要な措置をとらなければならない.

6　製造販売業者等は，第2項の評価及び選定並びに第3項の監視及び再評価の結果に係る記録（第2項の評価及び選定並びに第3項の監視及び再評価の結果に基づき所要の措置をとった場合においてはその記録を含むこととし，限定第三種医療機器製造販売業者にあっては，第2項の評価及び第3項の再評価の結果に係る記録に限る.）を作成し，これを保管しなければならない.

購買物品等とは，第2条第24項で定義されているように，組織外から提供される中間製品，構成部品等の製造用物質などのことであり，第37条～第39条までは購買物品等に対する管理について規定している.

天然物の採取から製品の製造までを全て自組織で行うことはできないので，原料，製造用物質，部品，

資材などを購入したり，表面処理などの工程の一部又は全部や，取扱説明書の印刷・製本をアウトソース（外注）したりするが，これらの品物やサービスが本条でいう購買物品等である．それぞれの購買物品について，製品の品質，有効性，安全性に与える影響を評価し，それに応じて供給者の評価・選定基準を定め，その要件を満たすことができる供給者を選定しなければならない．さらに，選定時の評価だけではなく，選定後も引き続き供給者が要件を満たしているか，計画に従って再評価しなければならない．本条は，これら一連の管理について規定している．

第2項の「供給者の評価及び選定」に当たっては，次の段階について考慮すべきである（施行通知）．

○計画
○供給者候補の抽出
○供給者の評価と選定
○管理の確定
○監視
○是正措置及び予防措置を含む情報伝達
○再評価

第2項第四号に規定するリスクとは，例えば，供給者で実施された監査結果，受入検査での不適合率，原材料・部品・最終製品・サービス等の購買物品の特性，購買物品が関連する医療機器のクラス分類等をふまえて評価することなどが考えられる（施行通知）．

第3項の供給者の再評価における評価対象項目には，例えば，次の項目などが含まれる（施行通知）．

○提供された製品の試験
○第三者による評価報告書
○過去の供給能力を示す履歴のレビュー
○第三者による供給者の品質マネジメントシステムの認証
○製造販売業者等による供給者の品質マネジメントシステムの監査

第5項の購買物品等要求事項への不適合が判明した場合の必要な措置としては，次のようなことなどが考えられる（施行通知）．

○再発防止のため，供給者に対する，例えば，次の対応の段階的な実施等
　・供給者への通知
　・検査の検体数の増加
　・供給者への是正措置の開始要求
　・供給者の変更
○供給された購買物品等に対する，第60条～第60条の4までの規定に基づく不適合製品に対する措置等

供給者は組織外にあるので，自組織と同様に管理することはできないため，供給者の選定は最も重要である．汎用市販品といえども供給者の選定を誤れば，模造品を購入する危険性も皆無ではない．また，第38条第3項の購買物品等の仕様等の変更予定に際して，供給者からの通知が確実に得られることも必要である．購買物品等要求事項には，購買物品等の仕様，その製造手順，供給者内における品質管理等があるが，購買物品が汎用市販品であれば，その仕様等は既定のものである．

なお，供給者の評価のため，共通する評価項目をあらかじめ定めた評価様式を作成しておくことも良いかもしれない．

購買物品等の製品実現過程における品質管理については，論理的には最終製品と同様の品質管理，すなわちQMS省令に適合する品質管理が行われてしかるべきと考えられるが，購買物品が汎用市販品であるなど，非現実的な場合もある．ただし，供給者が登録製造所である場合（その供給者における購買物品等の供給者が登録製造所である場合も含む）は，第83条により，QMS省令に適合する品質マネジメントシステム下での運用が必須である．

製造販売業者が輸入販売業者であるような場合は，製品実現における主要な管理は購買物品等の管理である．

38　購買情報

第38条　製造販売業者等は，購買物品等に関する情報（以下「購買情報」という．）を明確にし，かつ，購買情報に次に掲げる購買物品等要求事項を含めなければならない．ただし，当該購買物品等要求事項のうち，購買物品等の特性から該当しないものについては，この限りでない．

一　購買物品等の仕様

二　購買物品等の受入れ，購買物品等の供給者の事業所における手順，工程並びに設備及び器具に係る要求事項

三　購買物品等の供給者の構成員の適格性の確認に係る要求事項

四　購買物品等の供給者の品質管理監督システムに係る要求事項

2　製造販売業者等は，購買物品等の供給者に対し購買物品等要求事項を提示するに当たり，あらかじめ，当該購買物品等要求事項の妥当性を確認しなければならない．

3　製造販売業者等は，購買物品等要求事項のほか，購買物品等要求事項への適合性に影響を及ぼす変更を供給者が当該製造販売業者等にあらかじめ通知することについて，書面で合意した内容を購買情報に含めなければならない．

4　製造販売業者等（限定第三種医療機器製造販売業者を除く．）は，第48条第２項の規定により手順書で定めた事項に従い，関連する購買情報が記載された文書及び記録を作成し，これを保管しなければならない．ただし，限定一般医療機器に係る製品については，この限りでない．

組織が必要な購買物品等を確実に入手するためには，当該組織が何を欲しているのかが明確に供給者に伝わっている必要がある．このため本条では，購買物品等要求事項などの購買物品等に関する情報を文書とし，その内容が適切なものかを確認したうえで供給者に示すことなどを規定している．なお，限定一般医療機器に関する購買物品等については，文書化及び記録の要求が免除されている．

第１項の「購買情報」には，第１項各号に掲げる購買物品等要求事項のほか，例えば，次のものなどが含まれる（施行通知）．

○技術的な情報

○試験検査方法及び合否判定基準に関する要求事項

○購買物品等の品質に関する要求事項

○作業環境に関する要求事項
○法令の規定等に基づく要求事項
○特別な設備の要求事項や特別な指示事項
○評価における条件及び合意の更新に関する事項
○供給者の構成員の資格や力量に関する要求事項
○供給者のQMS省令又は関連する規格等への適合状況

第4項は，購買情報が記載された文書及び記録を作成するに当たり，第48条第2項の規定に基づく追跡可能性（トレーサビリティ）の確保に関する手順に従ってどのようなものを作成及び保管すべきか考慮することを求めている．例えば，当該構成部品の仕様書の改訂に関する情報（版番号等）が，製品の追跡可能性を確保するうえで重要な場合には，当該情報は購買情報が記載された文書及び記録の一部として保管されなければならない（以上施行通知）．

例えば，購買物品の製造方法の変更，原材料の調達先の変更などがあった場合，購買物品の品質に何らかの影響を与えることや，最終製品の品質にも影響を与えることもあり得るため，供給者が購買物品等要求事項への適合能力に影響するような変更をしようとする場合には，事前にその変更内容を組織に通知するよう取り決めておくことが必要である．これにより組織は第39条第2項に従って，当該変更による最終製品への影響を評価し，必要であれば購買物品等要求事項を変更する，購買物品受入後の工程で必要な措置をとる，承認等の薬機法に基づく認可手続き上の必要な措置をとるなどの対応を行うことができる．第3項はこれを要求するものであるが，QMS省令の文言上，第3項における供給者との合意は購買物品等要求事項とは別であるため，第37条第1項の購買物品等要求事項に関する手順書の対象ではないようにもみえる．なお，JISQ13485では，第3項で求められる事項を含めた購買情報への適合を手順書の対象としているが，QMS省令においても購買物品等要求事項への適合を維持するためには，第3項の合意が必要なので，結局のところ両者に特段の差はないと思われる．

39　購買物品等の検証

第39条　製造販売業者等は，購買物品等が購買物品等要求事項に適合している状態を確保するため，試験検査その他の検証に係る手順を確立し，これを実施しなければならない．この場合において，製造販売業者等は，供給者の評価の結果に基づき，購買物品等に係るリスクに応じて検証の範囲を定めなければならない．

2　製造販売業者等は，購買物品等の変更に当たっては，当該変更が製品実現に係る工程又は医療機器等に及ぼす影響を検証しなければならない．

3　製造販売業者等は，自ら又は関連する製品受領者が購買物品等の供給者の事業所において購買物品等の検証を実施することとしたときは，当該検証の方法及び購買物品等の供給者からの出荷の可否の決定の方法について，購買情報の中で明確にしなければならない．

4　製造販売業者等は，購買物品等の検証の記録を作成し，これを保管しなければならない．

本条の規定は，購買物品等を受領するに当たり，金銭の支払いがなされるか否かにかかわらず，製造販売業者等の品質マネジメントシステムの外部から受け取られる全ての購買物品等に適用される（施行通知).

購買物品等の試験検査の方法，頻度等を明確にし，第7条の2（製品標準書）各号に掲げられた事項については，製品標準書に規定しておく必要がある（施行通知）.

第2項の購買物品等の変更に当たっては，第72条第2項第四号の規定（国内品質業務運営責任者から管理責任者及び総括製造販売責任者への文書による連絡等）をふまえて検証する必要がある（施行通知）.

第2項の製品実現に係る工程に及ぼす影響とは，変更された購買物品等を受け入れているロットの範囲，当該購買物品等を使用する最終製品の範囲の特定，すでに出荷している製品の範囲の特定，一部変更承認・認証申請，軽微変更届等の手続きの必要性等が，また，医療機器等に及ぼす影響とは，製品の品質，安全性，有効性への影響が考えられる（施行通知）.

購買物品等の受け入れに当たっては，組織は受け入れる購買物品等が購買物品等要求事項を満たすものであることを確認するために必要な検証を行わなければならない．検証方法については，供給者に対する評価の程度，購買物品の最終製品の品質に与える影響の程度などを考慮して定め，例えば，注文書との照合，供給者が行った検査記録，製造記録等の確認，納入品に対する受入試験の実施などがある.

外注した工程などでは，外注元の組織や特殊な事例では製品受領者自身が，供給者の事業所において購買物品等の検証を行うことについて希望することがあるかもしれないが，そのような場合には，購買情報の中にその検証要領及び購買物品の出荷の可否の判定方法を明記し，そのことを供給者に示さなければならない.

40 製造及びサービス提供の管理

第40条 製造販売業者等（限定第三種医療機器製造販売業者を除く．第3項において同じ.）は，製品（限定一般医療機器に係る製品を除く．第3項において同じ.）の製造及びサービスの提供について，当該製品を製品の仕様に係る要求事項に適合させるための計画を策定するとともに，次に掲げる条件その他の適切な条件の下で実施し，監視し，及び管理しなければならない．ただし，当該条件以外の条件の下で実施し，監視し，及び管理することが適切であることを示すことができる場合については，この限りでない.

一 製造手順書及び製造管理方法を定めた文書を利用できること.

二 当該製品の製造及びサービスの提供に見合う業務運営基盤を整備していること.

三 工程指標値及び製品の特性の監視及び測定を実施していること.

四 監視及び測定のための設備及び器具が利用でき，かつ，当該設備及び器具を使用していること.

五 手順書及び要求事項を記載した文書に定められた包装及び表示に係る作業を実施していること.

六 この省令の規定に基づき，工程の次の段階に進むことの許可，市場への出荷の決定，製品受領者への製品の送達及び製品受領者が製品を受領した後の業務を行っていること.

2 製造販売業者等は，製品の各ロット（ロットを構成しない製品にあっては，当該製品．以下同じ.）について，第48条第2項の規定により手順書に規定した範囲の追跡を可能とし，かつ，製造数量及び出荷決定数量を識別できるようにした記録を作成し，これを保管しなければならない．ただし，限定一般医療機器に係る製品については，製品の各ロットについて，製造数量及び出荷決定数量を識別できるようにした記録を作成し，これを保管すれば足りるものとする．

3　製造販売業者等は，前項の規定により作成した製品の各ロットについての記録を検証し，承認しなければならない．

本条は実際に製品を製造・供給し，又はサービスを提供するに当たって行わなければならない管理について規定している．この管理には，生産計画を立て，作業指示を出し，手順書を備え，必要な設備・器具が用意されるとともに，プロセスを監視・測定（例えば，処理温度の計測など）すること及び製品を監視・測定（例えば，寸法検査など）することなどがある．

限定一般医療機器では，ロットごとの製造数量及び出荷決定数量の記録・保管のみが適用され，それ以外の事項は適用除外とされている．

第1項第六号の製品を受領した後の業務には，例えば，機器の修理（組織が医療機器の主たる組立等の工程を行う製造業者である場合など）や保守などがある．

なお，工程管理や製品チェックにコンピュータシステムを用いる場合も多いが，使用するソフトウェアについては，第45条（製造工程等のバリデーション），第53条（設備及び器具の管理）により，あらかじめバリデーションを実施する必要がある．

第2項の記録は，いわゆる製造記録を指すものであり，例えば，次の情報などについての記録又はその関連の文書のタイトルと所在が含まれる（施行通知）．

○製品の名称及びロット番号又は製造番号

○製造工程及び作業年月日

○構成部品等の名称，ロット番号又は製造番号及び使用量

○資材の名称，管理番号及び使用量

○各製造工程における製造予定数量及び実際の製造数量

○試験検査の結果及びその結果が不適であった場合においてとられた措置

○記録者名及び記録年月日

○出荷決定数量

○その他製品の製造に関する記録として必要な事項

41　製品の清浄管理

第41条　製造販売業者等（限定第三種医療機器製造販売業者を除く．以下この条から第51条まで及び第53条において同じ．）は，その製品（限定一般医療機器に係る製品を除く．以下この条から第51条まで及び第53条において同じ．）が，次の各号のいずれかに該当する場合においては，当該製品の清浄及び汚染管理に係る要求事項を文書化しなければならない．

一　製品の滅菌又は使用若しくは操作がなされる前に，当該製造販売業者等又は当該製品の製造を行う者による清浄が行われる場合

二　当該製造販売業者等が未滅菌のまま供給（出荷を含む．）し，滅菌又は使用若しくは操作がなされる前に，使用者が清浄を行う場合

三　当該製造販売業者等による滅菌前又は製品受領者による使用若しくは操作前に清浄を行うことができないものの，使用又は操作中の清浄が重要である場合
四　使用者が未滅菌で使用又は操作を行うものの，使用又は操作中の清浄が重要である場合
五　当該製造販売業者等がその製造中に，製造用物質を除去することとしている場合
2　製造販売業者等は，前項第一号及び第二号の清浄を行う場合においては，第25条第2項及び第3項の要求事項を清浄化工程よりも前の工程に適用しないことができる.

第41条～第44条までと，第46条及び第49条は医療機器等に固有のものであり，JISQ13485には規定されているが，JISQ9001には規定されていない要求事項である.

本条は，清浄な環境中での製造が必要なものや，製造中に使用された製造用物質を製品から除去しなければならないものについて，清浄要求事項の文書化などの管理を規定している.

製品の清浄又は汚染管理に関する要求事項は，設計開発活動及びリスクマネジメント活動をふまえて決定されなければならない（施行通知）.

微生物汚染の管理に当たる従事者は，適切な教育訓練を受けた者とすべきである．なお，第1項第一号又は第二号による清浄化工程がある物における清浄化工程に至る前の工程については，第25条による清浄に関する作業環境の管理の規定は適用しなくて良い.

第1項第一号の規定は，製造販売業者等がその清浄化工程を実施するに当たっての，第1項第二号及び第四号の規定は，製造販売業者等が製品を供給するに当たっての，第1項第五号の規定は，製造販売業者等が製造用物質を除去するに当たっての当該製品の清浄に関する要求事項を確立し，文書化することをそれぞれ求めている（施行通知）.

なお，本条は限定一般医療機器には適用除外とされている.

42　設置業務

第42条　製造販売業者等は，医薬品，医療機器等の品質，有効性及び安全性の確保等に関する法律施行規則（昭和36年厚生省令第1号．以下「施行規則」という.）第114条の55第1項に規定する設置管理医療機器に係る製品又はこれに類する医療機器を取り扱う場合においては，他の方法によることが適切であることを示すことができる場合を除き，医療機器の設置及び当該設置の検証に係る可否の決定基準を含む要求事項を明確にし，当該要求事項に係る適切な運用を文書化しなければならない.
2　前項の場合において，製品受領者要求事項により当該製造販売業者等又は当該製造販売業者等があらかじめ指定した者以外の者が医療機器の設置及び当該設置の検証を実施することができることとされている場合にあっては，当該設置及び設置の検証に係る要求事項を文書化し，当該設置及び設置の検証を実施する者に対して，提供しなければならない.
3　製造販売業者等は，実施された第1項の医療機器の設置及び当該設置の検証（製造販売業者等又は製造販売業者等があらかじめ指定した者が実施したものに限る.）の記録を作成し，これを保管しなければならない.

本条は，設置業務が必要な医療機器に対する規定である．設置管理医療機器は平成16年厚生労働省告示第335号により定められ，令和3年5月時点で250種類が指定されている．

第1項の「これに類する医療機器」とは，設置管理医療機器以外の医療機器であって，その使用に際して，製品の組立て，電源又は水道等の設備への接続等の設置作業を伴うものである（施行通知）．

第1項では「設置管理医療機器に係る製品又はこれに類する医療機器」を本条の対象としているが，JISQ13485において対象となるのは「適切な場合（as appropriate）」であり，「適切な場合」とは，「組織が他の方法によることの正当性を示すことができなければ，その要求事項の適用は“適切”であるとみなされる」とされているので，組織が対象外と判断した場合の説明責任は，全て組織が負うこととなる．QMS省令では「他の方法によることが適切であることを示すことができる場合を除き」との文言はあるが，あくまで設置管理医療機器又は類似の医療機器に限定されるので，ISO13485より，やや要求の範囲を具体的に示すものとなっている．

設置管理医療機器以外の医療機器の場合，第2項の当該設置及び設置の検証を実施する者に対して提供する文書としては，取扱説明書等において設置方法及び設置の検証基準を示すことで良い（施行通知）．

第2項の「設置及び設置の検証に係る要求事項」は，医療提供施設等において医療機器を正しく設置するという観点から作成するものであり，インターロック等安全制御機構及び安全制御回路の設置については特に留意し，作成に当たっては，作業中における混同，手違い等の人為的な誤りを防止するための方法を確立しておかなければならない（施行通知）．

第2項により作成された「要求事項」は，設置管理基準書の基礎資料となるものである．また，第2項の「要求事項」に含まれるべき具体的記載事項としては，製品により該当しないものを除き，表6に掲げる事項が含まれなければならない（以上施行通知）．

表6　設置及び設置の検証に係る要求事項

1	作業員の安全確保対策
2	使用上必要となるスペース（縦，横及び高さ）
3	換気に必要となるスペース
4	設置に必要な建築物の強度
5	使用する電源設備の容量
6	使用する保護接地，追加保護接地，機能接地及び等電位化設備の種類及び施工方法
7	設置時の作業現場及び周辺環境への影響（電離放射線，電磁波障害等）
8	設置時の作業現場及び周辺環境の管理条件及び管理方法
9	設置に用いる部品，ユニット，工具等の取扱方法
10	設置方法（組立作業を行う必要がある場合には，組立方法を含む）
11	設置された医療機器の品質，性能及び安全性の確認方法
12	設置時の作業現場において利用するチェックリスト
13	設置時に用いられた監視及び測定に使用された装置・器具の校正に係る資料
14	その他必要な事項

製造販売業者からの出荷の可否決定を，実際の設置の作業を行うに際して行わざるを得ない大型の医療機器製品の出荷については，次の要領によらなければならない（施行通知）.

1）製造販売業者等は，製造又は輸入等した製品を引渡し先（設置場所）に持ち込む.

2）設置に当たり，当該製造販売業者等が，QMS省令の規定に基づき外観検査等，出荷の可否決定に必要な試験検査を行い，当該製造販売業者等としての製造行為を完了させる．なお，この場合の手順等については，当該製造販売業者等はQMS省令に基づき作成した手順書等に規定しておかなければならない.

3）製造販売業者等は，市場への出荷の可否決定を行う.

4）出荷可であった場合，製造販売業者等から販売・貸与業者に所有権が移転するとともに，製造販売業者等は当該販売・貸与業者（又はその委託を受けた者）に対し設置管理基準書を交付する.

5）当該販売・貸与業者（又はその委託を受けた者）は，設置管理を行う.

薬機法施行規則では，設置管理医療機器の品目ごとに，組立方法及び設置された設置管理医療機器の品質の確認方法について，表6に掲げる事項を記載した設置管理基準書の作成を製造販売業者に義務付けており（平成17年薬食発第0707002号），製造販売業者は，設置管理医療機器を販売・貸与業者に販売等するとき，中古の設置管理医療機器の販売について販売・貸与業者から通知を受けたとき，修理業者から設置管理医療機器の修理の通知を受けたときには，それぞれ設置管理基準書を当該販売・貸与・修理業者に提供することが義務付けられている．一方，販売・貸与・修理業者は，提供を受けた設置管理基準書に従って設置業務（設置業務を他に委託する場合を含む）を行わなければならない.

大型機器などでは，製造販売業者又はその受託者が設置業務を行うケースも多いが，製造販売業者が設置業務を行う場合は，販売･貸与業者との契約に基づくか，別途販売業等の許可を受ける必要がある.

設置管理医療機器では，第2項により提供する情報の提供先が販売・貸与業者である場合，一般に情報の提供は，設置管理基準書の交付となる．なお，施行通知において第2項による情報は設置管理基準書の基礎資料となるものとの説明は，組織が登録製造業者の場合と考えると理解しやすいように思われる.

第3項により製造販売業者が設置管理の記録を作成する場合としては，販売・貸与業者との契約等に基づいて，製造販売業者がその製造販売した設置管理医療機器の設置業務を行ったときなどである．この場合，当該販売・貸与業者には薬機法施行規則第179条（設置管理医療機器等の販売業者等の遵守事項）第1項〜第4項の規定は適用されない（平成24年薬食機発1205第1号）．なお，販売・貸与業者との契約等によらず，製造販売業者が独自に設置業務を行う場合，当該製造販売業者は薬機法上，製造販売業者としてではなく，販売・貸与業者として設置業務を行うこととなる（平成17年3月31日厚生労働省医薬食品局審査管理課医療機器審査管理室事務連絡）.

なお，本条は限定一般医療機器には適用除外とされている.

43 附帯サービス業務

第43条 製造販売業者等は，附帯サービス業務の実施があらかじめ定められた要求事項である場合においては，当該業務の実施及び当該要求事項への適合状況に係る検証のための手順に係る体系を文書化しなければならない．また，必要がある場合には，参照する試料及び測定の手順についても，併せて文書化しなければならない.

2　製造販売業者等は，次に掲げる目的を達成するため，実施した附帯サービス業務（他者が実施した附帯サービス業務を含む.）の記録を分析しなければならない.

一　製品受領者からの意見が苦情であるかどうか判断すること.

二　品質管理監督システムの改善（第62条に規定する変更を含む．第61条第3項において同じ.）のための工程入力情報とすること（当該改善が必要である場合に限る.）.

3　製造販売業者等は，附帯サービス業務を実施した場合（附帯サービス業務を他者が実施した場合を含む.）においては，当該附帯サービス業務に係る記録を作成し，これを保管しなければならない.

本条は，製品の供給に伴って附帯サービスの提供が必要とされている場合に，その附帯サービス業務が確実に実施されるよう必要な事項を規定している.

本条でいう「附帯サービス」とは，製品を製造し，供給することに伴い附帯するサービスをいうものであり，修理業務，保守業務のほか，例えば，技術的助言の提供，ユーザーの教育研修，予備部品の供給等も含まれる（施行通知）．このうち，修理については，主たる組立等の工程等を行う製造業者である場合以外は修理業の許可が必要である.

手順書に規定されている方法により，製品の修理をする際，不適合製品を発見した場合には，必要に応じて第60条の規定により，適切に不適合製品の管理を行わなければならない（施行通知）．また，汚染された又は汚染された可能性のある医療機器を医療機関から引き取って修理する場合は，第25条の2に従って汚染管理を行う必要がある.

このほか，医療機関等において使用中である医療機器について，その製造業者が承認等の変更に合わせて変更後の仕様に改造する，いわゆる「バージョンアップ」も附帯サービスに含まれるので，第1項により当該業務の実施，あらかじめ定めた要求事項への適合状況の検証手順，作業指図に係る体系，必要な場合は参照する試料及び測定について，それぞれその手順を文書化するとともに，第3項により実施した記録を作成・保管しなければならない（Q&A通知3）．なお，「バージョンアップ」は修理業の範囲外である.

「バージョンアップ」は，製造販売業者等が承認した作業手順書等に基づいて実施し，当該手順書において作業後の確認方法等も定めておくことをはじめ，追加する機能や作業の内容等に応じて，作業を行う組織，部門等や作業者に求められる力量等についても規定しておかなければならない．また，製造販売業者等は，これらの作業条件等の設定根拠について説明できるようにしておくとともに，第3項に従って作業及び作業後の確認等が適正に実施されたことを示す記録を作成して保管しなければならない（以上Q&A通知3）.

第2項は，同項各号に掲げる目的を達成するために，実施した附帯サービス（他者が実施したものを含む）の記録の分析を求めるものであり，分析に当たっては，例えば，製品受領者からの意見を苦情として扱うべきかどうか判断する仕組みを構築することが望ましい（施行通知）.

なお，本条は限定一般医療機器には適用除外とされている.

44　滅菌医療機器等の製造管理に係る特別要求事項

第44条　滅菌医療機器等を取り扱う製造販売業者等は，各滅菌ロットについて，その滅菌工程の工程指標値の記録を作成し，これを保管しなければならない．

2　滅菌医療機器等を取り扱う製造販売業者等は，前項の記録を，製品の各製造ロットまで追跡することが可能なものとしなければならない．

使用に当たって無菌が要求される製品は，滅菌済み製品として供給されることが多いが，製品が無菌であるかどうかを使用前に確認できる方法はない．滅菌処理後の製品を抜き取って無菌試験を行ってから出荷する方法では，汚染検出確率が低いだけでなく，無菌試験の結果が出るまでに相当な時間を要する．そのため現在では，滅菌工程の工程指標値（プロセスパラメータ）の記録から製品の無菌性保証水準が達成されていることを確認して製品を出荷するパラメトリックリリースが広く普及している．これに関する要求事項として，本条及び第46条が規定されている．

プロセスパラメータには，時間，温度，圧力，（滅菌薬剤の）濃度，湿度，（被滅菌物の）載荷形態などがあり，本条では，製造ロットごとにこれらを記録すべきことを定めている．

45　製造工程等のバリデーション

(1)　製造工程等のバリデーション

第45条　製造販売業者等は，実施した製品の製造及びサービスの提供に係る工程について，それ以降の監視若しくは測定では当該工程の結果たる工程出力情報を検証することができない場合（製品が使用若しくは操作され，又はサービスが提供された後にのみ不具合が明らかになる場合を含む．）又は当該工程出力情報を検証しない場合においては，当該工程について，バリデーションを行わなければならない．

2　製造販売業者等は，前項の規定によりバリデーションの対象とされた工程が製品実現計画に定めた結果を得ることができることについて，バリデーションによって実証しなければならない．

3　製造販売業者等は，第1項の規定によりバリデーションの対象とされた工程について，次に掲げる事項に係るバリデーションの手順を文書化し，これに基づく適切な運用を確立しなければならない．

一　当該工程の照査及び承認のための判定基準

二　設備及び器具の承認並びに構成員に係る適格性の確認

三　方法，手順及び判定基準

四　統計学的方法（検体の数の設定の根拠を含み，バリデーションに統計学的方法を用いる場合に限る．）

五　第9条（第3項を除く．）に規定する記録に係る要求事項

六　再バリデーション（製造手順を変更した場合等において，再度バリデーションを行うことをいう．以下同じ．）

七　再バリデーションの判定基準

八　当該工程の変更の承認

製品の製造において滅菌工程を実施している場合には，本条及び第46条の規定に基づき滅菌工程の

バリデーションを実施しなければならない．また，滅菌工程及び無菌バリアシステムの他，第1項の規定によりバリデーションの対象とすべき工程としては，例えば，環境管理区域における管理条件の維持，無菌処理，凍結乾燥，熱処理，再製造単回使用医療機器の場合の再生部品，製品又は製造設備を対象とした洗浄などがある（以上施行通知）．

再製造単回使用医療機器について，再生部品，製品又は設備を対象とした運搬，分解，洗浄，再組立て，検査及び滅菌工程等のバリデーションは，本条及び第81条の2の2第1項第一号に基づいて実施しなければならない（施行通知）．

第3項第四号に関連して，統計学的方法を用いてバリデーションに用いる検体数を設定する場合又はバリデーションのデータ分析に統計学的方法を用いる場合は，当該方法が適切であることを確実にするために，その設定の根拠をバリデーションの手順に含めなければならない（施行通知）．

第1項の工程出力情報は，用語としては「情報」であるが，実際には製品又はサービスである．製品の「ある特性」が要求事項に適合しているかどうかを，試験・検査して確かめることができない，試験方法が破壊検査であるため実用性がない，又は製品の不具合が使用時においてのみ顕在化するような特性については，その特性の要求事項を満たす製品のみが産出されるような工程条件を定めて管理することが必要である．

本条は，そのような場合の製造工程について，製造の方法や手順等の製造条件を確立し，かつ，製造条件はバリデーションが行われたもの，すなわち，その製造条件が要求事項を満たす製品の産出にとって有効なものであることが，客観的証拠によって実証されていなければならないことを求めている．なお，第3項はバリデーションの手順書を定めることを求めるものである．

この例としては，一定の強度が必要な部品に，その特性を付与するための熱処理や樹脂の重合などが該当すると思われるが，その典型的な例は滅菌済み製品での無菌性である．なお，滅菌製品については第46条で具体的に規定している．

第3項第六号の再バリデーションには，設備の劣化が疑われるような場合もあると思われる．また，第7項により，記録の保存も必要である．

本条の要求は，例えば，工程の最終段階で全数検査しているような特性に関しては対象外であるが，そのような場合でも不良品の低減のため，工程条件の妥当性について何らかの確認・維持を実施することが普通であり，第5条の2でも工程の管理を求めている．

本条は，工程後に確認できない特性については，その特性自体の確認による品質保証の代わりに工程パラメータの確認による品質保証を行うことを明示したもので，そのために工程のより厳密なバリデーションの必要性を規定したものと思われる．

なお，本条は限定一般医療機器には適用除外とされている．

(2)　ソフトウェアのバリデーション

4　製造販売業者等は，製造及びサービスの提供にソフトウェアを使用する場合にあっては，当該ソフトウェアの適用に係るバリデーション及び再バリデーションの手順を文書化しなければならない．

5　製造販売業者等は，前項のソフトウェアを製造及びサービスの提供のために初めて使用するとき並びに当該ソフトウェア又はその適用を変更するときは，あらかじめ，バリデーションを行わなければならない．ただし，当該ソフトウェア又はその適用の変更前にバリデーションを行う必要がない正当な理由を示すことができる場合においては，当該ソフトウェア又はその適用の変更後にバリデーションを行えば足りるものとする．

6　製造販売業者等は，製造及びサービスの提供へのソフトウェアの使用に伴うリスク（当該ソフトウェアの使用が製品に係る医療機器等の機能，性能及び安全性に及ぼす影響を含む．）に応じて，当該ソフトウェアのバリデーション及び再バリデーションを行わなければならない．

第4項の「ソフトウェアの使用に係るバリデーション」とは，そのソフトウェアが意図したとおりに適用されるかどうかを確認するものである（施行通知）．

第5項の規定は，ソフトウェアの変更又はその使用のあり方の変更に当たってもバリデーションを適切に実施することを求めており，製品要求事項への適合に影響を及ぼす製造及びサービス提供に適用されるソフトウェアに不適切な変更が加えられないよう，適切な管理を図らなければならない（施行通知）．

第6項の規定は，バリデーション及び再バリデーションの実施に当たっては，当該ソフトウェアの適用によるリスクに応じて，管理の程度を定めることを意図したものである．なお，ソフトウェアの管理について参考となるものとしてISO/TR80002-2（Medical device software - Part 2 : Validation of software for medical device quality systems）がある（以上施行通知）．

品質マネジメントシステムで使用するコンピュータソフトウェアに関しては，第5条の6でもバリデーションの実施を求めているが，本条第7項を含めて，第4項～第6項では製造工程やサービスの提供に当たって使用するソフトウェアについても，改めて同様の要求事項を規定している．

(3)　バリデーションの記録

7　製造販売業者等は，第1項，第2項，第5項及び前項に規定するバリデーション又は再バリデーションの結果及び結論の記録（当該結果及び結論に基づき所要の措置をとった場合においては，その記録を含む．）を作成し，これを保管しなければならない．

第7項の「所要の措置」とは，例えば，バリデーションの結果，本条第3項第三号に規定される判定基準を満たさなかった場合に，必要に応じて製造条件の変更，製品の品質への影響の調査等の必要な措置を実施することなどが考えられる（施行通知）．

製造工程等のバリデーションをある特定の製品で実施する又は実施した場合には，その製品を選択した根拠の妥当性を製造工程等のバリデーションの記録で明確にしておくことが必要である（施行通知）．

なお，本条は限定一般医療機器には適用除外とされている．

46　滅菌工程及び無菌バリアシステムに係る工程のバリデーション

第46条　滅菌医療機器等を取り扱う製造販売業者等は，滅菌工程及び無菌バリアシステムに係る工程のバリデーションに係る手順を文書化しなければならない．

2　滅菌医療機器等を取り扱う製造販売業者等は，滅菌工程若しくは無菌バリアシステムに係る工程を初めて実施する場合又は当該滅菌医療機器等若しくは当該工程を変更する場合においては，あらかじめ，バリデーションを行わなければならない．ただし，当該工程の実施前又は変更前にバリデーションを行う必要がない正当な理由を示すことができる場合においては，この限りでない．

3　滅菌医療機器等を取り扱う製造販売業者等は，滅菌工程及び無菌バリアシステムに係る工程のバリデーション又は再バリデーションの結果及び結論の記録（当該結果及び結論に基づき所要の措置をとった場合においては，その記録を含む．）を作成し，これを保管しなければならない．

本条は，滅菌包装及び滅菌工程のバリデーション（滅菌バリデーション）について，手順書の作成と，工程を本稼働させる前に滅菌バリデーションを行わなければならないことを定めている．

第1項の滅菌工程のバリデーションの手順を作成する場合は，「滅菌バリデーション基準」（平成29年薬生監麻発0215第13号）に基づいて，滅菌工程のバリデーションが適切に行われるようにしなければならない．また，無菌バリアシステムのバリデーションの手順を作成する場合は，「滅菌医療機器包装ガイドライン」（一般社団法人日本医療機器産業連合会QMS委員会作成（平成26年3月14日厚生労働省医薬食品局監視指導・麻薬対策課事務連絡））等を参考に作成しなければならない（以上施行通知）．

第2項の，滅菌工程を初めて実施する場合とは，当該施設において滅菌医療機器等を初めて製造する場合のほか，新たな滅菌工程を追加した場合等も含まれる（施行通知）．

第3項の「所要の措置」とは，例えば，滅菌工程のバリデーションの結果において，あらかじめ定めた判定基準を満たさなかった場合には，滅菌条件の変更等の必要な措置を実施することなどが考えられる（施行通知）．

エチレンオキサイド滅菌，放射線滅菌（ガンマ線，電子線，X線），湿熱滅菌（高圧蒸気）については，それぞれ次の規格に基づいて滅菌バリデーションを実施しなければならない（滅菌バリデーション基準）．ただし，これらの規格では，スクレイピー，牛海綿状脳症及びクロイツフェルト・ヤコブ病のような海綿状脳症病原物質の不活化プロセスの開発，バリデーション及び日常管理の要求事項については規定していない．

○**エチレンオキサイド滅菌**　JIST0801：2016（ISO11135：2014　ヘルスケア製品の滅菌－エチレンオキサイド－医療機器の滅菌プロセスの開発，バリデーション及び日常管理の要求事項）

○**放射線滅菌**　JIST0806-1：2015（ISO11137-1：2006 Amd. 1：2013　ヘルスケア製品の滅菌－放射線－第1部：医療機器の滅菌プロセスの開発，バリデーション及び日常管理の要求事項），JIST0806-2：2014（ISO11137-2：2013及びISO/TS13004：2013　ヘルスケア製品の滅菌－放射線－第2部：滅菌線量の確立）

○**湿熱滅菌**　JIST0816-1：2010（ISO17665-1：2006　ヘルスケア製品の滅菌－湿熱－第1部：医療機器の滅菌プロセスの開発，バリデーション及び日常管理の要求事項）

一般にこれらの基準は，指標微生物に対してある強度の滅菌処理を行ったとき，滅菌処理の強度（例えば，処理時間）に対して生残する微生物数が指数関数的に減少することに基づいている．滅菌工程は，被滅菌物に存在する微生物を死滅させるものであるが，滅菌処理後の製品に生残する生育可能な微生物は，確率論的に表現できる．この確率は非常に低い数に減らすことはできるものの，ゼロにすることはできない．

生育可能な1個の微生物が滅菌後にも製品上に存在する確率は，無菌性保証水準（SAL：Sterility Assurance Level）といわれ，一般にSALが10^{-6}（すなわち100万分の1）以下となるような滅菌工程とする場合が多い．なお，抜き取り検査による無菌試験のみで製品出荷する場合のSALは，10^{-1}（10分の1）程度ともいわれている．

滅菌医療機器の包装に関する要求事項及び工程のバリデーションの規格として，JIST0841-1（ISO11607-1　最終段階で滅菌される医療機器の包装－第1部：材料，無菌バリアシステム及び包装システムに関する要求事項）及びJIST0841-2（ISO11607-2　最終段階で滅菌される医療機器の包装－第2部：成形，シール及び組立プロセスのバリデーション）がある．滅菌包装材料は購買物品として管理される場合が多いため，これらのJISを下敷きとして，包装材料選定に当たっての考慮事項や包装材料への要求事項など，医療機器事業者として必要な事項をまとめたものが先述した「滅菌医療機器包装ガイドライン」である．

また，エチレンオキサイド滅菌の場合の残留エチレンオキサイド等については，JIST0993-7（ISO10993-7　医療機器の生物学的評価－第7部：エチレンオキサイド滅菌残留物）がある．

なお，第3項の記録と保存に関連して，滅菌医療機器の製造販売承認・認証申請に当たっては滅菌バリデーションの資料を添付する必要はないが，滅菌条件について疑義が生じた場合等に際して，必要があればすぐに提出できるように準備しておく必要がある（平成30年薬生機審発0228第10号）．

47　識別

第47条　製造販売業者等は，製品の識別に係る手順を文書化するとともに，製品実現に係る全ての段階において，適切な手段により，製品を識別しなければならない．

2　製造販売業者等は，製品実現に係る全ての段階において，監視及び測定に係る要求事項に照らして製品の状態を識別しなければならない．

3　製造販売業者等は，試験検査に合格した製品（許可された特別採用の下で出荷の決定がなされたものを含む．）のみが出荷され，又は当該製品が使用され，操作され，若しくは設置されるようにするために，製品の状態を，製造，保管，設置及び附帯サービス業務に係る全ての段階において識別できるようにし，これを維持しなければならない．

4　製造販売業者等は，当該製造販売業者等に返却された製品について，適合製品から明確に識別されるようにするための手順を文書化しなければならない．

作業の対象が何であるのかが不明のまま製造作業を行っていては，要求された製品を完成させることは不可能である．本条は，製造工程のどこにおいても製品とその状態が識別できるようになっていること，すなわち，「それが何であるか」，「それがどうなっているか」が分かるようになっていることを求めている.

製品や製品の状態の識別は，製造中における構成部品等の管理，製品の出所及び状態の実証，追跡可能性の確保，並びに品質に関する問題が発生した場合の原因究明等のためにも重要である（施行通知）.

第 1 項により識別を行うべきものとしては，製品のほか，必要に応じて構成部品等や製造用物質等が含まれることもある．また，第 1 項の「適切な手段」には，例えば，製品への表示や物理的な場所の区分等がある（以上施行通知）.

第 2 項の「状態」としては，例えば，製品要求事項を完全に満たしているものと判定されている状態，特別採用の下で出荷決定がなされている状態，出荷可否決定のための試験検査待ちの状態，出荷可否決定の結果，不適合製品とされた状態などがある（施行通知）.

再製造単回使用医療機器の場合には，再製造製品及び再生部品の再製造回数を把握できるよう識別する必要があるので，例えば，再製造回数を識別表示に含めることなどが考えられる．識別表示は，再製造回数分の洗浄，滅菌工程を経ても表示等に劣化及び不具合が生じないことが検証されていなければならない．また，再生部品と交換部品は混在しないよう，適切な手段により識別しなければならない（以上施行通知）.

第 1 項及び第 2 項の「識別し」とは，製品等の客体側から見て識別されている状態であり，組織の構成員（主体側）から見て識別できる状態であることを表している.

通常，製品は実体を伴う物であるから，製品を識別する手段として，刻印，ラベルの貼付，タグ付け，存在場所の看板等での表示などが行われるとともに，製造指図書，検査記録，作業記録等の帳票においても，同じ表示又はそれと紐付けされた表示が用いられる．また，状態の識別には，製品そのものにラベル等を付す場合もあるが，当該製品が存在する場所の看板等での表示や，製造記録などの帳票への表示によることが多い.

全工程において，製品（購買物品を含む）を適切に識別できるようになっていなければ，第 48 条で要求されているトレーサビリティを確保することはできない．また，識別の単位にはロットやシリアル番号が用いられるが，識別単位の大きさはトレーサビリティの精度に関係するので，適切に設定されていなければならない．なお，不適合品の識別については，第 60 条でも規定している.

このほか JISQ13485 では，UDI（Unique Device Identification：機器固有識別）のための手法等に関しても文書化を要求しているが，現時点で UDI についての法令（薬機法第 68 条の 2 の 5（医薬品，医療機器又は再生医療等製品を特定するための符号の容器への表示等））は未施行（令和 4 年 12 月施行）のため，本条には規定されていない（UDI 施行時には，QMS 省令も改正されるものと思われる）.

なお，本条は限定一般医療機器には適用除外とされている.

48　追跡可能性の確保

第 48 条　製造販売業者等は，製品及び構成部品等の追跡可能性の確保に係る手順を文書化しなければならない.

2　製造販売業者等は，前項の規定により文書化した手順において，法令の規定等に基づき，製品及び構成部品等ごとに，追跡可能性の確保の範囲及び保管すべき記録を定めなければならない.

第1項に規定する「追跡可能性」とは,構成部品等や製造用物質の購買といったいわゆる上流方向と,製造販売業者等から出荷されるまでのいわゆる下流方向との両方向において,製品及び構成部品等の履歴,適用又は所在を追跡できる状態にあることをいうものである(施行通知).

再製造単回使用医療機器については,再製造単回使用医療機器基準の第6の3(記録及び保存)の規定のとおり,再製造に供される単回使用の医療機器が,使用された医療機関の名称及び所在地等についても追跡できることが必要である(施行通知).

なお,再製造単回使用医療機器基準の第6の3により記録及び保存しなければならない事項は,再生部品に関する次の事項である.

○再製造の用に供される単回使用の医療機器が使用された医療機関の名称及び所在地
○再製造単回使用医療機器の製造販売業者が再生部品を医療機関から引き取った年月日
○再生部品が既に再製造をされたものである場合,そのシリアル番号等
○再生部品が再製造をされた回数
○再製造単回使用医療機器基準の第4の1への適合性を確認した結果
○その他,再生部品の品質,性能及び安全性の確保に関し必要な事項

また,再製造単回使用医療機器基準でも,再生部品,検査,製造,作業環境の条件及び流通に関する記録を適切に作成し,保存することにより,これらの追跡可能性が確保されていなければならないことが規定されている.

「追跡可能性」とは,第26条第5項の各条解説でも示したように,一般にトレーサビリティといわれるものである.製品の品質上の問題が提起され,市場から当該製品の回収を行うことが必要になった場合などにおいて,製品のトレーサビリティの確保は大変重要である(例えば,製造時期や製造方法を特定できることによって,回収すべき製品の範囲を明確にすることが可能となる).トレーサビリティを確実なものとするためには,ロット番号やシリアル番号など,第47条に規定する製品の識別の単位は唯一無二のもの(unique)でなければならず,ISO9001ではその旨を規定している(ISO13485には明文での規定はない).

本条では,製品に応じてトレーサビリティの確保の程度や範囲を定め,トレーサビリティ確保のための手順書が必要なことを規定している.なお,植込医療機器のトレーサビリティについては,第49条において具体的に規定している.

製造販売業者等からの出荷の記録に関しては,登録製造業者及び製造販売業者における製品の受領及び出荷の記録について,薬機法施行規則第114条の83で準用する第14条(医薬品の購入等に関する記録)第1項及び第4項(診断薬の場合),第173条(高度管理医療機器等の購入等に関する記録)第1項(医療機器の場合)により,次の事項が義務付けられている.

◎診断薬の場合は,次の記録を記載の日から3年間保存する.

○品名
○数量
○ロット番号
※法定ではないが,平成29年薬生発1005第1号で記録することを奨励.
○使用期限
※法定ではないが,平成29年薬生発1005第1号で記録することを奨励.

○購入・譲受け／販売・授与の年月日
○購入・譲受け／販売・授与者の氏名又は名称，住所又は所在地及び電話番号その他の連絡先
※ただし，相手先が常時取引関係者である場合は，氏名又は名称のみ．
○購入・譲受け／販売・授与者を確認するために提示を受けた資料（例えば，販売業許可証の写し等）
※ただし，相手先が常時取引関係者である場合は不要．
○購入・譲受け／販売・授与者が自然人であり，かつ，本人以外の者が医薬品の取引の任に当たる場合及び購入・譲受け／販売・授与者が法人である場合で，医薬品の取引の任に当たる自然人が，当該購入・譲受け／販売・授与者と雇用関係にあること又は当該者から医薬品の取引についての指示を受けたことを示す資料
◎高度管理医療機器及び／又は特定保守管理医療機器については次の事項を書面に記載する．
○品名
○数量
○製造番号又は製造記号
○購入・譲受け／販売・授与・提供の年月日
○購入・譲受け／販売・授与・提供者の氏名及び住所
なお，本条は限定一般医療機器には適用除外とされている．

49　植込医療機器に係る製品の追跡可能性の確保

第49条　製造販売業者等は，構成部品等又は作業環境の条件によって植込医療機器に係る製品が製品要求事項に適合しなくなるおそれがある場合においては，当該構成部品等及び作業環境の条件を前条第2項に基づいて記録するとともに，これらの条件全てに係る記録の追跡可能性を確保しなければならない．
2　製造販売業者等は，植込医療機器に係る製品の出荷後の追跡可能性を確保するため，当該製品を取り扱う販売業者等（販売業者又は貸与業者をいう．以下同じ．）に，当該製品の流通に係る記録を作成させるとともに，これを保管させなければならない．
3　製造販売業者等が当該製品について法第23条の2の5第7項若しくは第9項の規定による調査，法第23条の2の10の2第4項の規定による調査，法第23条の2の23第4項若しくは第6項の規定による調査又は法第69条第1項，第4項，第5項若しくは第6項の規定による立入検査等を受けた場合その他厚生労働大臣，都道府県知事又は令第37条の23に規定する医療機器等適合性調査実施者から求めがあった場合に，前項の記録を提示できるように販売業者等に保管させておかなければならない．
4　製造販売業者等は，植込医療機器に係る製品の荷受人の氏名及び住所（法人にあっては，名称及び所在地）を記録し，これを保管しなければならない．

植込医療機器については，第2条第21項で定義されている．また，特定医療機器とは，植込み型心臓ペースメーカなどの，人体に植え込まれて使用され，不具合が生じた場合に生命の危険が生じるおそれがあるような医療機器のことで，平成26年厚生労働省告示第448号により指定されたものである（薬機法第68条の5（特定医療機器に関する記録及び保存））．
本条は，特定医療機器を含む植込医療機器に関し，その構成部品や作業環境のうち，製品の品質に影

響を与えるようなものについての記録の履歴が追跡できるようになっていることを求めている．これにより不具合の発生又はそのおそれが生じた場合，当該製品に組み込まれた部品や製造作業環境などが追跡できるので，原因及び対応が必要な製品の特定につなげることが可能である．

本条は特定医療機器を含む植込医療機器全体に適用される．なお，特定医療機器については，特定医療機器の製造販売業者による特定医療機器利用者の氏名，住所等の記録の作成及び保管，特定医療機器を取り扱う医師その他の医療関係者による特定医療機器の製造販売業者への情報提供等を含めて追跡可能性の確保が達成される（以上施行通知）．

第2項は，製造販売業者等が植込医療機器を製造販売するに当たっては，当該製品の出荷後の追跡可能性を確保するため，当該製品を取り扱う販売業者等に対し，当該製品の流通に係る記録を作成させるとともに，これを保管させることを求めている（施行通知）．

第2項に規定する「流通に係る記録」については，特定医療機器に関しては薬機法第68条の5に従って作成，保管されなければならない．また，その業務の全部又は一部を販売業者等に委託することができる（以上施行通知）．

第3項は，第2項の記録について，製造販売業者等は販売業者等と協力し，製造販売業者等に対するQMS調査及び監査等において要求があった場合に，遅滞なく提示できる体制を構築しておくことを求めるものである（施行通知）．

トレーサビリティの要求は，一般には製品が組織の所有を離れるまでであるが，植込医療機器については，組織の所有を離れた後も追加のトレーサビリティ（特定医療機器の追加のトレーサビリティは，「トラッキング（tracking）」といわれることがある）が必要である．なお，販売・貸与業者には，第48条の各条解説で示した「登録製造業者及び製造販売業者における製品の受領及び出荷の記録」が必要な場合と同様の義務（ただし，医療機器の場合の記録の保管期間は，特定保守管理医療機器は15年，その他の高度管理医療機器は3年，その他の医療機器は努力義務）が，薬機法施行規則第14条（診断薬の場合），第173条（高度管理医療機器／特定保守管理医療機器の場合）及び第175条（特定管理医療機器の販売業者等の遵守事項（第178条による準用を含む）（その他の医療機器の場合））により規定されている．

特定医療機器については，患者に使用中の特定医療機器に何らかの品質上の懸念が発生した際，迅速に必要な措置がとられるよう，製造販売業者（外国製造承認の場合は選任製造販売業者）は，その特定医療機器を使用中である患者の氏名等の情報を記録・維持しなければならない（薬機法第68条の5）．

なお，特定医療機器の場合における情報の流れについては，図5のとおりである．

特定医療機器について記録しなければならない事項は，次のとおりであり（薬機法施行規則第228条の11（特定医療機器の記録に関する事項）），患者が特定医療機器を使用中の間は，その記録を保管しなければならない（薬機法施行規則第228条の14（記録の保存））．

○特定医療機器利用者の氏名，住所，生年月日及び性別
○特定医療機器の名称及び製造番号もしくは製造記号又はこれに代わるもの
○特定医療機器の植込みを行った年月日
○植込みを行った医療機関の名称及び所在地
○その他特定医療機器に係る保健衛生上の危害の発生を防止するために必要な事項

第2項及び第3項は，QMS省令の文言では分かりにくいかもしれないが，JISQ13485で示される「組

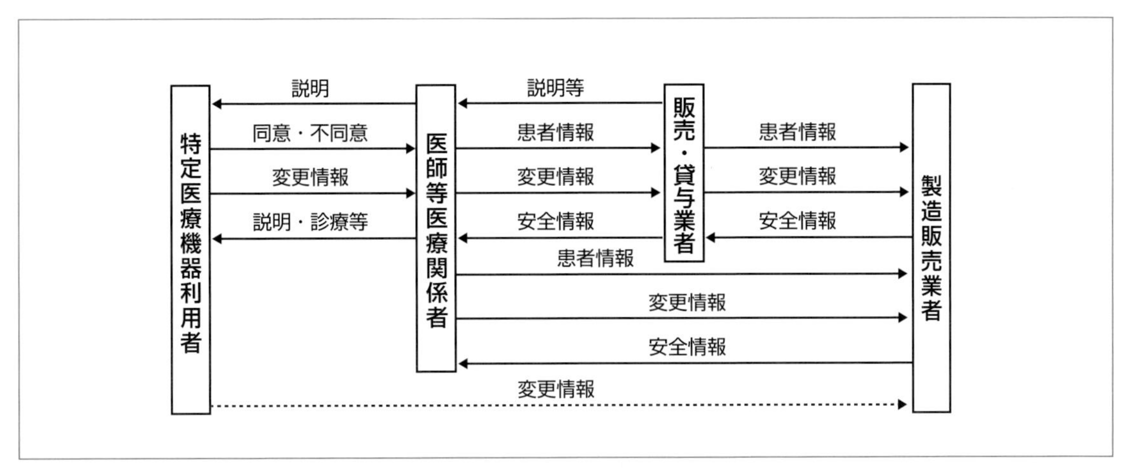

図5　特定医療機器の場合における情報の流れ

織は，流通サービスの供給者又はディストリビュータに対し，トレーサビリティを可能にする医療機器の流通の記録を維持し，そのような記録を監査のときに提示できることを要求する」の方が分かりやすいかもしれない．第3項では，対象となる記録は販売・貸与業者の管理下にあるが，QMS調査の対象になり得ることを示している．このため製造販売業者は，QMS調査において必要がある場合には，販売・貸与業者に対して当該記録を提示するよう要請しなければならない．

第4項の製造販売業者による出荷先の記録については，第48条の各条解説でも示したように，薬機法施行規則第114条の83で準用する第173条第1項において規定されている．ただし，保存については規定がないため，記録の保存期間等はQMS省令によって定められるところとなる．

製造販売業者が行う特定医療機器利用者の記録の作成及び保管に関する業務については，その全部又は一部を当該品目の全てを取り扱う販売業者等に委託できる．委託に当たっては，あらかじめ委託先（受託者）の住所氏名等を厚生労働大臣へ届け出る必要があり，委託先を変更した場合においても，30日以内に厚生労働大臣へ届け出なければならない（薬機法第68条の5第4項，薬機法施行規則第228条の12（記録等の事務の委託）及び第228条の13（記録等に係る事務の受託者等の変更の届出））．

なお，植込医療機器については，第59条にも記録の要求事項が規定されている．

50　（削除）

第50条　（削除）

※旧QMS省令第50条：製品の状態の識別
※改正QMS省令では，当該規定と同様な規定が第47条第2項及び第3項になされているため，本条は削除となった．

51　製品受領者の物品等

第51条　製造販売業者等は，製品等に使用し，又は組み込むために提供された製品受領者の物品等（製品受領者が所有権を有する知的財産，情報等を含む．）を管理し，又は使用している間，当該物品等を識別し，検証し，保護し，及び防護しなければならない．

2　製造販売業者等は，前項の物品等を紛失し，若しくは損傷した場合，又は前項の物品等が使用に適さないことが判明した場合においては，製品受領者にその内容を報告するとともに，記録を作成し，これを保管しなければならない．

製品受領者が，必要な要件を満足する製品を得るため，製品の供給者に対して自らが所有する物品等を提供することがある．そのような場合，物品等の提供を受けた組織は，製品受領者が求める製品を確実に実現できるようにするため，提供された物品等を適切に管理する必要があり，本条はその取扱いについて規定している．

第1項の「製品受領者の物品等」とは，例えば，製品受領者から供給された構成部品等のほか，製品受領者が所有権を有する設備及び器具，知的財産並びに情報なども含まれる（施行通知）．

本条が該当する典型例は，組織が製造委託や加工委託を受けた登録製造所の場合である．例えば，加工委託の場合では，使用する製品等を受け入れ，識別し，輸送中に損傷したものや使用に適さないものがあれば記録して報告しなければならない．

また，組織外からの製品等の受け入れは，一般的には「購買物品等」として管理されるが，加工委託などの場合は「製品受領者の物品」でもある．

製品等に使用又は組み込まれるものではなくても，顧客から預かっている物品等は，通常の場合，相応の注意を払って取り扱われるものであるといえるが，これについては本条における要求事項ではない．

なお，本条は限定一般医療機器には適用除外とされている．

52　製品の保持

第52条　製造販売業者等は，製造から処理，保管，取扱い及び流通までの間（限定第三種医療機器製造販売業者にあっては，その担当する業務の間）における製品及び構成部品等の適合性の保持（識別，取扱い，包装，保管及び保護を含む．）に係る手順を文書化しなければならない．ただし，限定一般医療機器に係る製品については，当該製品についてその製造販売業者等が担当する業務の間に限る．

2　製造販売業者等は，製造から流通までの間，製品又は構成部品等を変質，汚染又は損傷から保護するため，次に掲げるいずれかの措置をとらなければならない．

一　製品を保護するために必要な包装又は梱包の仕様を定め，当該包装又は梱包を用いること．

二　製品の適合性を保持するための特別な条件に係る要求事項を文書に定めること（製品又は構成部品等が包装又は梱包によって適合性を保持することができないものである場合に限る．）．

3　製造販売業者等は，前項第二号の特別な条件が要求される場合においては，当該条件について管理するとともに，これを記録しなければならない．ただし，限定一般医療機器に係る製品及び構成部品等については，この限りでない．

本条は，製造過程の途中での構成部品等や中間製品及び製造過程を終えた製品が，次の作業や出荷を待つ間の製品等の適合性の維持（製品の保持）について，適切に管理することを求めている．

製品の保持について，第 1 項では次の 5 つの行為を挙げている．

○識別：その製品が，何であるかが分かるようにすること（ラベルによる表示など）

○取扱い：製品に直接触れて，持ったり，動かしたりなどすること

○包装：製品の保管や持ち運びに当たって，劣化を防ぐなどのための措置のことで，梱包，包装などといわれるもの

○保管：製品を傷つけたり紛失したりしないように，保存・管理すること（製品の完成から出荷までの期間，次工程への待機期間，工程中の仮置き期間などがある）

○保護：製品に毀損，劣化，逸失，汚染などが起こらないように措置すること

製品の適合性を保持するうえで特に留意すべき事項としては，輸送時等において受ける衝撃，腐食，温度変化，静電気放出等による損害，劣化，汚染等からの保護がある（施行通知）．

再製造単回使用医療機器の再生部品については，再製造工程において，バリデーションされている方法に基づき，病原微生物その他疾病の原因となるものが不活化又は除去されることにより，承認書で規定された清浄性が保持（識別，取扱い，保管並びに保護を含む）されなければならない（施行通知）．

第 1 項の適合性の保持に関する手順としては，製造販売の出荷判定前の工程においては，製造，保管等に関する手順書に製品を保護するための仕組みを規定することが，製造販売の出荷判定後の工程においては，包装に必要な表示（天地無用，輸送･保管温度等）並びに輸送業者及び製品受領者（販売業者，医療機関等）との取決めによる要求事項を規定することが考えられる（施行通知）．

第 2 項第二号の「特別な条件」とは，例えば，使用の期限が限定された製品や，温度及び湿度を管理する必要のある製品等に対する条件が考えられる．使用の期限が限定された製品については，その期限が過ぎたものは不適合製品として，第 60 条の規定により適正に管理されなければならない（以上施行通知）．

「包装」の表示に関して，先述した「天地無用」という用語は，最近ではこの表示だけでは分かりにくいため，「この面を上に」などの情報と併せて表示される場合が多いと思われる．

なお，第 3 項は限定一般医療機器には適用除外とされている．

53　設備及び器具の管理

(1)　監視，測定のための設備，器具

第 53 条　製造販売業者等は，製品の製品要求事項への適合性の実証に必要な監視及び測定並びに当該監視及び測定のための設備及び器具を明確にしなければならない．

2　製造販売業者等は，前項の監視及び測定について，実施可能で，かつ，当該監視及び測定に係る要求事項と整合性のとれた方法で実施するための手順を文書化しなければならない．

3　製造販売業者等は，監視及び測定の結果の妥当性を確保するために必要な場合においては，監視及び測定のための設備及び器具を，次に掲げる条件に適合するものとしなければならない．

一　あらかじめ定めた間隔で，又は使用の前に，計量の標準まで追跡することが可能な方法により校正

又は検証がなされていること．ただし，当該標準が存在しない場合においては，校正又は検証の根拠について記録すること．

二　所要の調整又は再調整がなされているとともに，その記録が作成され，及び保管されていること．

三　校正の状態が明確になるよう，校正の状態について識別できるようにされていること．

四　監視及び測定の結果を無効とする操作から保護されていること．

五　取扱い，維持及び保管の間，損傷及び劣化から保護されていること．

4　製造販売業者等は，校正及び検証について，その内容を手順書に定め，当該手順書に従い，実施しなければならない．

本条の第１項～第４項は，製品が要求事項を満たしているかどうかを確認するために必要な監視・測定機器を定めて，それが適切に使用されるように手順書を作成するとともに，それについて必要な正確さが保たれていることを求めるものである．

一般に適否の判定のための情報を得ることを目的とするもので，その情報が数値で得られるものは測定といわれ，それ以外は監視といわれているが，QMS 省令中ではそれほど厳密に使い分けられておらず，多くの場合「監視及び測定」と並列して記載されている．本条第３項においても，監視及び測定のための設備及び器具を対象としており，JISQ13485 で測定機器を対象としているのとは異なっている．ただし，第５条の３第四号では「定量的に把握する必要がある場合には測定する」としており，判定のための情報が数値で得られるものには「測定」を用いている．なお，JISQ9000 では「監視（monitoring)」の定義を「システム，プロセス，製品，サービス又は活動の状況を確定すること」としているので，「測定（measurement)」による場合を含めた，より広い概念である．

第２項の「要求事項と整合性のとれた」とは，例えば，製品の許容誤差より小さい値を計測できる精度の機器（製品の寸法規格が 10 mm ± 0.1 mm ならば，0.1 mm 以下を計測できる精度）の使用が必要なことを示している．

第３項の「結果の妥当性を確保するために必要な場合」とは，製品の要求事項への適合性を監視・測定する設備・機器又は製品が要求事項を満たすものであるための工程条件の要求事項への適合性を監視・測定する設備・器具であって，それを校正することができる場合を指している．

第３項に規定する校正又は検証を行う場合には，必要とされる精度を考慮して実施しなければならず，また，監視及び測定のための設備・器具が及ぼす品質への影響をふまえ，校正又は検証の対象となる計器の範囲，校正又は検証の頻度及び方法を定め，手順書に規定しておかなければならない（施行通知)．

第３項第一号の「校正」とは，標準となるもの（例えば，国家標準など）と，その測定機器の指示値との関係を明らかにすること（これにはある程度の誤差（不確かさ）を伴う）であり，「検証」とは，例えば，その測定機器の性能が，必要とする測定要求事項を満たすものかどうか（例えば，測定値における誤差が許容範囲内かどうか等）などを確認することである．

第３項第一号の「計量の標準」とは，JISQ13485 では「国際計量標準又は国家計量標準にトレース可能な計量標準」と規定されていることから，長さ，質量，温度などについて，国際標準又は国家標準へのトレーサビリティが確保された校正を意味し，「標準が存在しない場合」とは，国際標準又は国家標準がない場合（例えば，浮遊粒子数の測定など）を意味していると考えられる．

第3項第三号は，測定機器に前回の校正年月日，校正間隔の他，必要に応じて管理担当者名等をラベルによって明示するなどのことをいう．機器管理簿のみによる識別の場合より，ラベル貼付などがある方が，測定者にとって機器の校正の状態を把握しやすいと思われる．

第3項第四号は，通常の測定時には操作しない調整ねじやスイッチなどに関し，不用意に触れられて校正の状態が変化してしまうことがないよう，必要に応じてロックや封印シール等によって保護されていることを意味している．

また，第4項は，校正や検証の内容は手順書で定め，それに従って実施することを求めている．

(2) 不適合の場合及び校正の記録

5 製造販売業者等は，監視及び測定のための設備及び器具の，監視及び測定に係る要求事項への不適合が判明した場合においては，従前の監視及び測定の結果の妥当性を評価し，記録しなければならない．

6 製造販売業者等は，前項の場合において，当該監視及び測定のための設備及び器具並びに前項の不適合により影響を受けた製品について，適切な措置をとらなければならない．

7 製造販売業者等は，監視及び測定のための設備及び器具の校正及び検証の結果の記録を作成し，これを保管しなければならない．

第5項では，経時的な劣化などによって監視・測定機器に必要な精度が失われていた場合や，測定値に許容範囲を超える誤差があることなどが判明した場合には，そのような状態がどの時点から発生していたのかを明らかにし，発生から判明までの間の監視・測定の結果が妥当であったのかを評価して，それを記録することを求めている．

第6項は，監視・測定のための設備・器具に不適合があり，その結果から製品の適合・不適合の判定がなされたものについて，不適合とされるべき製品が適合とされていなかったかを調査し，もしあれば当該製品の出荷停止，あるいは，出荷されてしまっているのであれば速やかに回収するなど，必要な措置をとることを求めている．

第6項の「適切な措置」には，例えば，次のようなものが考えられる（施行通知）．

○監視及び測定に関する要求事項への不適合が判明した設備及び器具に対して，識別したうえで隔離し，本来意図された形で利用ができないようにする．

○第5項の不適合により影響を受けた製品に対して，第60条～第60条の4までに規定される不適合製品に対する措置を実施する．

(3) ソフトウェア

8 製造販売業者等は，監視及び測定のためにソフトウェアを使用する場合においては，当該ソフトウェアの適用に係るバリデーションの手順を文書化しなければならない．

9 製造販売業者等は，前項のソフトウェアを監視及び測定のために初めて使用するとき並びに当該ソフトウェア又はその適用を変更するときは，あらかじめ，バリデーションを行わなければならない．ただし，当該ソフトウェア又はその適用の変更前にバリデーションを行う必要がない正当な理由を示すことができる場合においては，当該ソフトウェア又はその適用の変更後にバリデーションを行えば足りるものとする．
10 製造販売業者等は，監視及び測定へのソフトウェアの使用に伴うリスク（当該ソフトウェアの使用が製品に係る医療機器等の機能，性能及び安全性に及ぼす影響を含む．）に応じて，当該ソフトウェアのバリデーション及び再バリデーションを行わなければならない．
11 製造販売業者等は，第9項に規定するバリデーションの結果及び結論の記録（当該結果及び結論に基づき所要の措置をとった場合においては，その記録を含む．）の記録を作成し，これを保管しなければならない．

第9項は，監視及び測定のためにソフトウェアを使用するとき及び当該ソフトウェア又はその適用を変更するときには，あらかじめバリデーションの実施を求めるものである．例えば，製品の試験や工程の監視及び測定（パラメータが要求を満たしているか確認する等）等に使用するソフトウェアや計測器とパソコンが接続され，計測器から計測した結果がパソコンに転送されて何らかの処理がなされる場合などには，バリデーションが必要である（以上施行通知）．

第10項は，バリデーション及び再バリデーションについて，当該ソフトウェアの使用によるリスクに応じて実施することを意図したものである．例えば，製品や工程への影響度により，設備や器具のバリデーションの方法や頻度などを決定することが考えられる．これらのソフトウェアの管理には，ISO/TR80002-2を参照することができる（以上施行通知）．

例えば，画像処理による自動検査システムでは，画像の撮影，画像処理，適否の判定，不適合品の排除動作などが正しく実行される必要がある．第8項～第11項は，これらに使用されるソフトウェアについて，想定される入力に対して意図する出力が得られることを確認してから使用するとともに，例えば，その後想定される入力に変化が生じた場合などには，引き続き適正な出力が得られるか再確認が必要なことを求めている．つまり本項では，第5条の6で求めている事項と同内容のことを，監視・測定のためのソフトウェアにも改めて求めているものである．

なお，本条は限定一般医療機器には適用除外とされている．

第6節 測定，分析及び改善

54 測定，分析及び改善

第54条 製造販売業者等（限定第三種医療機器製造販売業者を除く．次項及び次条において同じ．）は，次に掲げる業務に必要な監視，測定，分析及び改善（次項において「監視等」という．）に係る工程について，計画を策定し，実施しなければならない．
一 製品（限定一般医療機器に係る製品を除く．）の適合性を実証すること．
二 品質管理監督システムの適合性を確保すること．
三 品質管理監督システムの実効性を維持すること．
2 製造販売業者等は，前項の計画において，前項に規定する工程に適用可能な監視等の方法（統計学的方法を含む．）及び当該方法の適用範囲について規定しなければならない．

第6節は，品質マネジメントシステムにおけるPDCAのうち，C（Chek）及びA（Action）の活動を規定しており，組織の品質マネジメント活動を測定，分析して必要な改善を行うべきことを求めている．

第1項は，第1項各号に掲げる目的を達成するため，製品や工程などの監視・測定・分析・改善を計画・実行すべきことを求めている．第1項第二号では，組織の品質マネジメントシステムがQMS省令に適合していること，第1項第三号では，組織の品質マネジメントシステムが現実に有効に機能していることを掲げている．なお，具体的な内容については，第55条〜第64条にそれぞれ規定されている．

第2項では，これらの計画には統計学的方法の利用を含めて，どこまでの範囲をどのように監視・測定し，その結果をどのように活用するのかについて規定しておくことを求めている．統計学的方法とは，例えば，多変量解析法，回帰分析，相関分析の利用などが挙げられる．

なお，本条は限定一般医療機器には適用除外とされている．

55　製品受領者の意見

第55条　製造販売業者等は，品質管理監督システムの実施状況の測定の一環として，自らが製品受領者要求事項に適合しているかどうかについての情報を収集及び監視しなければならない．

2　製造販売業者等は，前項の情報の入手及び活用に係る方法を文書化しなければならない．

3　製造販売業者等は，製品実現及び改善工程に係る工程入力情報とするため，並びに製品要求事項の監視に活用するためのリスクマネジメントに係る工程入力情報とするため，製品受領者からの意見収集の仕組み（製造工程からのデータ収集の仕組みを含む．）に係る手順を文書化しなければならない．

4　製造販売業者等は，法第68条の2の5第1項の規定に基づき収集された情報等製品の出荷後において得る知見の照査を，前項の意見収集の仕組みの一部としなければならない．

第1項は，有効で安全な医療機器・診断薬を一貫して産出するため，組織の品質マネジメントシステムの有効性が維持されるよう，製品受領者要求事項を満たした製品が産出されているのかどうかについて，製造販売業者等に市場からの情報などによって常に注視すべきことを求めている．なお，QMS省令では「自らが製品受領者要求事項に適合しているかどうか」とあるが，JISQ13485では「顧客要求事項を満たしているかどうか」であり，この方が分かりやすいと思われる（ISO13485では“monitor information relating to whether the organization has met customer requirements”となっている）．

第1項と第2項はJISQ9001の「顧客満足」に相当するものであるが，QMS省令が顧客要求事項を満たすこと自体を問うているのに対して，ISO9001では“monitor information relating to customer perception as to whether 〜”と，顧客の認識（主観）を問うている点が大きく異なっている．

第3項の「意見収集の仕組み」には，例えば，意見の内容を把握し，対象製品の調査，試験検査記録の調査，製造記録の調査を行うことなどが含まれる．意見の内容とは，例えば，対象製品の名称，型式，製造番号，発生年月日，発生場所，申出者住所氏名，内容及び申出経緯などが考えられ，対象製品の調査とは，例えば，調査した市場（国，地域）名，流通状況，使用状況，各施設の製造管理及び品質管理に関する状況などが考えられる（以上施行通知）．

第3項による（製造工程からのデータ収集の仕組みの）手順には，例えば，本条の手順書，第61条（データの分析)，第72条（国内品質業務運営責任者）又は他の関連の手順書に，製造所等からの製造情報収集に関する事項を規定する等の方法が考えられる（施行通知).

製造販売業者による市場からの情報の収集は，現行の薬機法第68条の2の5（情報の提供等）第1項及びGVP省令においても求められており，第3項はこれらを含めた製品受領者からの情報収集についての要求であって，第4項では品質マネジメントシステムにおけるその取扱いを規定している（薬機法第68条の2の5は，令和4年12月から第68条の2の6となるので，その際にはQMS省令も改正されるものと思われる).

なお，本条は限定第三種医療機器製造販売業者には適用除外とされている.

55の2　苦情処理

第55条の2　製造販売業者等は，苦情を遅滞なく処理するために必要な手順（次に掲げる事項に関する要求事項及び実施に係る責任を含む.）を文書化しなければならない.

一　情報の入手及び記録

二　製品受領者からの情報が苦情であるかどうかの判断

三　苦情の調査

四　法第68条の10第1項及び法第68条の11の規定に基づく報告の必要性の評価

五　苦情に係る製品に対する措置

六　修正（発見された不適合を除去するための措置をいう．以下同じ.）又は是正措置の必要性の評価

2　製造販売業者等は，ある製品受領者の苦情について，調査を行わないこととする場合は，その理由を特定し，当該理由を文書化しなければならない.

3　製造販売業者等は，苦情の処理においてとった全ての修正及び是正措置を文書化しなければならない.

4　製造販売業者等は，苦情の調査の結果，当該製造販売業者等を含む工程に関与する全ての者以外の者による業務が製品受領者の苦情に関係する場合においては，関連情報を関係する当該者との間で相互に伝達しなければならない.

5　製造販売業者等は，苦情の処理に係る記録を作成し，これを保管しなければならない.

苦情処理の手順には第1項各号に掲げる事項のほか，例えば，次の事項などが含まれる（施行通知).

○責任と権限

○苦情の主な原因を特定できるよう記録及び統計的要約の作成

○製品受領者との連絡の記録及び他の関連記録の保管（保管期間を定義することが望ましい）

第1項の苦情処理の手順の文書化は，第55条，第72条又はGVP省令の要求事項をふまえて作成された手順書に必要事項を追加する又は新たに手順書を作成することが望ましい（施行通知).

製造販売業者等は，製品受領者からの情報が苦情であるかどうかの判断及び苦情について調査を行うかどうかの判断のための評価を実施しなければならない．また，評価の結果，苦情ではないと判断した場合及び調査不要とした場合は，その根拠を記録しなければならない（以上施行通知).

苦情は，ときに有効性，安全性，品質上の問題を明らかにし，品質マネジメントシステムの改善のヒントにもなりうるものである．本条は，苦情があった際にそれを記録するとともに評価し，必要に応じ

て是正措置を講じることなどを規定している．第3項では苦情に基づく変更は文書とすべきことを，第5項では苦情処理の記録が求められている．また，第4項では，広く関係者間での苦情に関する情報の共有を求めている．

なお，苦情とは「製品もしくはサービス又は苦情対応プロセスに関して，組織に対する不満足の表現であって，その対応又は解決を，明示的又は暗示的に期待しているもの」とJISQ9000では定義されている．本条は，第55条による製品受領者からの意見のうちでも何らかの対応が必要であるようなもの（薬機法の「情報の提供等」で対象とされている情報など）について，さらに具体的な要求事項を規定しているものと考えられる．

苦情を含む製品受領者からの情報は，主としてGVP省令に基づいて行われる安全管理情報の収集の中で得られた後，GVP省令第8条（安全管理情報の検討及びその結果に基づく安全確保措置の立案）により，国内品質業務運営責任者に提供される場合が多いと思われる．

ISO9001とも整合した苦情対応についての規格として，ISO10002（JISQ10002　品質マネジメント－顧客満足－組織における苦情対応のための指針）があり，この規格では苦情対応プロセスの計画，設計，開発，運用，維持及び改善についての指針が示されている．

55の3　厚生労働大臣等への報告

第55条の3　製造販売業者等は，法第68条の10第1項及び法第68条の11の規定に基づく報告に係る手順を文書化しなければならない．

2　製造販売業者等は，前項の規定に係る報告の記録を作成し，これを保管しなければならない．

第1項の報告には次に掲げる事項を含んでいる（施行通知）．

○不具合等報告（薬機法第68条の10（副作用等の報告）第1項関係）

○通知書の発行

○回収着手報告，回収の状況報告，回収終了報告（薬機法第68条の11（回収の報告）関係）

上記の「通知書」とは，第2条第17項に規定されており，例えば，回収を行う際に関係者に通知する文書などがある．

第2項の記録について，例えば，GVP省令に基づき作成する記録との関係をふまえ，新たな記録の作成の要否を検討することが望ましい（施行通知）．

再製造単回使用医療機器であって，薬機法施行規則第114条の54（医療機器又は体外診断用医薬品の製造販売業者の遵守事項）第十一号ロの規定により，不具合に関する事項を知り，品質等に関する理由により回収を行う場合は，その回収に至った理由が当該再製造単回使用医療機器の再製造に起因するものであることが明らかな場合を除き，その情報を速やかに原型医療機器の製造販売業者等に提供しなければならない（施行通知）．

不具合等報告はPMDAに報告するもので，薬機法施行規則第228条の20（副作用等報告）により，製造販売業者が入手した情報のうち，報告すべき不具合等の種類及びその報告期限が定められている．例えば，

○不具合による症例での国内死亡例・注意事項等情報に記載のない外国死亡例・注意事項等情報に記載

のない国内又は外国の障害例，外国での製品回収等の安全確保措置の実施など－ 15日以内
○不具合による症例での注意事項等情報に記載の範囲内での外国死亡例又は国内もしくは外国の障害例，注意事項等情報に記載のない死亡又は障害の発生のおそれがあった国内又は外国の不具合例，効能・効果を有しないことを示す研究報告など－ 30日以内
などがある．

製品の自主回収（リコール）の報告は，製造販売業者が製造販売業の許可を受けた都道府県に報告するもので，薬機法施行規則第228条の22（回収報告）において報告事項などが定められている．例えば，回収者（製造販売業者）の氏名及び住所，回収対象の医療機器等の名称，その承認番号等，製造販売業の許可番号，回収の対象となる当該品目の数量，その製造番号又は製造記号，回収に着手した年月日，回収の方法，回収終了予定日などである．

56 内部監査

第56条 製造販売業者等は，品質管理監督システムが次に掲げる要件に適合しているかどうかを明確にするために，あらかじめ定めた間隔で内部監査を実施しなければならない．
一 実施要領，法令の規定等及び当該品質管理監督システム（限定一般医療機器に係る製品にあっては，製品実現計画を除く．）に係る要求事項に適合していること．
二 効果的に実施され，かつ維持されていること．
2 製造販売業者等は，内部監査の計画，実施，記録，及び監査結果に関する責任並びにこれらの要求事項に係る手順を文書化しなければならない．
3 製造販売業者等は，内部監査の対象となる工程及び領域の状態及び重要性並びに従前の監査の結果を考慮して，内部監査実施計画を策定しなければならない．
4 製造販売業者等は，内部監査の判定基準，範囲，頻度及び方法を定め，記録しなければならない．
5 製造販売業者等は，内部監査を行う構成員（以下「内部監査員」という．）の選定及び内部監査の実施においては，客観性及び公平性を確保しなければならない．
6 製造販売業者等（限定第三種医療機器製造販売業者を除く．）は，内部監査員に自らの業務を内部監査させてはならない．
7 製造販売業者等は，内部監査及びその結果（監査した工程及び領域の明確化を含む．）の記録を作成し，これを保管しなければならない．
8 製造販売業者等は，内部監査された領域に責任を有する責任者に，発見された不適合及び当該不適合の原因を除去するために必要な全ての修正及び是正措置を遅滞なくとらせるとともに，当該修正及び是正措置の検証を行わせ，その結果を報告させなければならない．

あらゆる活動において，その実施主体の現状が正しく把握されていなければ，その活動が継続的・効果的に実行されることは難しい．本条では，組織の品質マネジメントシステムについてもQMS省令での要求事項を満たしており，かつ，効果的に実施され，維持されているかを内部監査により把握すべきことを求めている．

内部監査は，当該製造販売業者等において製品の製造管理及び品質管理が適切に行われているかを評

価するために，その実効性も含め定期的かつ効果的に実施されていなければならない．また，次に掲げるような場合には，特別な内部監査を必要に応じて実施しなければならない（以上施行通知）．

○組織変更や手順の改訂など重大な変更がなされたとき

○製品が不適合となる可能性が認められたとき

○是正措置がとられ，それが有効であったか検証の必要性があるとき

第7項の内部監査の結果は，適切に伝達がなされ，必要なものについては第18条に基づいて適切にマネジメントレビューに付されなければならない（施行通知）．

第7項の記録に記載する内容は，監査対象部門及びそれらの部門が担当する工程のうち，監査した工程が明確になるように記録することが望ましい（施行通知）．

第8項の必要な全ての修正及び是正措置が遅滞なくとられるように，発見された不適合とそれらに対する必要な是正措置等を指摘し，原則として内部監査での指摘事項への回答及び対応には適切な期限を設けなければならない（施行通知）．

第2項～第8項では，内部監査をどのように行うべきかについて，次のように規定している．

○内部監査の手順書の作成

○監査計画の策定

○監査基準，監査範囲，監査頻度等の決定

○監査員の選定

○監査結果の記録と保管

○監査の結果，不適合が発見された場合における，必要な修正，是正措置の実施

監査の範囲については，品質マネジメントシステムの体制のうち，例えば，品質マニュアルの内容など，システム構築時に確認済みであって，その後変更のない事項は，毎回監査の対象とする必要はなく，変更等があった場合に行うことが合理的である．監査計画で対象となる製品やプロセスを選定する際には，それぞれのリスクを評価して選定するのが良い．

監査員の選定においては，客観性及び公平性を確保するため，監査のための必要な能力があり，監査対象の業務から独立した者とするのが望ましい．小規模の組織で完全に業務から独立した監査員の選定が難しい場合には，同種の業務であっても監査対象の業務に直接責任を有してはいない者などを選定せざるを得ないかもしれないが，少なくとも自己の業務を監査することがないようにしなければならない（自己の業務を監査することは「自己レビュー」となるので，有用な監査結果が得られ難い）．ただし，限定第三種製造販売業者の場合はこの限りではない．

監査とは「監査基準が満たされている程度を判定するために，客観的証拠を収集し，それを客観的に評価するための，体系的で，独立し，文書化したプロセス」とJISQ9000で定義されており，監査結果は客観的証拠による客観的評価がなされていなければならない．つまり，理想としては，どの監査員が監査を行ってもほぼ同様な監査結果になるようでなければならないということである．

また，監査とは，それによって品質マネジメントシステムを常にQMS省令に適合した状態に保つとともに，より組織の業務に適合するものに改善するための行動につながる情報を，トップマネジメントをはじめとする関係者に提供することであり，そのためにも監査員の力量は重要である．

マネジメントシステムの監査については，JISQ19011（ISO19011　マネジメントシステム監査のた

めの指針）があり，監査の原則として次の7項目が示されている．

a）高潔さ：専門家であることの基礎

監査活動を，それを行う力量がある場合にだけ実施し，業務を倫理的に，正直に，かつ責任感をもって行うこと，など．

b）公正な報告：ありのままに，かつ，正確に報告する義務

監査所見，監査結論及び監査報告は，ありのままに，かつ，正確に監査活動を反映すること，など．

c）専門家としての正当な注意：監査の際の広範な注意及び判断

根拠ある判断を行う能力をもつこと，など．

d）機密保持：情報のセキュリティ

取扱いに注意を要する又は機密性のある情報の適切な取扱いを含む．

e）独立性：監査の公平性及び監査結論の客観性の基礎

監査員は，監査の対象となる機能から独立した立場にあること，監査所見及び監査結論が監査証拠だけに基づくこと，など．

f）証拠に基づくアプローチ：体系的な監査プロセスにおいて，信頼性及び再現性のある監査結論に到達するための合理的な方法

監査証拠は，検証可能なものであること，一般的に入手可能な情報からのサンプルに基づくこと，など．

g）リスクに基づくアプローチ：リスク及び機会を考慮する監査アプローチ

57 工程の監視及び測定

第57条 製造販売業者等は，品質管理監督システムに係るそれぞれの工程を適切な方法で監視するとともに，当該工程の監視において定量的な評価を行う必要がある場合においては，測定をしなければならない．

2 製造販売業者等（限定第三種医療機器製造販売業者を除く．次項において同じ．）は，前項の監視の方法について，工程が第14条第1項の計画に定めた結果を得ることができることを実証できるものとしなければならない．

3 製造販売業者等は，第14条第1項の計画に定めた結果を得ることができない場合においては，製品（限定一般医療機器に係る製品を除く．）の適合性を確保するために，修正及び是正措置をとらなければならない．ただし，修正又は是正措置をとらない正当な理由がある場合においては，この限りでない．

プロセスの監視・測定については，第5条の3（品質管理監督システムの業務）第四号でその実施が求められており，本条ではその方法が適切であることなど，それがどのように行われなければならないかを規定している．

本条は，第5条の2の規定により明確にされた工程によって構成される品質マネジメントシステムが，第14条第1項の計画に定めた結果を得ることができることを実証するために，第5条の3第一号の判定基準及び方法を用いて当該工程を監視及び測定することを定めている（施行通知）．

第1項では，監視は広く情報を収集する意味のことであり，測定はそのうち数値で得られるもののこ

とである．例えば，教育・訓練の有効性は「監視」し，環境温度の管理は室温を「測定」するなどである．

プロセスの監視･測定にどのような方法を採用するかは，そのプロセス及びプロセスからのアウトプットの特性により組織が判断するものであるが，第2項はその「適切な方法（第1項)」として，そのプロセスが計画した結果を得るうえで有効に機能しているかどうかが分かるような（実証できる）ものでなければならないことを求めている．

第3項では，もし計画どおりの結果を得ることができないことが判明した場合，プロセスの修正や是正措置をとるべきことを求めている．是正措置については，第62条に規定がある．

ISO13485などの国際規格において修正とは，「不適合を除去するための処置」のことであり，是正措置（JISQ13485やJISQ9001では是正処置）とは，「不適合の原因を除去し，再発を防止するための処置」（いずれもJISQ9000による）のことである．つまり，修正はとりあえず現象を除去するいわば応急処置であり，是正措置は再発防止の対策である．なお，第3項のただし書きは，JISQ13485（ISO13485）の「適切な場合（as appropriate)」に対応した記述である．

なお，品質マネジメントシステムの計画の策定は，限定第三種医療機器製造販売業者には適用除外のため，本条第2項及び第3項は，限定第三種医療機器製造販売業者には適用されない．

58　製品の監視及び測定

第58条　製造販売業者等は，製品が製品要求事項に適合していることを検証するために，製品の特性を監視し，かつ，測定しなければならない．

2　製造販売業者等（限定第三種医療機器製造販売業者を除く．）は，前項の監視及び測定に係る実施要領並びに当該監視及び測定に係る手順書を定め，当該実施要領及び手順書に従って，製品実現に係る工程の適切な段階において当該監視及び測定を実施しなければならない．

3　製造販売業者等は，出荷可否決定等基準への適合性の証拠となる記録等を作成し，これを保管しなければならない．

4　製造販売業者等は，工程の次の段階に進むことの許可及び出荷の決定を行った者を特定する記録（限定第三種医療機器製造販売業者以外の製造販売業者等が，出荷可否決定等基準への適合性の実証に必要な監視及び測定のために設備及び器具を使用した場合においては，当該設備及び器具を特定する記録を含む．）を作成し，これを保管しなければならない．

5　製造販売業者等は，第二項の実施要領及び手順書に従った監視及び測定が支障なく完了するまでは，工程の次の段階に進むことの許可，出荷の決定及びサービスの提供を行ってはならない．

本条の規定の趣旨は，規格等に適合しない製品を工程の次の段階に進めてはならない，又は出荷を認めてはならないということである．この観点から，製品標準書及び手順書を作成し，また，出荷の可否の決定がされていない製品を出荷してはならない（以上施行通知）．

第1項の検証のため組織外の資源を利用する場合，すなわち，組織の構成員に外部試験検査機関等を利用して試験検査を行わせ，又は自己の責任で外部試験検査機関等へ試験検査を依頼し，その結果を判定する場合には，当該試験の委託に関し，必要な技術的条件及び検体の運搬時における品質管理の方法，試験検査結果などの連絡方法等を実施要領として定めておかなければならない（施行通知）.

第4項の「工程の次の段階に進むことの許可」とは，製造販売業者等が設計開発やリスク管理等の情報をふまえて，工程のどの段階で確認すべきかを決定し，製品実現計画に定めた実施要領に基づく監視及び測定を支障なく完了したことを次の段階に進めるまでに確認することを示している（施行通知）.

第4項の限定第三種医療機器製造販売業者以外の製造販売業者等が，出荷可否決定等基準への適合性の実証に必要な監視及び測定のために設備及び器具を使用した場合における当該設備及び器具の特定について，設備及び器具が複数存在し，製品のロットごとにそれぞれ異なる設備及び器具を用いて測定している場合は，その使用設備及び器具を特定することなどが考えられる．その記録の方法としては，例えば，試験検査記録に試験機器の管理番号を記録する，手順書等に記載するなどの方法が考えられる（以上施行通知）.

本条は，製品実現において必要とされている全てのチェック項目がチェック及び記録されていなければ，次工程へ移行しないこと又は出荷しないことを確実にするよう求めている.

第3項の出荷可否決定等基準とは，工程の次の段階に進むことを許可するための基準及び製品の出荷の可否を決定するための基準のことである（第26条第5項第三号）.

第4項では，次工程への移行や出荷の判定者が誰であるかを記録しておくことを求めるとともに，その判定に何らかの試験検査結果が用いられている場合は，その試験検査機器も記録しておくことを求めている．これは製品のトレーサビリティを確保することであり，例えば，第53条第5項による不適合のおそれのある製品の特定などに必要なためである.

製品に対する要求事項への適合性が，最終的にはその使用場所に設置してからでなければ明確にならないような製品については，外観検査を含め，製造行為を完結させるのに必要な試験検査を全て終了させ，市場への出荷の可否決定を行った後，出荷して設置を行うこととなる（本書「42　設置業務」（p.94）参照）.

59　植込医療機器固有の要求事項

第59条　製造販売業者等（限定第三種医療機器製造販売業者を除く．次条から第61条まで（第60条の3第2項を除く.）において同じ.）は，植込医療機器に係る製品（限定一般医療機器に係る製品を除く．次条において同じ.）について，当該製品に係る全ての試験又は検査業務を行った構成員を特定する記録を作成しなければならない.

植込医療機器については，本条により製造の各段階で試験検査を行った者を特定する記録を作成することが求められている．当該試験検査の実施者を記録することによって，あらゆる段階で適合製品のみのリリースが徹底されるよう促すとともに，これにより製品のトレーサビリティの一層の確保が可能となる.

60　不適合製品の管理

第60条　製造販売業者等は，製品要求事項に適合しない製品（以下「不適合製品」という.）について，意図に反した使用若しくは操作又は出荷を防ぐことを確実にするため，これを識別し，管理しなければならない.

2　製造販売業者等は，不適合製品の識別，不適合情報の文書，不適合製品の隔離並びに不適合製品の評価（調査の必要性の評価及び不適合に対して責任を有する外部の者への通知の必要性の評価を含む.）及び措置に係る管理並びにそれに関連する責任及び権限について手順を文書化しなければならない.

3　製造販売業者等は，不適合製品の管理においてとった全ての措置の記録（不適合の内容，不適合製品の調査及び評価並びに当該措置を講じた理由を含む.）を作成し，これを保管しなければならない.

「不適合製品」とは，例えば，試験検査の結果や製造条件の逸脱により，製品標準書において定められている規格等に対して不適合であると判定された製品，製造用物質及び構成部品等である（施行通知）.

製造工程において，ときに不適合製品が生じることは避けがたいが，本条は，その際にそれがそのまま漫然と次工程に移行又は市場へ出荷されることがないよう，また，市場出荷後でなければ製品の適合性が完全には判明しないようなものの場合などについて，市場出荷後に不適合であることが判明したときの悪影響を最小限にとどめるための規定である.

不適合製品が回収されたときは，回収原因の究明等のため，必要な措置がなされるまでの期間，第1項の規定に基づき，意図しない使用もしくは操作又は施設からの出荷を防ぐよう適切な管理を行わなければならない（施行通知）.

第2項の「不適合に対して責任を有する外部の者への通知」とは，例えば，不適合製品の調査の結果において供給者からの購買物品に原因がある場合の供給者への通知などが考えられる（施行通知）.

再製造単回使用医療機器の場合，医療機関から回収された使用済み単回使用医療機器が登録製造所における分解等の結果，再生部品に適さない場合は，不適合製品として取り扱うこととし，第3項の規定に基づき，その措置に関する記録を作成しなければならない（施行通知）.

第1項の「識別し」は，第47条と同じく，識別できるようにしておくという意味である.

また，第2項ではそのための手順書を定めて，責任と権限を明確にすることを，第3項ではとった措置を記録することを求めている．それぞれの不適合製品の処理に関しては，第60条の2～第60条の4に規定されている.

なお，本条は限定一般医療機器については適用除外とされている.

60の2　出荷前の不適合製品に対する措置

第60条の2　製造販売業者等は，次に掲げる方法のうちいずれか一以上のものにより，不適合製品を処理しなければならない.

一　発見された不適合を除去するための措置をとること.

二　本来の意図された使用又は操作ができないようにするための措置をとること.

三　特別採用の下で，使用若しくは操作の許可，工程の次の段階に進むことの許可又は出荷の決定を行うこと.

2 製造販売業者等は，不適合製品について，法令の規定等に適合しない場合には，特別採用による不適合製品の処理を行ってはならない.

3 製造販売業者等は，不適合製品の特別採用を行った場合においては，当該特別採用を許可した者を特定する記録を作成し，これを保管しなければならない.

4 製造販売業者等は，出荷前の不適合製品についてとった全ての措置の記録（不適合の内容，不適合製品の調査及び評価並びに当該措置を講じた理由を含む.）を作成し，これを保管しなければならない.

第1項第一号の「発見された不適合を除去するための措置」には，修理，調整，再加工等があるが，措置の実施に当たっては，第60条の4（製造し直し）などにも従わなければならない（施行通知）.

第1項第二号の「本来の意図された使用又は操作ができないようにするための措置」には，例えば，不適合製品の廃棄，破壊などがある（施行通知）.

第1項第三号の規定に基づく特別採用の手続を適正なものとするために，第60条第2項の手順書の作成に当たっては，例えば，該当する具体的な法令の規定等への適合の確認手続を定めるなどの考慮をしなければならない（施行通知）.

第1項では，不適合製品は同項各号による次の3方法のうちのいずれか1つ以上の方法で処理しなければならないと規定している.

◯第一号は，調整，製造し直しなどによって適合品とする，又は不適合の程度を改善することである（第60条の4に関連の規定がある）. 機械系のものではこれによることも多いと思われる. ただし，承認・認証・届出された製造方法等の範囲から逸脱するようなことがあってはならない.

◯第二号は，定められた規格には外れるものの，使用可能なため，特別採用として改めて明示的に次工程への移行又は出荷を認めることである（本条第2項，第3項に関連の規定がある）.

◯第三号は，回収，不適合品として他と区別して廃棄，分解することなどである. 材料系のものではこれによることも多いと思われる.

第1項第二号の「特別採用」は，第2条第18項にあるように，製品要求事項には適合していないものの，法令要求事項等に不適合であるなどの実質的に重大な問題がないものについて，その出荷等を認めることである. ただし,「特別採用」の名前のとおり（ISO9000では“concession”（譲って認めること）），基本的には例外的な扱いである.

第2項は，例えば，基本要件基準に適合しない，42条基準に適合しない，承認・認証・届出内容に外れるなどの場合には，当然採用できないことを示している.

不適合があったときは，第4項により，その内容，とられた措置を記録・保管しておかなければならない. また，特別採用が行われた場合には，第3項により，誰がその判断をしたのかを記録しなければならないが，これはそのような例外的事例に関してその経緯を明確にしておく趣旨と思われる.

60の3　出荷後の不適合製品の処理

第60条の3　製造販売業者等は，製品受領者への製品の送達後又は当該製品に係る医療機器等について使用若しくは操作がなされた後に不適合製品を発見した場合においては，その不適合による影響又は起こり得る影響に対して適切な措置をとらなければならない．

2　製造販売業者等は，不適合製品に係る通知書の発行及び実施に係る手順を文書化するとともに，当該手順を随時実施できるものとしなければならない．

3　製造販売業者等は，前2項に係る記録を作成し，これを保管しなければならない．

不適合製品の出荷が完全に防止されていれば，出荷後に不適合製品が発見されることはないはずである．しかし，本条では不幸にしてそのような事態が発生した場合，その他出荷時点までに製品の適合性が完全には確認し得ないものについて不適合が生じた場合を含めて，不適合製品による悪影響を最小限に抑えるよう措置すべきことを求めている．

第1項の「適切な措置」とは，例えば，次に掲げるものが挙げられる（施行通知）．

○製品の販売中止
○製品の流通停止
○顧客への勧告の発行（製品の使用前の点検実施，製品の使用に関する追加指針の提供，及びソフトウェア又は構成部品／組立部品を含む特定の製品の交換）
○製品の回収

第2項の「通知書」とは，第2条第17項に規定されているように製品の受渡しの後に発行される文書であり，例えば，回収を行う際に関係者に通知する文書なども含まれる．また，「通知書の発行及び実施に係る手順」においては，仮に当該工程の責任者が不在であっても，必要な場合にはその手順が実施できるような管理体制を含めておくべきである（以上施行通知）．

多くの場合，製品への対応は実際に不適合が確認された製品だけでなく，不適合である可能性がある製品も含めて対応する必要がある．対応措置としては，例えば，不適合製品の良品との現品交換，ラベル・封印等による使用禁止措置や該当製品の回収・改修，植込医療機器では患者モニタリングなどがある．また，発見された不適合製品のほかにも，出荷済みの製品中に同様の不適合製品が存在することも予想され，それによる安全性について重大な懸念がある場合などには，緊急安全性情報等の発行を考慮しなければならない場合もある．

なお，令和2年度において薬機法第68条の11（回収の報告）による回収報告が，医療機器では369件，体外診断用医薬品では26件報告されており，このうちの相当数が販売業者や医療機関において初めて問題が顕在化している．

60の4　製造し直し

第60条の4　製造販売業者等は，製品を製造し直すことが必要な場合には，製品に及ぼす悪影響を考慮して，製造し直すための手順書を定め，当該手順書に従って製造し直さなければならない．この場合において，製造販売業者等は，当該手順書の発行に当たっては，通常の手順書と同様の承認手続を行わなけれはならない.
2　製造販売業者等は，製造し直した製品について，適用される判定基準及び法令の規定等への適合性を実証するための再検証を行わなければならない.
3　製造販売業者等は，製造し直した製品に係る記録を作成し，これを保管しなければならない.

第1項の規定は，製造し直す場合には，製造し直すことによって生じる影響等をあらかじめ検討したうえで手順書を作成することを求めるものである．なお，「手順書を定め」とは，必ずしもそのための独立した文書を作成することを求めているものではなく，例えば，新たに作成する作業指図書において適切に記載することでも良い．なお，製造し直すことが製品に及ぼす悪影響がない場合においても，その旨を明確に文書化することが必要である．また，第3項に基づき，製造し直したことについて記録を作成し，保管しなければならない（以上施行通知）.

第1項では製造し直しについて，その手順書が必要なこと及び手順書の作成には元の製造手順書の場合と同様の承認手続きを経る必要があることを求めている.

「製造し直し」とは，発見された不適合を除去して（完全に）製品要求事項に適合するようにすることである．例えば，部品の一部に亀裂が見つかった場合，補強材を当てて問題なく使用できるようにしたり，手近にある違う素材の部品で代用したりして行う「修理」は製造し直しではない（製造し直しについて，JISQ9000では「手直し」と表現しているが，「修理」とは厳密に区分されている）.

製品のある機能について何らかの修正を行った場合，その影響が修正された機能以外にも及ぶこともあり得る．第2項では修正後の製品に関し，製品要求事項全体への適合性を確認することを求めている．例えば，これまでの検査及び試験が修正によって無効になる可能性がある場合には，改めて検査及び試験を実施するか，又はこれまでの検査及び試験の結果が依然として適用できることを確認するなどが挙げられる.

61　データの分析

第61条　製造販売業者等は，品質管理監督システムが適切性，妥当性及び実効性のあるものであることを実証するために，適切なデータを明確にした上で，当該データの収集及び分析を行うための手順（当該収集及び分析を行うに当たっての適切な方法（統計学的方法及びその適用の範囲を含む.）を決定するための手順を含む.）を文書化しなければならない.
2　製造販売業者等は，データの分析に当たっては，監視及び測定の結果から得られたデータ並びにその他関連情報源からのデータ（次の各号（正当な理由があるときは，第六号を除く.）に掲げる情報を含む.）を用いなければならない.
一　製品受領者の意見
二　製品要求事項への適合性
三　工程及び製品の特性及び傾向（改善を行う端緒となるものを含む.）
四　購買物品等の供給者等
五　監査

六　附帯サービス業務の記録（附帯サービスの提供を行う製品の附帯サービス業務に限る.）

3　製造販売業者等は，データの分析により，品質管理監督システムが適切性，妥当性及び実効性のあるものであることを実証できなかった場合においては，当該分析の結果を改善のための工程入力情報として活用しなければならない.

4　製造販売業者等は，データの分析の結果に係る記録を作成し，これを保管しなければならない．ただし，限定一般医療機器に係る製品については，この限りでない.

本条に基づくデータ分析の結果は，マネジメントレビューに付された際に適切な判断と措置を導くために，適切に整理されていなければならない（以上施行通知）.

再製造単回使用医療機器においては，第2項第二号の「製品要求事項への適合性」には，原型医療機器の品質及び安全性に関する情報も含まれる．また，第2項第三号の「工程及び製品の特性及び傾向」には，分解，洗浄，再組立て及び滅菌工程等からの情報も含まれる（以上施行通知）.

第2項第五号の「監査」及び第六号の「附帯サービス」に関するデータ分析について，第2項第三号の一部としてすでに実施している場合には，新たに実施する必要はない（施行通知）.

本条は，組織の品質マネジメントシステムが適切性，妥当性及び実効性を維持しているかどうかを確かめるためにデータを収集して分析すること及びそのための手順書の作成を求めている．客観的事実に基づく意思決定は，品質マネジメントの重要な基本的原則の一つである．本条では，そのためにはどのような事実を集めることが有用なのか，それを明らかにしたうえでデータを収集することを求めている．また，データにはバラツキがあり，そこから真実を読み取ることが難しい場合もあるので，分析には統計学的方法を採用することを考慮すべきことも規定している.

分析とは，統計学的方法やグラフ化などによってデータを解析し，複雑なことから意味のある事実を抽出する作業である.

第2項の括弧書きは，ISO13485では“shall include data generated as a result of monitoring and measurement and from other relevant sources and include, at a minimum, input from ～”となっており，第2項中の「監視及び測定の結果から得られたデータ並びにその他関連情報源からのデータ」全体に掛かるもので，分析するためのデータとして，第2項第一号～第六号によって得られた情報を含めることを求めている．第2項第一号～第四号は「～に関する情報」，第2項第五号及び第六号は「～からの情報」と考えると分かりやすい．「その他関連情報源」とは，広く関連する情報のことであり，報道をはじめ，事業者団体からの情報や，行政機関からの情報なども含まれると考えられる．なお，第2項第一号～第四号の具体例は次のとおりである.

○第一号は，販売業者等からの製品の品質等に関する情報や苦情などである.

○第二号は，例えば，製造工程のいつ，どこで，どの程度の不適合品が生じているかなどのことであり，もし想定以上の不適合の発生があれば，その原因の究明に役立てることができる.

○第三号は，例えば，製品寸法など，規格値に対するバラツキの変動傾向を分析して，その結果から切断設備の疲労・老朽化に対応した予防措置を講ずることなどが挙げられる.

○第四号は，例えば，購買物品の購買要求事項への適合状況，市場における供給者に対する評価情報などのことであり，第37条に規定する購買物品の供給者に対する再評価に役立てることができる.

62 改善

第62条 製造販売業者等（限定第三種医療機器製造販売業者を除く.）は，その品質方針，品質目標，監査の結果，市販後監視，データの分析，是正措置，予防措置及び管理監督者照査を通じて，医療機器等の意図した用途に応じた機能，性能及び安全性並びに継続的に品質管理監督システムの適切性，妥当性及び実効性を維持するために変更が必要な事項を全て明らかにするとともに，当該変更を実施しなければならない.

本条は，組織の品質マネジメントシステムが適切性，妥当性及び実効性を維持し続けるよう求めるものであり，そのためにどうすれば良いかを明らかにして，それを実行すべきことを規定している．具体的には，品質方針，品質目標を定め，監査，市販後監視，データ分析及びマネジメントレビューによって活動をチェックし，是正措置，予防措置などを的確に実施することを求めている．これらは品質マネジメントシステムの運用において最も重要な事項であり，是正措置と予防措置を併せてCAPA（Corrective Action and Preventive Action）と略称され，QMS調査では重要な調査項目の一つにもなっている．

（品質マネジメントシステムの）適切性，妥当性及び実効性（の維持）は，QMS省令中に（ISO13485やISO9001でも（JISQ9000では「実効性」の代わりに「有効性」と表現している））しばしば現れる文言（第18条，第20条等）であるが，「適切性（suitability）」とは，組織の事業目的などを含めて「目的にかなった」,「ぴったり当てはまる」ものかどうかを意味し，「妥当性（adequacy）」とは，必要なことについて「十分カバーしているか」,「足りないところはないか」を意味する．また，「実効性（effectiveness）」とは，目的について「完全に達成しているか」,「未達のものがないか」を意味している．さらにいえば，適切性，妥当性，実効性をいつでも実証できることをも含めて考えるべきであり，それが満たされていれば無通告（抜打ち）のQMS調査が実施されても問題はないはずである．なお，本条において「効率性（efficiency）」は考慮の対象外であり，業務の効率を高めることを求めているわけではない（この点については，ISO9001も同様である）．

本条の規定はJISQ9001の「継続的改善」の内容とほぼ同義であり，違いとしては末尾の表現が「適切性,妥当性及び有効性を継続的に改善」（JISQ9001）と,「医療機器等の意図した～変更を実施」（QMS省令）となっている点であるが,実際のところ意味は同じであると考えられる．つまり,JISQ9001の「継続的に改善」では，抽象的かつ主観的になり得るため，本条では要求事項を「医療機器等の意図した用途に応じた機能，性能及び安全性並びに～変更が必要な事項を全て明らかにするとともに，当該変更を実施」とし，明確かつ具体的に規定しているといえる．

63 是正措置

第63条 製造販売業者等は，発見された不適合による影響に応じて，当該不適合の再発を防ぐために必要な全ての是正措置を遅滞なくとらなければならない.

2 製造販売業者等は，次に掲げる事項に関して必要な要求事項を定めた是正措置に係る手順を文書化しなければならない.

一 不適合（製品受領者の苦情を含む.）の照査

二　不適合の原因の特定

三　不適合が再発しないことを確保するための措置の必要性の評価

四　所要の是正措置に係る計画の策定，当該是正措置の内容の記録及び当該是正措置の実施（当該是正措置に変更がある場合においては，当該計画及び記録の更新を含む.）

五　是正措置が法令の規定等への適合性又は医療機器等の意図した用途に応じた機能，性能及び安全性に及ぼす悪影響の検証

六　是正措置をとった場合には，その是正措置の実効性についての照査

3　製造販売業者等は，是正措置に関し調査を行った場合においては，当該調査及び是正措置の結果に係る記録を作成し，これを保管しなければならない.

是正措置は，現実に発生した不適合の原因を究明してそれを除去することにより，不適合の再発を防止することである．現状の不適合を除去するだけで，原因を除去しないのは単なる修正であって是正措置ではない．なお，今後起こり得る不適合などを未然に防止するための対応は，第64条で規定する予防措置となる.

第2項第四号の「所要の是正措置に係る計画の策定」には，例えば，是正措置の実施責任者の特定，是正措置の実施時期と実施方法，実効性の検証方法なども含まれる（施行通知).

第2項第五号の要求事項（是正措置による悪影響の検証）は,同項第三号（是正措置の必要性の評価）と合わせて考慮し，同項第四号（是正措置の計画・記録・実施）に基づいて計画し，文書化する必要がある（施行通知).

第2項第六号の是正措置の実効性についての照査には，とられた是正措置により新たなリスクがもたらされないかについての検証も含まれる（施行通知).

是正措置を行う場合には，可能な限り効果的なものとするために，問題となる製品の製品受領者の特定，影響を受ける可能性のある他の製品や工程等の調査，不適合の根本的な原因の把握等に努めなければならない（施行通知).

本条の第2項各号は，是正措置に関する手順書についての要求であり，次の事項が含まれていなければならない.

◯第一号：発生した不適合の確認，すなわち，不適合の内容の詳細（いつ，どこで，何が，どのようになど）を明らかにすること.

◯第二号：不適合に至った原因を明らかにすること．その際は，なるべく根本的な原因を究明すること（トヨタ式なぜなぜ5回分析[*7]など）が効果的である．なぜなら，根本原因が除かれていなければ，いずれまた同じ不適合（あるいは別の不適合）が起こる可能性を否定できないからである．また，複数の原因が複合している場合には，それぞれに応じた対策が必要となる.

◯第三号：再発防止措置が必要かどうかを決定すること．不適合による影響に応じ，例えば，それが極めてまれと予想される事故（停電など）のために引き起こされ，工程検査などによって不適合が確実に検出できるものであれば，再発防止措置（自家発電設備の設置など）をとらない判断をすることもあり得るだろう．また，不適合品が廃棄される場合に，廃棄品の価値と対策費用を勘案することがあるかもしれない．廃棄品の価値を算定する方法としては，マテリ

アルフローコスト会計[*8]の利用などがある．

◯第四号：実施する再発防止対策を決定し，その計画書を作成（必要に応じて更新）し，それに従って実施すること．

◯第五号：第四号の再発防止対策により，規制要求事項並びに製品の安全性及び性能に悪影響を与えないか検証して確認すること．

◯第六号：実施した是正措置（第一号～第五号に従って実施した措置の結果）についての実効性を評価すること．

第3項の「当該調査及び是正措置の結果に係る記録」とは，第2項の手順に基づきとられた結果の記録である（施行通知）．なお，不適合の原因の究明のために実施した調査などがあればその記録も含めることを求めている．

64　予防措置

第64条　製造販売業者等（限定第三種医療機器製造販売業者を除く．以下この条及び次条において同じ．）は，起こり得る問題の影響に照らし，当該問題の発生を防止するために適切な予防措置を明確にし，とらなければならない．

2　製造販売業者等は，次に掲げる事項に関して必要な要求事項を定めた予防措置に係る手順を文書化しなければならない．

一　起こり得る不適合及びその原因の特定

二　予防措置の必要性の評価

三　所要の予防措置に係る計画の策定，当該予防措置の内容の記録及び当該予防措置の実施（当該予防措置に変更がある場合においては，当該計画及び記録の更新を含む．）

四　予防措置が法令の規定等への適合性又は医療機器等の意図した用途に応じた機能，性能及び安全性に及ぼす悪影響の検証

五　予防措置をとった場合には，その予防措置の実効性についての照査

3　製造販売業者等は，予防措置に関し調査を行った場合においては，当該調査及び予防措置の結果に係る記録を作成し，これを保管しなければならない．

[*7] なぜなぜ分析の例（この例では結論のみ示しているが，原因の究明は客観的証拠に基づいて判断しなければならない）
たとえば，機械が動かなくなったと仮定しよう．
(1)「なぜ機械は止まったか」「オーバーロードがかかって，ヒューズが切れたからだ」
(2)「なぜオーバーロードがかかったのか」「軸受部の潤滑が十分でないからだ」
(3)「なぜ十分に潤滑しないのか」「潤滑ポンプが十分くみ上げていないからだ」
(4)「なぜ十分くみ上げないのか」「ポンプの軸が摩耗してガタガタになっているからだ」
(5)「なぜ摩耗したのか」「ストレーナー（濾過器）がついていないので，切粉が入ったからだ」
（大野耐一（1978），「トヨタ生産方式」，ダイヤモンド社，p.33-34）

[*8] 廃棄品に対してそれまでに投入された労務費等を含めた全費用額を算定する手法であり，その一般的枠組みの規格としてJISQ14051（ISO14051　環境マネジメント－マテリアルフローコスト会計－一般的枠組み）がある．

不適合が生じてから修正や是正措置を行うよりも，不適合を未然に生じないようにできれば，その方が良いことは明白である．本条は，不適合が予想される場合における予防措置の実施の手順書を作成して，当該予防措置を適切に実施することを求めている．

第1項の「予防措置を明確にし，とらなければならない」との文章は分かり難いかもしれないが，「予防措置を明確にするとともに，必要な予防措置をとらなければならない」と読み換えると分かりやすいと思われる．

ISO13485において，是正措置は「処置をとる（shall take action）」であり，予防措置は「処置を決める（shall determine action）」と，表現が異なっているが，QSRではともに「実施するための手続きを確立し，維持する（shall establish and maintain procedures for implementing corrective and preventive action）」としており，両者は同じように取り扱う方が合理的であるように思われる．

不適合に対する是正措置を行うとともに，不適合を生じていない類似の製品や工程に対して同様の対応をするといった，いわゆる水平展開をすることも予防措置である．

第2項第四号の要求事項（予防措置による悪影響の検証）は，同項第二号（予防措置の必要性の評価）と合わせて考慮し，同項第三号（予防措置の計画・記録・実施）に基づいて計画し，文書化する必要がある（施行通知）．

第2項第一号～第五号は，第63条における第2項第二号～第六号と同様な規定である．

第2項第五号では，実施した予防措置（第一号～第四号に従って実施した予防措置の結果）について，それが目的を達しているのかレビューするよう求めている．

第3項の「当該調査及び予防措置の結果に係る記録」とは，第2項の手順に基づきとられた結果の記録である（施行通知）．なお，不適合の発生の可能性等について実施した調査などがあればその記録も含めることを求めている．

第3章　医療機器等の製造管理及び品質管理に係る追加的要求事項

65 （削除）

第65条　（削除）

※旧QMS省令第65条：登録製造所の品質管理監督システム
※改正QMS省令では，当該規定と同様の規定が第5条の5になされているため，本条は削除となった．

66　品質管理監督システムに係る追加的要求事項

第66条　製造販売業者等は，第2章の規定のほか，第3章から第5章の2までの規定（第3条の規定により適用するものとされた規定に限る．以下この条において同じ．）に基づき，品質管理監督システムを確立し，文書化し，実施するとともに，その実効性を維持しなければならない．

2　製造販売業者等は，工程について，第2章の規定のほか，第3章から第5章の2までの規定に基づき管理監督しなければならない．

3 製造販売業者等は，品質管理監督文書に，第６条各号に掲げる事項のほか，第３章から第５章の２までに規定する手順及び記録を記載しなければならない．

本条は，第5条に規定する品質管理監督システム，第5条の2に規定する工程及び第6条に規定する品質管理監督システムに係る文書のほか，第3条に規定する適用の範囲に基づくQMS省令第3章～第5章の2までの規定に従って実施すべき，製造販売業者等への追加的要求事項を規定したものである（施行通知）．

医療機器及び体外診断用医薬品の製造販売業者等は，QMS省令第2章及び第3章の規定に基づき，製品の製造管理及び品質管理を行わなければならない（施行通知）．

生物由来医療機器等の製造販売業者等は，QMS省令第2章及び第3章のほか，第4章の規定に基づき，製品の製造管理及び品質管理を行わなければならない（施行通知）．

放射性体外診断用医薬品の製造販売業者等は，QMS省令第2章及び第3章のほか，第5章の規定に基づき，製品の製造管理及び品質管理を行わなければならない（施行通知）．

再製造単回使用医療機器の製造販売業者等は，QMS省令第2章及び第3章のほか，第5章の2の規定に基づき，製品の製造管理及び品質管理を行わなければならない（施行通知）．

本条は，QMS省令にはISO13485に準拠している第2章の他に，追加的要求事項があることを念のため規定しているもので，本条がなくても，該当するそれぞれの条文によって義務が課せられている．

67 品質管理監督文書の保管期限

第67条 第８条第４項の規定により製造販売業者等が品質管理監督文書又はその写しを保管する期間は，当該品質管理監督文書の廃止の日から次の各号に掲げる期間（教育訓練に係るものにあっては５年間）とする．ただし，製品の製造又は試験検査に用いた品質管理監督文書については，次条に規定する期間，当該品質管理監督文書が利用できるように保管することで足りる．

一 特定保守管理医療機器に係る製品にあっては，15年間（当該製品の有効期間又は使用の期限（以下単に「有効期間」という．）に１年を加算した期間が15年より長い場合にあっては，当該有効期間に１年を加算した期間）

二 特定保守管理医療機器以外の医療機器等に係る製品にあっては，５年間（当該製品の有効期間に１年を加算した期間が５年より長い場合にあっては，当該有効期間に１年を加算した期間）

本条は，第8条第4項で規定された品質管理監督文書の保管期間について規定している（施行通知）．

そのほか，QMS省令第3章で規定されている品質管理監督文書には，例えば，表7に示すものなどがある（施行通知）．

表7　QMS省令第3章で規定されている品質管理監督文書

1	（第2章～第5章の2までの規定に基づく）品質管理監督システムを文書化したもの（第66条）
2	全ての施設及び関連する登録製造所に対し，当該施設等が製品に関して薬機法施行規則第228条の20第1項各号及び第2項各号に掲げる事項を知った場合に当該事項を当該製造販売業者等に通知させるための手順（第69条）
3	国内品質業務運営責任者の業務を規定した文書（第72条第2項）
4	製造販売業者と関係する施設及び登録製造所との間の実施要領（第72条の2第1項）
5	修理業者からの通知の処理に関する手順（第72条の2第2項第一号）
6	販売業者又は貸与業者における品質の確保に関する手順（第72条の2第2項第二号）
7	中古の販売・貸与業者からの通知の処理に関する手順（第72条の2第2項第三号）

第67条及び第68条に規定する「有効期間又は使用の期限」には，薬機法第63条（直接の容器等の記載事項）第七号により記載が義務づけられている医療機器の使用期限等のほか，例えば，設計活動等において自らが設定した有効期間なども含まれる（施行通知）.

製品の製造又は試験検査に用いた文書については，少なくとも第9条に規定する当該製品についての記録の保管期間（第68条で定める期間）において，当該文書が利用できるよう保管することで足りる（施行通知）.

本条に規定する保管期間を超えて（例えば，製造業者等として定めた製品寿命の期間）保管しても良い（施行通知）.

※ QMS省令第2章に規定されている品質管理監督文書については，表2（p.51）参照.

68　記録の保管期限

第68条　製造販売業者等は，第9条第1項又はこの章に規定する記録を，作成の日から次の各号に掲げる期間（教育訓練に係るものにあっては5年間）保管しなければならない.

一　特定保守管理医療機器に係る製品にあっては，15年間（当該製品の有効期間に1年を加算した期間が15年より長い場合にあっては，当該有効期間に1年を加算した期間）

二　特定保守管理医療機器以外の医療機器等に係る製品にあっては，5年間（当該製品の有効期間に1年を加算した期間が5年より長い場合にあっては，当該有効期間に1年を加算した期間）

本条は，第9条第5項で規定した記録の保管について，その保管期間を規定している（施行通知）.

「この章に規定する記録」（QMS省令第3章で規定されている記録）には，例えば，表8に示すものなどがある（施行通知）.

記録は，特定の製品のみに関するものと複数の製品に共通の内容となるものに大別されるが，特定保守管理医療機器以外の医療機器である製品に関する記録であっても，特定保守管理医療機器である製品にも同様に関係するもの（例えば，共用される業務運営基盤についての記録など）であれば，第一号の規定に基づいて15年以上の保管が求められる（施行通知）.

表8 QMS省令第3章で規定されている記録

1	製造販売業者，管理監督者その他の当該業務に関して責任を有する者に対し必要な意見を述べた文書の写し(第71条第1項第二号)
2	国内に流通させる製品について，市場への出荷の決定をロットごとに行った結果及び出荷先等市場への出荷の記録(第72条第2項第三号)
3	国内に流通する製品について，製造方法等の変更により製品の品質に重大な影響を与えるおそれがある場合に管理責任者及び総括製造販売責任者に報告した文書(第72条第2項第四号)
4	国内に流通する製品について，当該製品の品質等に関する情報(品質不良又はそのおそれについての情報を含む)を得たときに，管理責任者及び総括製造販売責任者に対して報告した記録(第72条第2項第五号)
5	国内に流通する製品の回収の内容を記載した記録及び当該記録を管理責任者及び総括製造販売責任者に対して報告した記録(第72条第2項第六号ロ)
6	第72条第2項第三号～第六号に掲げるもののほか，国内の品質管理業務の遂行のために必要があると認めたときに管理責任者及び総括製造販売責任者に報告した文書(第72条第2項第七号)
7	国内の品質管理業務の実施に当たり，必要に応じ，関係する登録製造所の製造業者又は医療機器等外国製造業者，販売・貸与業者，薬局開設者，病院及び診療所の開設者その他関係する者に対し実施した連絡又は指示の文書(第72条第2項第八号)
8	GVP省令第2条第2項に規定する安全確保措置に関する情報を，安全管理統括部門(安全確保業務の統括部門)へ報告した文書(第72条第2項第九号)
9	国内品質業務運営責任者があらかじめ指定した者が行った市場への出荷の可否の決定に関する記録及び当該記録を国内品質業務運営責任者に対して報告した文書(第72条第4項)

※ QMS省令第2章に規定されている記録については，表3（p.54）参照.

69 不具合等報告

第69条 製造販売業者等は，全ての施設及び関連する法第23条の2の3第1項又は法第23条の2の4第1項の規定による登録を受けた製造所（以下「登録製造所」という.）に，当該施設及び関連する登録製造所が製品に関して施行規則第228条の20第1項各号及び同条第2項各号に掲げる事項を知った場合に当該事項を当該製造販売業者等に通知させるための手順を文書化させなければならない.

本条は，全ての施設及び関連する登録製造所に対し，薬機法施行規則第228条の20（副作用等報告）第1項各号及び第2項各号に規定する医療機器等の不具合等の情報を知った場合には，当該事項をその製品の製造販売業者等に通知するための手順書を作成させ，適正に実施させることを求めている（施行通知）.

製造販売業者等は，全ての施設及び関連する登録製造所から当該手順に基づき報告があった場合には，第55条の3第1項の手順に基づき，適正に厚生労働大臣等に報告を行わなければならない（施行通知）.

70　製造販売後安全管理基準との関係

第70条　製造販売業者等は，製品に係る医療機器等の製造販売後安全管理に関する業務を行う場合においては，この省令の規定のほか医薬品，医薬部外品，化粧品，医療機器及び再生医療等製品の製造販売後安全管理の基準に関する省令（平成16年厚生労働省令第135号．以下「製造販売後安全管理基準」という．）の規定に従わなければならない．

製造販売業者等は，例えば，第55条の3第1項の規定に従って行う厚生労働大臣等への報告など，QMS省令に従って製品の製造販売後安全管理に関する業務を行う場合には，GVP省令にも基づいて行わなければならない（施行通知）．

JISQ13485は，医療機器等のライフサイクル全体を含めた規格であり，その序文では次のように述べている．

> この規格は，医療機器の設計・開発，製造，保管及び流通，据付け，附帯サービス，最終的な廃棄・処分，並びに関連する活動（例：技術支援）の設計・開発及び提供を含む医療機器のライフサイクルの一つ以上の段階に関係する組織が使うことができる品質マネジメントシステムの要求事項を規定する．

また，「この規格は，組織に対して次を期待している」として，その一つに「適用される規制要求事項を，その品質マネジメントシステム内に含める」ことを挙げている．

製造販売後安全管理業務はGVP省令に従って行わなければならない（薬機法第23条の2の2（許可の基準））が，品質マネジメントシステムにはそれらの業務に関連することも含まれているので，本条では製造販売後安全管理業務をQMS省令とGVP省令の両方に従って行わなければならないことを規定している．

近年，薬機法第68条の10（副作用等の報告）による厚生労働大臣等への報告の遅延や，承認内容と異なる製造実態などの存在が明らかとなり，法令遵守体制の強化を図る薬機法改正がなされたが，本来，QMSのPDCAが適切に行われ，その適切性，妥当性及び実効性が継続的に維持されていれば，そのような事態は起こり得ないはずである．

71　医療機器等総括製造販売責任者の業務

第71条　製造販売業者は，次の各号に掲げる業務を，法第23条の2の14第2項に規定する医療機器等総括製造販売責任者（以下「医療機器等総括製造販売責任者」という．）に行わせなければならない．

一　製品の出荷の決定その他の製造管理及び品質管理に係る業務を統括し，これに責任を負うこと．

二　業務を公正かつ適正に行うために必要があると認めるときは，製造販売業者，管理監督者その他の当該業務に関して責任を有する者に対し文書により必要な意見を述べ，その写しを5年間保管すること．

三　次条第1項に規定する国内品質業務運営責任者を監督すること（次項の規定により医療機器等総括製造販売責任者が国内品質業務運営責任者を兼ねる場合を除く．）．

四　管理責任者及び次条第1項に規定する国内品質業務運営責任者（限定第三種医療機器製造販売業者にあっては，管理責任者を除く.）の意見を尊重すること.

五　製造管理又は品質管理に関係する部門と製造販売後安全管理基準第4条第1項に規定する安全管理統括部門（次条第2項第九号において「安全管理統括部門」という.）との密接な連携を図らせること.

2　医療機器等総括製造販売責任者は，管理監督者若しくは管理責任者又は次条第1項に規定する国内品質業務運営責任者を兼ねることができる.

総括製造販売責任者は，薬機法施行規則及びGVP省令で規定されていることのほか，本条で定められた製造管理及び品質管理の業務を行わなければならない（施行通知）.

第1項第一号の「その他の製造管理及び品質管理に係る業務」とは，品質管理監督システムの全てを統括するうえで必要な業務について規定したものである．総括製造販売責任者は，QMS省令で規定する各要求事項について，管理監督者（トップマネジメント），管理責任者と協力して，製造販売業者等の品質管理システムを把握し，責任を負わなければならない（以上施行通知）.

第1項第二号における文書は，総括製造販売責任者が当該文書の写しを保管することを求めている．また，「製造販売業者，管理監督者その他の当該業務に関して責任を有する者」については，当該文書の原本を授受関係が分かるような管理をすることが望ましい（以上施行通知）.

第1項第五号の「製造管理又は品質管理に関係する部門」とは，第72条第1項第一号に規定する品質保証部門，その他製造管理・品質管理に関係する部門のことである（施行通知）.

総括製造販売責任者は，第2項で規定する責任者と兼務する場合であっても，製造販売業の主たる機能を有する事務所で勤務しなければならない（施行通知）.

総括製造販売責任者は，兼務しようとする役職において要求される資格要件等を満たし，かつ，それぞれの業務に支障が生じない限りにおいて，管理監督者，管理責任者及び国内品質業務運営責任者との間で2又は3以上の役職を兼務することができるが，これら4者間の兼務ができるのは組織の品質マネジメントシステム上，責任関係が適切に整理され，かつ，それぞれの業務に支障がない場合のみである（施行通知及びQ&A通知）.

総括製造販売責任者は，薬機法で製造販売業者における製造管理及び品質管理並びに製造販売後安全管理を行う者として，その設置が義務付けられている．その意味では品質マネジメントシステムにおける実施責任者とも考えられ，第1項第二号及び第四号の規定からJISQ9001による品質マネジメントシステムモデルにおけるトップマネジメントと管理責任者の中間に位置する者としてイメージされている．なお，ISO13485などの国際規格では，トップマネジメントと管理責任者の兼務を想定していないこと（ただし，ISO9001:2015では，管理責任者に相当する業務を行う者に特定の名称を与えていない）と，本条第2項及び第72条第5項等を考慮すると，トップマネジメントが総括製造販売責任者であることが望ましいとされているようにも思われる.

総括製造販売責任者は，その業務に必要な能力と経験を有するとともに，一定の資格要件を満たす者でなければならない（薬機法第23条の2の14（医療機器等総括製造販売責任者等の設置））.

医療機器については次の要件のいずれかであることが求められる（薬機法施行規則第114条の49（医

療機器等総括製造販売責任者の基準)).

◆第一種又は第二種製造販売業の場合

① 旧大学令による大学，旧専門学校令による専門学校又は学校教育法による大学もしくは高等専門学校で，物理学，化学，生物学，工学，情報学，金属学，電気学，機械学，薬学，医学又は歯学に関する専門の課程を修了した者

② 旧制中学もしくは高校又はこれと同等以上の学校で，物理学，化学，生物学，工学，情報学，金属学，電気学，機械学，薬学，医学又は歯学に関する専門の課程を修了した後，医薬品，医療機器又は再生医療等製品の品質管理又は製造販売後安全管理に関する業務に3年以上従事した者

③ 医薬品，医療機器又は再生医療等製品の品質管理又は製造販売後安全管理に関する業務に5年以上従事した後，厚生労働大臣の登録を受けた者が行う講習[*9]を修了した者

④ 厚生労働大臣が①〜③に掲げる者と同等以上の知識経験を有すると認めた者

◆第三種製造販売業の場合

⑤ 旧制中学もしくは高校又はこれと同等以上の学校で，物理学，化学，生物学，工学，情報学，金属学，電気学，機械学，薬学，医学又は歯学に関する専門の課程を修了した者

⑥ 旧制中学もしくは高校又はこれと同等以上の学校で，物理学，化学，生物学，工学，情報学，金属学，電気学，機械学，薬学，医学又は歯学に関する科目を修得した後，医薬品，医薬部外品，化粧品，医療機器又は再生医療等製品の品質管理又は製造販売後安全管理に関する業務に3年以上従事した者

⑦ 厚生労働大臣が⑤及び⑥に掲げる者と同等以上の知識経験を有すると認めた者

これらの従事経験年数は，複数の事業者・事業所における従事経験を通算した合計で良いが，該当する許可，登録等を受けて行っていた事業におけるものでなければならない.

①及び⑤でいう専門の課程について，国内のそれと同等と認められる海外の大学や高校で修了している場合も，それぞれ④や⑦に該当する者として認められる（平成24年薬食審査発0830第10号).

「専門の課程を修了」とは，例えば，理学部物理学科を所定の単位を取得して卒業したような者等の，「科目を修得」とは，学部等にかかわらず当該科目の所定の単位を修得した者等のことである．ただし，「社会工学」，「教育工学」など，「工学」と名がついていれば何でも認められるということではなく，講義内容等から医療機器の品質管理，安全管理の責任者として備えるべき知識を学んできたかどうかにより判断される.（平成25年1月11日厚生労働省医薬食品局審査管理課医療機器審査管理室ほか事務連絡）

⑦の「厚生労働大臣が認めたもの」としては，医療機器の品質管理又は製造販売後安全管理に関する業務に5年以上従事していた者がある．なお，これに該当して総括製造販売責任者となった場合には，講習会等への積極的参加が推奨されている（平成25年1月11日厚生労働省医薬食品局審査管理課医療機器審査管理室ほか事務連絡).

診断薬については薬剤師であることが原則である（薬機法第23条の2の14（医療機器等総括製造販売責任者等の設置及び遵守事項)）．ただし，当該者の死亡や予期しない退社等により後任者に薬剤師を

[*9] 厚生労働大臣の登録を受けたものが行う講習には次のものがある.
医療機器総括製造販売責任者講習会（公益財団法人医療機器センター）

置くことが著しく困難な場合には，5年間以内に限り次の①又は②の者でも良い（薬機法施行規則第114条の49の2（薬剤師以外の技術者に行わせることができる体外診断用医薬品の製造管理及び品質管理並びに製造販売後安全管理））が，その場合には総括製造販売責任者補佐薬剤師を置かなければならない（令和3年薬生安発0224第1号）.

① 旧大学令による大学，旧専門学校令による専門学校又は学校教育法による大学もしくは高等専門学校で，薬学又は化学に関する専門の課程を修了した者

② 厚生労働大臣が上記と同等以上の知識経験を有すると認めた者

72 国内品質業務運営責任者

（1） 国内品質業務運営責任者の要件

第72条 製造販売業者は，この省令の規定に従って行う国内の製品の品質を管理する業務（以下「品質管理業務」という.）の責任者として，国内に所在する施設に，次に掲げる要件を満たす国内品質業務運営責任者を置かなければならない.

一 製造販売業者における品質保証部門の責任者であること.

二 品質管理業務その他これに類する業務に3年以上従事した者であること.

三 国内の品質管理業務を適正かつ円滑に遂行しうる能力を有する者であること.

四 医療機器等の販売に係る部門に属する者でないことその他国内の品質管理業務の適正かつ円滑な遂行に支障を及ぼすおそれがない者であること.

第1項の「国内に所在する施設」とは，総括製造販売責任者がその業務を行う事務所（主たる機能を有する事務所）などであるが，総括製造販売責任者が国内品質業務運営責任者と兼務する場合以外は，上記製造販売業者の主たる機能を有する事務所以外において国内品質業務運営責任者が勤務することでも良い（施行通知）.

第1項第一号の「品質保証部門」とは，品質管理業務の統括を行う部門の設置を求めているもので，QMS 省令の要求事項を満たしていれば，名称が必ずしも「品質保証部門」という名称である必要はない.名称については，各組織が適切に定めて良いが，品質管理業務の統括を行う部門がどこであるかについては，明確でなければならない（以上施行通知）.

第1項第二号の規定は，国内品質業務運営責任者は，製品リスクを勘案し，品質管理業務に関する経験を十分有する等，関係業務を熟知した者であるべきことから設けられた規定であり，「品質管理業務その他これに類する業務に従事した者」としては，第一種医療機器製造販売業者については，次の①～⑤までに掲げる者，第二種もしくは第三種医療機器製造販売業者又は体外診断用医薬品製造販売業者については，次の①～⑥までに掲げる者がそれぞれ該当する（施行通知及び Q&A 通知3）.

① 第10条の管理監督者

② 第16条の管理責任者

③ 医療機器等総括製造販売責任者

④ 責任技術者，製造管理者及び旧 GQP 省令下における品質保証責任者

⑤ 製造販売業又は製造業の製造管理又は品質管理に係る業務に従事した者

⑥ ISO9001又はISO13485の認証を受けた事業者等の事業所で，品質マネジメントシステムの維持等に関する責任及び権限を付与された管理責任者，品質保証部門等の指示のもとでこれらの実務を行う部門に所属する者，内部監査員等の品質マネジメントシステムの継続的改善又は維持に関する業務に従事した者（ただし，原則として，日本標準産業分類における製造業に含まれるものに限り，主として管理事務を行う本社，本店等はこれに含まれるが，製造行為を伴わない単に修理のみを行う事業所やサービス提供等のみを行うものを除く．また，内部監査員については単に社内資格を有するだけでなく，実際に品質マネジメントシステムを広く監査している者に限る）

なお，「3年以上」とは，自社，他社を問わず該当する業務の合計年数でも良い（施行通知）．

④及び⑤は，原則として医療機器又は診断薬の製造販売業又は製造業における責任者等ではあるが，医薬品又はGMP適用医薬部外品の製造販売業における品質管理業務の経験についても，従前からのGQP省令との関係等をふまえて，当面の間，④又は⑤の者とみなされる．ただし，この場合には，ISO13485における内部監査員研修等，ISO13485又はQMS省令に基づく品質管理等についての十分な教育訓練を受けさせなければならない．なお，修理業の責任技術者の業務経験年数は算定できない（以上Q&A通知3）．

医療機器・診断薬の製造・品質管理を適切に行うためには，QMS省令，ISO9001及びISO13485による品質管理の基本的考え方であるプロセスアプローチに基づく製造・品質管理についての十分な知識及び経験を有していることが必要である．そのため，⑥に該当する者を国内品質業務運営責任者とする場合には，これらの要件を十分に考慮する必要がある（以上Q&A通知3）．

限定第三種医療機器製造販売業又は限定一般医療機器のみ製造する製造業における製造・品質管理に従事した経験は，原則として，限定第三種医療機器製造販売業における国内品質業務運営責任者とする場合にのみ，従事経験としての算定が可能である．ただし，経験した品質管理業務が限定第三種医療機器製造販売業に適用されない規定を含む品質マネジメントシステムとして運用されている場合については，このような限定はない（以上Q&A通知3）．

①，②，⑤及び⑥については，海外に所在する施設での業務経験でも良いが，国内における品質管理業務を適切に行ううえで必要な場合には，語学等の教育訓練を行わなければならない．なお，海外の法規制のもとでの品質管理業務に従事していた者については，法規制の相違点，その他国内における品質管理業務に必要な教育訓練を受け，国内の品質管理業務を適正かつ円滑に遂行しうる能力があると認められる場合には，前記⑤に該当する者とみなして差し支えない（以上Q&A通知3）．

製造所の責任技術者又は製造管理者としての業務経験に関し，製造販売業者のQMS又は登録製造所のQMSにおいて責任技術者又は製造管理者の責任及び権限を規定している場合には，国内品質業務運営責任者に必要な業務経験として算定可能である（Q&A通知2）．

第1項第三号の「品質管理業務を適切に遂行しうる能力を有する者」については，製造販売業者等が責任をもって任せるために必要な能力を第23条第一号に基づいて職歴，経験年数，教育訓練状況等により明確にし，これを満たした者を任命するとともに，同条第五号に基づいて必要な記録を作成し，保管しなければならない．例えば，前記⑥に掲げる者を国内品質業務運営責任者に任命しようとする場合には，その者の薬機法等に関する知識の習得の必要性等を勘案し，都道府県，医療機器等関係団体が行う医療機器等の品質管理に係る講習会その他適切な教育訓練を受けさせることを考慮する必要がある（以上施行通知）．

第1項第四号は，国内品質業務運営責任者が行う業務について，採算性といった営業的見地からの影響を極力排除するために設けられた規定である．このような観点から，「その他品質管理業務の適正かつ円滑な遂行に影響を及ぼす部門」としては，例えば，販売を促進する部門等が該当する（以上施行通知）．

製造販売する品目の類別や製品群の製品特性等の相違により，製造・品質管理の方法が大きく異なる等のため，製品特性ごとに複数の体制で製造・品質管理を行っている場合は，当該部門ごとに国内品質業務運営責任者及び管理責任者を設置することとしても良いが，総括製造販売責任者により，それぞれの製造・品質管理の体制が統括されていなければならない．なお，国内品質業務運営責任者は，製造・品質管理の体制ごとに一人であるべきだが，必要に応じて副責任者等，製造・品質管理についての個別の業務に責任を有する者をあらかじめ指定して複数置くことでも良い（以上Q&A通知）．

品質マネジメントシステムは組織を単位として構築されるのが一般的であるが，薬機法では製造販売業と製造業を分けて規制しているため，国内品質業務運営責任者は，製造販売業における品質管理業務の統括者として位置付けられている．本条第1項では品質管理業務として，いわゆるQC（Quarity Control：品質管理）がイメージされており，その統括部門としてのQA（Quality Assurance：品質保証）部門と，QA部門の責任者たる国内品質業務運営責任者が規定されている．平成26年のQMS省令の改正以降，QMS省令の実施主体が製造販売業者となったため，それ以前のGQP省令中で規定されていたものがQMS省令中で規定されることとなった．そのため，QMS省令第2章とのつながりが今ひとつ分かりにくいように思われる．

(2) 国内品質業務運営責任者の業務

2　製造販売業者は，国内品質業務運営責任者に，この省令の規定に基づき作成された手順書等に基づき，次に掲げる業務を行わせなければならない．

一　国内の品質管理業務を統括すること．

二　国内の品質管理業務が適正かつ円滑に行われていることを確認すること．

三　国内に流通させる製品について，市場への出荷の決定をロットごと（ロットを構成しない医療機器等にあっては，製造番号又は製造記号ごと）に行い，その結果及び出荷先等市場への出荷の記録を作成すること（次項の規定により市場への出荷の可否の決定をあらかじめ指定した者に行わせる場合にあっては，当該製品の市場への出荷の可否の決定の状況について適切に把握すること．）．

四　国内に流通する製品について，当該製品の品質に影響を与えるおそれのある製造方法，試験検査方法等の変更がなされる場合にあっては，当該変更に係る情報を国内外から収集し，かつ，把握するとともに，当該変更が製品の品質に重大な影響を与えるおそれがある場合には，速やかに管理責任者（限定第三種医療機器製造販売業者の国内品質業務運営責任者にあっては，管理監督者．次号から第七号までにおいて同じ．）及び医療機器等総括製造販売責任者に対して文書により報告し，必要かつ適切な措置がとられるようにすること．

五　国内に流通する製品について，当該製品の品質等に関する情報（品質不良又はそのおそれに係る情報を含む．）を国内外から収集するとともに，当該情報を得たときは，速やかに管理責任者及び医療機器等総括製造販売責任者に対して文書により報告し，記録し，及び必要かつ適切な措置がとられるようにすること.

六　国内に流通する製品の回収を行う場合に，次に掲げる業務を行うこと.

イ　回収した医療機器等を区分して一定期間保管した後，適正に処理すること.

ロ　回収の内容を記載した記録を作成し，管理責任者及び医療機器等総括製造販売責任者に対して文書により報告すること.

七　第四号から前号までに掲げるもののほか，国内の品質管理業務の遂行のために必要があると認めるときは，管理責任者及び医療機器等総括製造販売責任者に対して文書により報告すること.

八　国内の品質管理業務の実施に当たり，必要に応じ，関係する登録製造所に係る製造業者又は医療機器等外国製造業者，販売業者，薬局開設者，病院及び診療所の開設者その他関係者に対し，文書による連絡又は指示を行うこと.

九　製造販売後安全管理基準第２条第２項に規定する安全確保措置に関する情報を知ったときは，安全管理統括部門に遅滞なく文書で提供すること.

3　前項第三号に規定する市場への出荷の決定は，国内品質業務運営責任者があらかじめ指定した者（品質保証部門の者又は登録製造所（市場への出荷を行うものに限る.）の構成員であって，当該業務を適正かつ円滑に遂行しうる能力を有する者に限る.）に行わせることができる.

4　前項の規定により市場への出荷の決定を行った者は，その結果及び出荷先等市場への出荷に関する記録を作成するとともに，国内品質業務運営責任者に対して文書により報告しなければならない.

5　国内品質業務運営責任者は，管理責任者を兼ねることができる.

第2項の「この省令の規定に基づき作成された手順書等」とは，国内品質業務運営責任者が行う業務の手順書の作成を新たに求めるものではなく，例えば，第2項第四号で規定する業務については第55条第3項（製品受領者の意見の収集手順）及び第55条の3第1項（厚生労働大臣等への報告手順）に規定する手順，第2項第六号で規定する業務については第60条第2項（不適合製品の管理手順）に規定する手順をそれぞれ準用することでも良い（以上施行通知).

第2項第一号の「国内の品質管理に関する業務」には，第2項第三号～第九号までの業務等が含まれる（施行通知).

第2項第三号の規定により記録される内容としては，例えば，次に掲げる事項が考えられるが，その記録は第40条第2項及び第3項（ロットの記録）をふまえたものでなければならない（施行通知).

○医療機器等の出納記録（販売名，ロット番号，出納数量，出荷先等）

○製造管理及び品質管理の結果の評価に関する記録

○製造販売業者又は製造業者等により提供された市場への出荷の可否の決定に影響のある品質，有効性及び安全性に関する情報の評価に関する記録

○市場への出荷の可否の決定に関する記録（販売名，ロット番号，決定者，決定日等）

第2項第四号は，国内品質業務運営責任者が，国内流通製品の品質に重大な影響を及ぼす可能性がある製造方法又は試験検査方法等の変更に関する情報を入手した際には，速やかに管理責任者及び総括製造販売責任者にその情報を提供すべきことを規定したものである．また，「品質に重大な影響を与える

おそれがある」かどうかは，製品の品質に責任を有する製造販売業者が科学的根拠に基づいて，製品の特性や変更により生ずる可能性等も考慮して，適切に判断しなければならないが，少なくとも承認・認証・届出内容の変更はこれに該当する（以上施行通知）.

第2項第五号は，品質情報のうち，品質不良又はそのおそれがあることが判明した場合には，国内品質業務運営責任者が速やかに管理責任者及び総括製造販売責任者にその情報を提供して，適切な措置をとることを求めるものである．また，同号の「当該製品の品質等に関する情報」には，容器，被包，表示等に関する品質情報も含まれ，「必要かつ適切な措置」とは，第60条の不適合製品の管理，第63条の是正措置等を通じて回収を検討することも含め，その情報が製造販売業者の製造管理及び品質管理業務に適切に反映されるべきことを求めている（以上施行通知）.

再製造単回使用医療機器の場合，第2項第四号及び第五号の「国内に流通する製品」とは，再製造単回使用医療機器及び原型医療機器のことをいう．また，第2項第四号の「当該製品の品質に影響を与えるおそれのある製造方法，試験検査方法等の変更がなされる場合にあっては，当該変更に係る情報」には，例えば，再製造単回使用医療機器基準第4の2（性能及び安全性（再生部品，交換部品及び再製造単回使用医療機器））(3) ウにある原型医療機器の原材料の変更等並びに原型医療機器の不具合及び回収に関する情報等や，原型医療機器の製造販売業者等からの製品の品質に影響を及ぼす可能性がある通知なども含まれる．第2項第五号の「当該製品の品質等に関する情報」には，原型医療機器の製造販売業者等が実施する回収情報等も含まれる（以上施行通知）.

第2項第六号の回収処理は，登録製造所の製造業者等，販売業者，薬局開設者，病院及び診療所の開設者その他関係する者との連携を図り適切に実施しなければならない．同号イの「一定期間」とは，回収した製品の処置が決定されるまでの期間である．また,同号ロの「回収の内容を記載した記録」には,同号イの内容も含まれる（以上施行通知）.

第2項第七号の「国内の品質管理業務の遂行のために必要があると認めるとき」とは，例えば，本条第3項により国内品質業務運営責任者からあらかじめ指定された者が行う出荷可否の決定の業務に関して，改善が必要な場合などが含まれる（施行通知）.

第2項第八号の規定は，回収，製造販売の停止その他品質に関する情報を必要に応じて，販売業者や医療機関等へも提供をすることを求めるものである（施行通知）.

第2項第九号の規定は，国内の品質管理業務において得られた品質情報のうち，安全確保措置に関係する情報について安全管理統括部門に遅滞なく文書で提供することを求めるものである．なお，安全管理統括部門からは，GVP省令第8条（安全管理情報の検討及びその結果に基づく安全確保措置の立案）第1項第二号（GVP省令第14条及び第15条において準用する場合を含む）により，品質に関する情報が提供されなければならないこととされている（以上施行通知）.

第3項の規定に基づき，市場への出荷の可否の決定は，国内品質業務運営責任者自らが行うか，国内品質業務運営責任者の責任において，品質保証部門の者又は国内の市場に出荷する登録製造所の構成員に行わせることができる．なお，「あらかじめ指定した者」とは，業務の内容を熟知した者をあらかじめ当該業務の責任者として指定した者のことである．この場合，「当該業務を適正かつ円滑に遂行しうる能力を有する者」とは，本条第1項に示されている国内品質業務運営責任者と同等の要件を満たす者でなければならない（以上施行通知）.

国内品質業務運営責任者以外の者が出荷の可否の決定を行う場合には，あらかじめ次の事項を考慮（又は利用できるように）しておかなければならない（施行通知）．

○市場への出荷の管理に関する手順

○上記手順から不適合等があった場合の速やかな報告，指示

○製造販売業者等からの定期的な確認

○市場への出荷の可否の決定を行う者に対し，適正かつ円滑に市場への出荷の可否の決定を行うために必要な情報

また，当該出荷の記録は，第40条第2項及び第3項（ロットの記録）をふまえたものでなければならない（施行通知）．

医療機器についての主たる組立てその他の主たる製造工程又は診断薬についての反応に関与する成分の最終容器への充填工程を行う登録製造所（主たる組立て等製造所）がそれ以降の国内における最終製品の保管を行う登録製造所（保管製造所）を直接購買管理している場合等，主たる組立て等製造所において製造管理及び品質管理の結果についての情報を適切に入手できる場合であって，出荷判定を行う製品を直接取扱う国内の主たる組立て等製造所の品質保証部門に属する者が，当該製品について適切に出荷判定に必要な情報等の提供を受け，これを評価し得る場合には，（保管製造所製造業者と）適切に取決め等を行ったうえで，（保管製造所の構成員ではなくても）その者に当該製品について出荷判定を行わせることは差し支えない．なお，製造販売業者の品質マネジメントシステムの管理下にある主たる組立等製造所の構成員が出荷判定を行う場合は，その者が品質保証部門の者であり，必要な責任及び権限を与えられていることを規定しておくことで良い（以上Q&A通知3）．

第4項の「その結果及び出荷先等市場への出荷に関する記録」には，次のものが考えられる（施行通知）．

○医療機器等の出納記録（販売名，ロット番号，出納数量，出荷先等）

○製造管理及び品質管理の結果の評価についての記録

○製造販売業者又は製造業者等により提供された市場への出荷の可否の決定に影響のある品質，有効性及び安全性に関する情報の評価についての記録

○市場への出荷の可否の決定に関する記録（販売名，ロット番号，決定者，決定日等）

第4項の国内品質業務運営責任者への報告は，国内品質業務運営責任者へ市場への出荷可否決定に関する情報を集約し，管理することの確保を趣旨としたものである．なお，当該業務が適切に実施されているのであれば，必ずしも市場への出荷の可否の決定ごとに報告することまでは必要としない（以上施行通知）．

第5項により，国内品質業務運営責任者は管理責任者との兼務が可能であり，第71条第2項により，総括製造販売責任者は管理監督者もしくは管理責任者又は国内品質業務運営責任者との兼務が可能であるとされているが，これら4者間の兼務については，それぞれの業務に支障がなく，かつ，組織の品質マネジメントシステム上，これら4者の責任関係が適切に整理されている場合のみ可能である（Q&A通知）．

72の2　その他の遵守事項

(1)　登録製造所等との取り決め等

第72条の2　製造販売業者は，前条第2項第四号及び第五号の規定による情報の収集が妨げられることのないよう，第55条の規定により行う業務との関係も踏まえ必要な体制を整備するとともに，関係する施設及び登録製造所との間で必要かつ十分な事項について取り決め，これを文書化しなければならない.

第1項では，製造販売業者には国内に流通する製品について，製造方法及び試験方法の変更や品質情報などを収集するために必要な体制を整備することを求めている（施行通知）.

「関係する施設及び登録製造所との間で必要かつ十分な事項」とは，例えば，不適合の事例，製品の品質に影響を及ぼす変更，品質不良等があった場合などに，製造販売業者への速やかな連絡の方法及び対応する責任者を決めるなどのことである（施行通知）.

取り決めについては，製造販売業者が適切な情報収集を行うために必要な関係施設及び登録製造所との間で行うことを求めているもので，製造販売業者が品質マネジメントシステムに関係する全ての施設と，第5条の5（外部委託）第3項に規定する合意を行うことを求めているものではない（施行通知）.

取り決めの方法については，契約書本体で取り決め内容を明らかにする形式の他，第5条の5第3項の実施要領において，取り決め内容が外部に明らかとなる形式で定めることとしても良い．なお，製造販売業者と関係する施設又は登録製造所が同一法人である場合には，当該法人としての管理規定において製造販売業者と関係する施設又は登録製造所との関係が適切に規定されていれば良い（以上施行通知）.

取り決めは，製造販売業者と関係する施設又は登録製造所等との二者間において個々に行うことを基本とするが，関係する施設と登録製造所との間における取り決め内容を基に，製造販売業者を含めて三者による取り決めを行うことでも良い．また，必ずしも全ての関係する施設又は登録製造所と直接取り決めを結ぶことを求めるものではなく，例えば，全工程を管理している代表的な登録製造所等と取り決めを結び，この中で他の登録製造所等の管理方法や連絡方法を規定しておくことなど，他の方法によることでも良い（以上施行通知）.

登録製造所を含む関連施設は，製品の製造等を通して製造販売業者と特に密接な関係があるため，同一組織であれば社内の規定によって定めることができるが，組織外の施設であっても，国内品質業務運営責任者が製品の品質関連情報を把握できるよう，製造販売業者と当該施設との間で文書により取り決めることが本条の趣旨である.

※施行通知では，本条の解説に「実施要領」という語を使用している箇所がある．しかし，「取り決め」の方が分かりやすいと思われるので，本書の解説では「取り決め」を用いている（実施要領については本書「5　品質管理監督システムに係る要求事項」（p.36）参照）.

(2)　販売業者等からの通知の処理等

2　製造販売業者は，次に掲げる事項に関する手順を文書化しなければならない.

一　医療機器の修理業者からの通知の処理
二　医療機器の販売業者又は貸与業者における品質の確保
三　中古品の販売業者又は貸与業者からの通知の処理

第2項第一号の処理とは，修理業者から製造販売した医療機器の修理に関する通知があった場合には，その修理業者に対して，当該医療機器の適正な修理の方法その他の当該医療機器の品質，有効性，安全性の保持のために必要な事項について，文書による指示を行うことである（施行通知）．

第2項第二号は，製造販売しようとする医療機器の販売・貸与業者に対して，あらかじめ定めた営業所における品質確保の方法について，文書による指示を行うことを意味している（施行通知）．

第2項第三号の処理とは，中古品の販売・貸与業者から中古品の販売又は貸与に関する通知があった場合に，その販売・貸与業者に対して，当該医療機器の品質，有効性及び安全性の保持のために必要な事項について，文書による指示を行うことである（施行通知）．

第2項第一号については，修理業者は医療機器の修理を行う場合には，あらかじめその製造販売業者に通知するとともに，製造販売業者から受けた指示を遵守しなければならない（薬機法施行規則第191条（特定保守管理医療機器の修理業者の作業管理及び品質管理）及び第192条（特定保守管理医療機器以外の医療機器の修理業者の作業管理及び品質管理））ことに対応するものである．

第2項第二号及び第三号については，医療機器の販売・貸与業者は，医療機器に被包の損傷その他の瑕疵がないことの確認など，医療機器の品質の確保をしなければならない（薬機法施行規則第165条（品質の確保）及び第178条（準用））こと及び使用された医療機器を他に販売等する場合には，あらかじめその製造販売業者に通知するとともに，製造販売業者から受けた指示を遵守しなければならない（薬機法施行規則第170条（中古品の販売等に係る通知等）及び第178条）ことに対応するものである．

72の3　選任外国製造医療機器等製造販売業者等の業務

（1）　選任製造販売業者が行う第2章等に関係する業務等

第72条の3　外国製造医療機器等特例承認取得者は，選任外国製造医療機器等製造販売業者に，この省令の規定により行う業務のうち，次に掲げる業務を行わせなければならない．
一　第7条の規定により行う業務のうち，国内の業務に関するもの
二　第17条の規定により行う業務のうち，国内の業務に関するもの
三　第29条の規定により行う業務のうち，国内の業務に関するもの
四　第43条の規定により行う業務のうち，国内の業務に関するもの
五　第48条及び第49条の規定により行う業務のうち，国内の業務に関するもの
六　第55条及び第55条の2の規定により行う業務のうち，国内の業務に関するもの
七　第60条から第60条の4までの規定により行う業務のうち，国内の業務に関するもの
八　国内の製品に係る回収処理
九　国内の製品に係る製造販売後安全管理に関する業務
十　選任外国製造医療機器等製造販売業者として行う業務についての外国製造医療機器等特例承認取得

者の管理監督者及び管理責任者その他の関係する者に対する必要な報告，情報の授受その他の当該業務を適切に行うために外国製造医療機器等特例承認取得者との必要な連携を図るための業務

十一　選任外国製造医療機器等製造販売業者として行う業務に関する文書及び記録の管理

2　外国指定高度管理医療機器製造等事業者については，前項の規定を準用する．この場合において，「選任外国製造医療機器等製造販売業者」とあるのは，「選任外国指定高度管理医療機器等製造販売業者」と読み替えるものとする．

本条では，品質マネジメントシステムの実施主体が外国製造業者である場合，国内で行わなければならない業務については外国製造業者では行うことができないため，選任製造販売業者が行わなければならないことを規定している．

条文中，第1項の主語は「承認取得者」となっているため，第2項においても「認証取得者」が第1項の規定を準用して当該業務を行わせることを規定している．

第1項第一号～第七号は，QMS省令第2章の規定のうち，選任製造販売業者が行わなければならないものであり，次の国内業務のことを指す．

①　品質マネジメントシステムの基準の文書化（第7条）
②　各施設内及び各施設間の適切な情報伝達（第17条）
③　製品受領者との間の相互の情報又は意見の交換（第29条）
④　製品の供給に附帯したサービス業務の管理，記録等（第43条）
⑤　製品等のトレーサビリティの確保（第48条及び第49条）
⑥　製品受領者からの情報の入手と苦情処理（第55条及び第55条の2）
⑦　不適合製品の管理，処理（第60条～第60条の4）

なお，第1項第八号及び第九号は，第55条の3や第60条の3などにも関係する業務であり[*10]，また，第1項第十号及び第十一号は，選任製造販売業者に特有の業務である．

第1項第一号の規定は，選任製造販売業者の国内の業務に関する範囲において，必要な業務を行うよう求めるものである．その業務については，原則として品質マニュアルとして整備する必要があるが，品質マニュアルとしてではなく，他の手順書等で規定することでも良い（以上施行通知）．

第1項第十一号で規定する文書及び記録の管理として，第8条で規定する品質管理監督文書の管理，第9条で規定する記録の管理，第67条で規定する品質管理監督文書の保管，第68条で規定する記録の保管などが要求されている（施行通知）．

(2)　選任製造販売業者が行う第3章に関係する業務

3　選任外国製造医療機器等製造販売業者又は選任外国指定高度管理医療機器等製造販売業者については，第70条から前条まで（第72条第5項を除く．）の規定を準用する．この場合において，第71条第1

[*10] 薬機法では，第11章（医薬品等の安全対策）に規定する安全対策について，外国製造医療機器等承認取得者に対しては，そのうち不具合報告，回収報告等の義務対象者としているが，外国製造医療機器等認証取得者は義務対象者としていないので，その選任製造販売業者がその義務を果たさなければならない．

項第一号中「その他の」とあるのは「その他の選任外国製造医療機器等製造販売業者又は選任外国指定高度管理医療機器等製造販売業者として行う」と，同項第二号中「製造販売業者，管理監督者」とあるのは「選任外国製造医療機器等製造販売業者又は選任外国指定高度管理医療機器等製造販売業者」と，同項第四号中「管理責任者及び次条第１項」とあるのは「次条第１項」と，「（限定第三種医療機器製造販売業者にあっては，管理責任者を除く．）の意見」とあるのは「の意見」と，同条第２項中「管理監督者若しくは管理責任者又は次条第１項」とあるのは「次条第１項」と，第72条第１項中「従って」とあるのは「従って選任外国製造医療機器等製造販売業者又は選任外国指定高度管理医療機器等製造販売業者として」と，同条第２項第四号中「管理責任者（限定第三種医療機器製造販売業者の国内品質業務運営責任者にあっては，管理監督者．次号から第七号までにおいて同じ．）及び医療機器等総括製造販売責任者」とあるのは「医療機器等総括製造販売責任者」と，同項第五号，第六号ロ及び第七号中「管理責任者及び医療機器等総括製造販売責任者」とあるのは「医療機器等総括製造販売責任者」と読み替えるものとする．

選任製造販売業者が行わなければならないQMS省令第3章に関係する業務については，第70条～第72条の2を準用することが規定されている．第3項では，準用する条文中の「管理監督者」や「管理責任者」の語を除外するなど，品質マネジメントシステムの実施主体が外国製造業者であることに伴う読み替えを規定している．なお，第71条～第72条の2までの主語は製造販売業者なので，文言上は選任製造販売業者も含まれるが，本条によって選任製造販売業者にも適用される条項が明確に示されている．

第４章　生物由来医療機器等の製造管理及び品質管理

73　特定生物由来医療機器等製造販売業者等の製造所における業務運営基盤

第73条　特定生物由来製品たる医療機器等，法第43条第２項の規定により厚生労働大臣の指定した医療機器及び細胞組織医療機器（以下この章において「特定生物由来医療機器等」という．）に係る製品の製造販売業者等（以下「特定生物由来医療機器等製造販売業者等」という．）は，当該製品を製造する製造所（包装，表示若しくは保管又は設計のみを行う製造所を除く．以下この章において同じ．）における業務運営基盤として次に掲げる要件を満たさなければならない．

一　製品の製造に必要な蒸留水等を供給する設備は，異物又は微生物（ウイルスを含む．以下この章及び第６章において同じ．）による蒸留水等の汚染を防止するために必要な構造であること．

二　作業所（製造作業を行う場所をいう．以下この章から第６章までにおいて同じ．）は，次に定めるところに適合するものであること．

イ　作業室又は作業管理区域は，製造工程に応じ，適切な温度，湿度及び清浄の程度を維持管理できる構造及び設備を有すること．

ロ　原料又は材料の秤量作業又は容器の洗浄作業を行う作業室は，防じんのため，密閉構造を有すること．

ハ　洗浄後の容器の乾燥作業又は滅菌作業を行う作業室は専用であること．ただし，洗浄後の容器が汚染されるおそれがない場合においては，この限りでない．

ニ　清浄区域（作業所のうち，構成部品等の秤量及び調製作業を行う場所並びに洗浄後の製品等が作業所内の空気に触れる場所をいう．以下この章及び第6章において同じ.）及び無菌区域（作業所のうち，無菌化された製品若しくは構成部品等又は滅菌された容器が作業所内の空気に触れる場所，容器の閉塞作業を行う場所及び無菌試験等の無菌操作を行う場所をいう．以下この章において同じ.）は，次に定めるところに適合するものであること．

(1) 天井，壁及び床の表面は，なめらかでひび割れがなく，かつ，じんあいを発生しないものであること．

(2) 排水設備は，有害な排水による汚染を防止するために適切な構造のものであること．

ホ　清浄区域には，排水口を設置しないこと．ただし，次に定めるところに適合する場合であって，やむを得ないと認められるときは，この限りでない．

(1) 排水口は，清掃が容易なトラップ及び排水の逆流を防止するための装置を有するものであること．

(2) トラップは，消毒を行うことができる構造のものであること．

(3) 床の溝は，浅く清掃が容易なものであり，かつ，排水口を通じて，製造区域（培養，抽出及び精製作業，構成部品等の秤量及び調製作業，容器の洗浄及び乾燥作業並びに容器の閉塞及び包装作業を行う場所並びに更衣を行う場所をいう.）の外へ接続されていること．

ヘ　無菌区域は，次に定めるところに適合するものであること．

(1) 排水口を設置しないこと．

(2) 流しを設置しないこと．

ト　動物又は微生物を用いる試験を行う区域及び特定生物由来医療機器等に係る製品の製造に必要のない動物組織又は微生物を取り扱う区域は，当該製品の製造を行う他の区域から明確に区別されており，かつ，空気処理システムが別系統にされていること．

チ　無菌操作を行う区域は，フィルターにより処理された清浄な空気を供し，かつ，適切な差圧管理を行うために必要な構造及び設備を有すること．

リ　病原性を持つ微生物等を取り扱う区域は，適切な陰圧管理を行うために必要な構造及び設備を有すること．

ヌ　感染性を持つ微生物等を取り扱う区域は，当該区域で使用した器具の洗浄，消毒及び滅菌のための設備並びに廃液等の処理のための設備を有すること．

ル　他から明確に区別された室に，次に掲げる設備を設けること．ただし，製品の種類，製造方法等により，当該製品の製造に必要がないと認められる設備を除く．

(1) 微生物の貯蔵設備

(2) 製造又は試験検査に使用する動物で微生物接種後のものを管理する設備

(3) 製造又は試験検査に使用する動物を処理する設備

(4) 微生物を培地等に移植する設備

(5) 微生物を培養する設備

(6) 培養した微生物の採取，不活化，殺菌等を行う設備

(7) 製造又は試験検査に使用した器具器械等について消毒を行う設備

ヲ ル (2) から (4) まで及び (6) に掲げる設備を有する室の天井，壁及び床の表面は，洗浄及び消毒を行うことができる構造のものであること．

ワ ル (4) 及び (6) に掲げる設備を有する室並びに製品等の試験検査に必要な設備のうち無菌試験を行う設備を有する室は，次に掲げる要件を満たすものであること．

(1) 無菌室であること．ただし，当該作業室内に，製品の種類，製造方法等により支障なく無菌的操作を行うことができる機能を有する設備を設ける場合においては，この限りでない．

(2) (1) の無菌室は，専用の前室を附置し，通常当該前室を通じてのみ作業室内に出入りできるような構造のものとし，かつ，その前室の出入口が屋外に直接面していないものであること．

カ ルに掲げる設備のほか，次に掲げる設備を有すること．

(1) 製造又は試験検査に使用する動物の飼育管理に必要な設備

(2) 培地及びその希釈用液を調製する設備

(3) 製造又は試験検査に使用する器具器械，容器等の洗浄，乾燥，滅菌及び保管に必要な設備

(4) 容器の閉塞設備

(5) 動物の死体その他の汚物の適切な処理及び汚水の浄化を行う設備

ヨ 貯蔵設備は，恒温装置，自記温度計その他必要な計器を備えたものであること．

タ 空気処理システムは，次に定めるところに適合するものであること．

(1) 微生物等による製品等の汚染を防止するために適切な構造のものであること．

(2) 病原性を持つ微生物等を取り扱う場合においては，当該微生物等の空気拡散を防止するために適切な構造のものであること．

(3) 病原性を持つ微生物等を取り扱う区域から排出される空気を，高性能エアフィルターにより当該微生物等を除去した後に排出する構造のものであること．

(4) 病原性を持つ微生物等が漏出するおそれのある作業室から排出される空気を再循環させない構造のものであること．ただし，(3) に規定する構造により当該微生物等が十分除去されており，かつ，再循環させることがやむを得ないと認められるときは，この限りでない．

(5) 必要に応じて，作業室ごとに別系統にされていること．

レ 配管，バルブ及びベント・フィルターは，使用の目的に応じ，容易に清掃又は滅菌ができる構造のものであること．

ソ 次に掲げる試験検査の設備及び器具を備えていること．ただし，当該特定生物由来医療機器等製造販売業者等の他の試験検査機関を利用して自己の責任において当該試験検査を行う場合であって，支障がないと認められるときは，この限りでない．

(1) 密封状態検査を行う必要がある場合には，密封状態検査の設備及び器具

(2) 異物検査の設備及び器具

(3) 製品，製造用物質及び材料の理化学試験の設備及び器具

(4) 無菌試験の設備及び器具

(5) 発熱性物質試験を行う必要がある場合には，発熱性物質試験の設備及び器具

(6) 生物学的試験を行う必要がある場合には，生物学的試験の設備及び器具

三　細胞組織医療機器に係る製品の作業所は，次に定めるところに適合するものであること．
　イ　原料又は材料の受入れ，加工処理，製品の保管等を行う区域は，細胞組織医療機器に係る製品の製造を行う他の区域から区分されていること．
　ロ　原料又は材料の受入れ，加工処理，製品の保管等を行う区域は，これらを行うために必要な構造及び設備を有すること．
四　人の血液又は血漿を原料又は材料とする製品の製造を行う区域は，他の区域から明確に区分されており，かつ，当該製造を行うための専用の設備及び器具を有していること．ただし，ウイルスを不活化又は除去する工程以降の製造工程にあっては，この限りでない．
五　製造又は試験検査に使用する動物（ドナー動物（細胞組織医療機器の原料又は材料となる細胞又は組織を提供する動物をいう．以下この章において同じ.）を含む．以下「使用動物」という.）を管理する設備は，次に定めるところに適合するものであること．
　イ　使用動物を検査するための区域は，他の区域から隔離されていること．
　ロ　害虫の侵入のおそれのない飼料の貯蔵設備を有していること．
　ハ　製造に使用する動物の飼育室と試験検査に使用する動物の飼育室をそれぞれ有していること．
　ニ　使用動物の飼育室は，他の区域と空気処理システムが別系統にされていること．ただし，野外での飼育が適当と認められる動物については，この限りでない．
　ホ　使用動物に抗原等を接種する場合には，動物の剖検室と分離された接種室を有していること．

本条の規定の適用を受ける施設は，次のいずれかの製品（QMS省令では特定生物由来医療機器等と表記）を製造する製造所である（施行通知）.

○特定生物由来製品たる医療機器（平成15年厚生労働省告示第209号の別表第2）

○検定対象医療機器

○細胞組織医療機器（人又は動物の細胞又は組織から構成された医療機器）

ただし，特定生物由来医療機器等の製造所において，製造工程として包装，表示，保管及び／又は設計のみを行う製造所については，本条の規定の適用対象外である．なお，ここでいう包装，表示又は保管のみを行う施設とは，製品特性に影響を与えるような製造工程を行わない施設のことである（以上施行通知).

第一号の「汚染を防止するために必要な構造」とは，例えば，パイプ等の材質，形状，適切な傾斜構造，高温度の循環装置等のことである．また，「蒸留水等」とは，蒸留水，精製水，注射用水等のほか，薬液も含まれる（以上施行通知).

第二号ニ（2）の「有害な排水」には，例えば，不活化前の病原体（バイオセーフティレベル2以上のもの）等の人体や環境への影響があるものを含む排液等がある（施行通知).

第二号ホ（3）の「床の溝は，浅く清掃が容易なものであり，かつ，排水口を通じて，製造区域の外へ接続されている」とは，例えば，排水の滞留を防ぐための構造，消毒しやすい構造，製造区域の外から排水口を通じて微生物汚染が生じることを防ぐ構造等のことである（施行通知).

第二号ト，リ，ヌ，タの「取り扱う」には，試験検査等，必ずしも製造に限定されないその他の行為も含まれる（施行通知).

第二号リの「病原性を持つ微生物を取り扱う区域」には，製造の目的で病原体を直接扱う区域だけでなく，病原体が混入しているおそれのある原料等を扱う区域等も含まれる（施行通知）.

第二号リの「病原性を持つ微生物等」及びヌの「感染性を持つ微生物等」の取扱い等については,「国立感染症研究所病原体等安全管理規程」,「生物学的製剤等の製造所におけるバイオセーフティの取扱について」（平成12年2月14日医薬監第14号）又は関連する規定等の最新版等を参考にしなければならない（施行通知）.

なお，国立感染症研究所病原体等安全管理規程の最新版は，国立感染症研究所のホームページなどで確認できる.

第二号ルの「他から明確に区別された室」とは，他の特定生物由来医療機器等以外の製品の製造に関係する部分と区別することを意味している（施行通知）.

第二号タ（4）の「再循環させることがやむを得ないと認められるとき」とは，例えば，WHOのバイオセーフティ・マニュアルに定める危険度2（バイオセーフティレベル2）以下に属する細菌であって，汚染防止措置が講じられている場合などが該当する（施行通知）.

第二号タ（5）について，空気処理システムを別系統としない場合には，空気処理システムによる製品等の汚染及び交叉汚染がないとする合理的な根拠が明示されていなければならない（施行通知）.

第三号及び第四号の規定は，細胞組織医療機器である製品を製造するに当たって，細胞もしくは組織由来又は製造工程中の感染症等の伝播による危険性を排除するとともに，不適切な製造，取扱いによる品質及び安全性の問題の発生を防止することを目的としており，原料の受入れ，加工処理，製品の保管等を行う区域について，他の区域からの区分，必要な構造及び設備を要求するものである（施行通知）.

第三号に規定する「加工」とは，疾病の治療や組織の修復又は再建を目的として，細胞又は組織の人為的増殖，細胞又は組織の活性化を目的とした薬剤処理，生物学的特性改変，遺伝子工学的改変，非細胞又は非組織成分とのハイブリッド化，カプセル化等を施すことをいう（施行通知）.

第五号イの規定は，新たに搬入する動物が感染している病原因子等により飼育中の使用動物が汚染されることを防ぐため，受入れ時の検査の結果が明らかになるまでの間，搬入しようとする動物を飼育中の使用動物から隔離するための区域を備えていることを要求している（施行通知）.

本条では，特定生物由来医療機器等を製造する製造所の構造設備等の要件を定めており，登録製造所に限定されず，適用除外される工程を除いて細胞組織医療機器等を製造する全ての製造所が対象となる.

特定生物由来製品である医療機器には，次のものが指定されている（「厚生労働大臣が指定する生物由来製品及び特定生物由来製品」（平成15年厚生労働省告示第209号））.

○次に掲げる成分を含有する医療機器（検査のための採血に用いる医療機器を除く）

・ヒト脱灰骨基質

・ヒトトロンビン

・ヒト羊膜又は絨毛膜

なお，検定対象の医療機器については，現時点で該当する製品はない.

74　製造管理及び品質管理に係る文書

第74条　生物由来医療機器等に係る製品の製造販売業者等（以下「生物由来医療機器等製造販売業者等」

という.）は，生物由来医療機器等に係る製品を取り扱う場合においては，製品標準書において，第7条の2に定めるもののほか，次に掲げる事項について記載しなければならない.
一 構成部品等として使用する人，動物，植物又は微生物から得られた物に係る名称，本質及び性状並びに成分及びその含有量その他の規格
二 使用動物の規格（飼育管理の方法を含む.）
三 その他所要の事項

「生物由来医療機器等」とは，生物由来製品（特定生物由来製品を含む）である医療機器等，検定対象医療機器，細胞組織医療機器の全てを含むものである（第3条）が，現状では実質的に生物由来医療機器と同義である．なお，生物由来医療機器に該当する医療機器として次のものが指定されている（平成15年厚生労働省告示第209号）.
○次に掲げる組織から構成された医療機器
⑴ ウシ心のう膜
⑵ ウシ頸静脈
⑶ ウマ心のう膜
⑷ ブタ心臓弁
⑸ ブタ心のう膜
○次に掲げる成分を含有する医療機器（検査のための採血に用いる医療機器並びに当該成分及び当該成分中の感染性因子が直接身体に接触しない医療機器を除く）
⑴ ウシ血清アルブミン
⑵ ウロキナーゼ
⑶ 羊抗体
⑷ 人血清アルブミン
⑸ ヒト脱灰骨基質
⑹ ヒトトロンビン
⑺ ヒト羊膜又は絨毛膜
⑻ ヘパリンカルシウム
⑼ ヘパリンナトリウム
⑽ マウス抗体
⑾ 幼若ブタ歯胚組織由来エナメル質誘導体

生物由来医療機器等である製品の製品標準書には，第7条の2に規定する内容に加えて，本条に規定する事項を記載しなければならない（施行通知）.

75 工程管理

第75条 生物由来医療機器等製造販売業者等は，生物由来医療機器等に係る製品を取り扱う場合においては，前条の業務のほか，製品標準書に基づき，次に掲げる生物由来医療機器等に係る製品の工程管理

に係る業務を適切に管理するとともに，その手順を文書化しなければならない.

一　次に掲げる業務を，業務の内容に応じてあらかじめ指定した者に行わせること.

イ　製造工程において，製品等に含まれる生物由来原料(生物由来医療機器等の製造に使用する生物(植物を除く.）に由来する原料又は材料をいう．以下同じ.)，微生物等を不活化し，又は除去する場合においては，当該不活化又は除去が行われていない原料若しくは材料又は製品等による汚染を防止するために必要な措置をとること.

ロ　製造工程において，発酵等の生物化学的な技術を用いる場合においては，温度，水素イオン指数等の製造工程の管理に必要な事項について，継続的に測定を行うこと.

ハ　製造工程において，カラムクロマトグラフ装置等を用いる場合においては，微生物等による当該装置の汚染を防止するために必要な措置をとるとともに，必要に応じエンドトキシンの測定を行うこと.

ニ　製造工程において，培養槽中に連続的に培地を供給し，かつ，連続的に培養液を排出させる培養方式を用いる場合においては，培養期間中の当該培養槽における培養条件を維持するために必要な措置をとること.

ホ　次に掲げる場合においては，バリデーションを行うとともに，その記録を作成し，これを保管すること.

(1) 当該製造所において新たに生物由来医療機器等に係る製品の製造を開始する場合

(2) 製造手順等に生物由来医療機器等に係る製品の品質に大きな影響を及ぼす変更がある場合

(3) その他生物由来医療機器等に係る製品の製造管理及び品質管理を適切に行うために必要と認められる場合

ヘ　製造作業に従事する者以外の者の作業所への立入りをできる限り制限すること.

ト　次に定めるところにより，構成員の衛生管理を行うこと.

(1) 現に作業が行われている清浄区域又は無菌区域への構成員の立入りをできる限り制限すること.

(2) 製造作業に従事する構成員を，使用動物（その製造工程において現に使用されているものを除く.）の管理に係る作業に従事させないこと.

チ　次に定めるところにより，清浄区域又は無菌区域で作業する構成員の衛生管理を行うこと.

(1) 製造作業に従事する者に，消毒された作業衣，作業用のはき物，作業帽及び作業マスクを着用させること.

(2) 構成員が製品等を微生物等により汚染するおそれのある疾病にかかっていないことを確認するために，構成員に対し，定期的に健康診断を行うこと.

(3) 構成員が製品等を微生物等により汚染するおそれのある健康状態（皮膚若しくは毛髪の感染症若しくは風邪にかかっている場合，負傷している場合又は下痢若しくは原因不明の発熱等の症状を呈している場合を含む．以下同じ.）にある場合においては，申告を行わせること.

リ　使用動物（製造に使用するものに限る．以下この号において同じ.）を常時適正な管理の下に飼育するとともに，その使用に当たっては，健康観察を行うことにより，伝染病にかかっている動物その他使用に適していない動物を使用することのないようにすること.

ヌ　微生物により汚染された全ての物品（製造の過程において汚染されたものに限る.）及び使用動物

の死体を，保健衛生上の支障が生ずるおそれのないように処置すること．

ル　製造に使用する微生物の株の取扱いについて，次に掲げる事項に係る記録を作成し，これを保管すること．

(1) 微生物の名称及び容器ごとに付された番号

(2) 譲受けの年月日並びに相手方の氏名及び住所（法人にあっては，名称及び所在地）

(3) 生物学的性状及びその検査年月日

(4) 継代培養の状況

ヲ　生物由来原料が当該製品の製品標準書に照らして適切なものであることを確認し，その結果に係る記録を作成し，これを保管すること．

ワ　生物由来医療機器等の製造に使用する生物由来原料については，厚生労働大臣の定めるところにより，記録しなければならないとされている事項の記録を作成するとともに，これを保管し，又は当該生物由来原料に該当する原料又は材料を採取する業者等（以下「原材料採取業者等」という．）との間で取決めを締結することにより，当該原材料採取業者等において適切に保管することとすること．

二　前号ホ，ヲ及びワの記録を，ロットごとに作成し，これを保管すること．

2　生物由来医療機器等製造販売業者等は，細胞組織医療機器に係る製品を取り扱う場合においては，前項の業務のほか，製品標準書に基づき，当該製品の製造所における次に掲げる細胞組織医療機器に係る製品の工程管理に関する業務を適切に管理するとともに，その手順を文書化しなければならない．

一　次に掲げる業務を，業務の内容に応じてあらかじめ指定した者に行わせること．

イ　異なるドナー（細胞組織医療機器の原料又は材料となる細胞又は組織を提供する人（臓器の移植に関する法律（平成9年法律第104号）第6条第2項に規定する脳死した者の身体に係るものを除く．）をいう．以下この章において同じ．）又はドナー動物から採取した細胞又は組織を取り扱う場合においては，当該細胞又は組織の混同及び交叉汚染を防止するために必要な措置をとること．

ロ　原料又は材料となる細胞又は組織について，受入れ時に，次に掲げる事項に係る記録により，当該製品の製品標準書に照らして適切なものであることを確認し，その結果に係る記録を作成すること．

(1) 当該細胞又は組織を採取した事業所

(2) 当該細胞又は組織を採取した年月日

(3) 当該細胞又は組織が人に由来するものである場合においては，ドナースクリーニング（ドナーについて，問診，検査等による診断を行い，細胞組織医療機器に係る製品の原料又は材料となる細胞又は組織を提供するにつき十分な適格性を有するかどうかを問診，検査等によって判定することをいう．）の状況

(4) 当該細胞又は組織が動物に係るものである場合においては，ドナー動物の受入れの状況並びにドナースクリーニング（ドナー動物について，試験検査及び飼育管理を行い，細胞組織医療機器に係る製品の原料又は材料となる細胞又は組織を提供するにつき十分な適格性を有するかどうかを当該試験検査及び飼育管理によって判定することをいう．）の状況

(5) 当該細胞又は組織を採取する作業の経過

(6) (1) から (5) までに掲げるもののほか，細胞組織医療機器に係る製品の品質の確保に関し必

要な事項

ハ　原料又は材料となる細胞又は組織をドナー動物から採取する場合においては，採取の過程における微生物等の汚染を防止するために必要な措置をとり，当該措置の記録を作成すること．

ニ　構成員が次のいずれかに該当する場合においては，当該構成員を清浄区域又は無菌区域における作業に従事させないこと．

(1) 製品等を微生物等により汚染するおそれのある健康状態にある場合

(2) 細胞又は組織の採取又は加工の直前に細胞又は組織を汚染するおそれのある微生物等を取り扱っている場合

ホ　製品について，製品ごとに，出荷先事業所名，出荷日及びロットを把握し，その記録を作成すること．

ヘ　配送について，製品の品質の確保のために必要な措置をとり，当該措置の記録を作成すること．

ト　ドナー動物の受入れ後の飼育管理に係る記録を作成すること．

二　前号ロ，ハ，ヘ及びトの記録にあってはロットごとに，同号ホの記録にあっては，製品ごとに作成し，これを保管すること．

3　生物由来医療機器等製造販売業者等は，前2項の記録を，製造に使用した生物由来原料に係る記録から当該生物由来原料を使用して製造された製品に係る記録までの一連のものを適切に確認できるように保管しなければならない．

第1項第一号トの「構成員の衛生管理」とは，構成員が微生物等により製品等を汚染することを防止することを目的とするものである（施行通知）．

第1項第一号チ（2）の健康診断については，それぞれの国，地域等で定められた要求事項に従い，適切な頻度で実施されていることを要求している．例えば，日本では，病原体によって汚染のおそれが著しい業務については，6ヵ月ごとに健康診断を受けることが労働安全衛生規則（昭和47年労働省令第32号）第45条で定められている（施行通知）．

第1項第一号ワの「厚生労働大臣の定めるところにより，記録しなければならないとされている事項」とは，「生物由来原料基準」（平成15年厚生労働省告示第210号）に規定された事項のうち，該当する事項のことである（施行通知）．なお，同基準では，例えば，動物細胞組織原料について，次の項目が規定されている．

○採取した施設

○採取した年月日

○ドナー動物の受入れ並びに試験検査及び飼育管理の状況

○採取する作業の過程

○ロットの番号

○その他，当該製品の品質及び安全性の確保に関し必要な事項

第1項第一号ワの「適切に保管」とは，第78条及び第79条に規定する文書・記録の保管期間中には，記録の消去，紛失及び混同を防止し，また，製造販売業者等からの要請に基づき，原材料採取業者等が必要な記録を速やかに提供できるよう，取り決めを締結して管理することを要求するものである（施行通知）．

第2項第一号の規定は，細胞又は組織の取り違えや細菌，真菌，ウイルス等の伝播の危険性を避けるために，製造工程において複数のドナーからの細胞又は組織を同一室内で同時期に取り扱わないことや，交叉汚染を引き起こすような保管方法をとらないことを要求する趣旨であり，ドナー又はドナー動物ごとに細胞又は組織及び製品を管理するよう要求している（施行通知）．

第2項第一号ロ（1）の「当該細胞又は組織を採取した事業所」とは，人の細胞又は組織を採取した医療施設もしくは動物の細胞又は組織を採取した事業所のことである（施行通知）．

第2項第一号ロ（3）に規定する，ドナーとして細胞又は組織を提供するにつき「適格性を有する」とは，「生物由来原料基準」の「第3　人由来製品原料総則」の「1　人細胞組織製品原料基準」等の規定に適合し，原料となる条件を満たしていることをいう（施行通知）．

第2項第一号ロ（4）に規定する，ドナー動物として細胞又は組織を提供するにつき「適格性を有する」とは，「生物由来原料基準」の「第4　動物由来製品原料総則」の「2　動物細胞組織製品原料基準」の規定に適合し，原料となる条件を満たしていることをいう（施行通知）．

第2項第一号ロ（5）に規定する「当該細胞又は組織を採取する作業の経過」には，例えば，細胞又は組織の採取作業の経過に関する記録及び採取作業において微生物等に汚染されていないことが確認できるもの等が含まれる（施行通知）．

第2項第一号ロ（6）に規定する「細胞組織医療機器に係る製品の品質の確保に関し必要な事項」とは，製造に使用する試薬に関する試験検査結果等のことである（施行通知）．

第2項第一号ハに規定する「採取の過程における微生物等の汚染を防止するために必要な措置をとり，当該措置の記録を作成」については，必要に応じて感染症に関する最新の知見に照らして適切な検査が行われ，微生物等に汚染されていないことが確認できるものでなければならない（施行通知）．

第2項第一号ホの規定は，患者等に有害事象が起きた場合及び製品に問題が生じた場合に，安全性確保上必要な情報を得るために，製品ごとに出荷先事業所名，出荷日及びロットを把握しておくことを求めている（施行通知）．

第2項第一号へに規定する「配送について，製品の品質の確保のために必要な措置」とは，配送時の配送方法及び温度管理を含む配送時の条件が適切に実施されることをいう（施行通知）．

第2項第一号トに規定する「ドナー動物の受入れ後の飼育管理に係る記録」とは，ドナー動物の個体識別管理，異常の有無の観察，異常動物の隔離及び衛生管理等に関する記録のことである（施行通知）．

第3項の規定は，生物由来医療機器の製造工程について，製品等に何らかの問題が発見された場合及び製品を原因とする感染症が万が一発生した場合には，ただちに当該製品の特定や原因の調査を可能とするために，生物由来原料の原材料の採取から，当該原料を使用して製造された製品の施設からの出荷までの全ての段階の記録を追跡できるように管理することを求めている（施行通知）．

76　試験検査

第76条　生物由来医療機器等製造販売業者等は，生物由来医療機器等に係る製品を取り扱う場合においては，前条の業務のほか，製品標準書に基づき，当該製品の製造所における次に掲げる生物由来医療機器等に係る製品の試験検査に係る業務を適切に管理するとともに，その手順を文書化しなければならない．

一　検体の混同及び交叉汚染を防止するために，検体を適切な識別表示により区分すること．

二　品質管理上重要であり，かつ，最終製品では実施することができない試験検査については，製造工程の適切な段階で実施すること．

三　使用動物（試験検査に使用するものに限る．以下この号において同じ．）を常時適正な管理の下に飼育するとともに，その使用に当たっては，健康観察を行うことにより，伝染病にかかっている動物その他使用に適していない動物を使用することのないようにすること．

四　微生物により汚染された全ての物品（試験検査の過程において汚染されたものに限る．）及び使用動物の死体を，保健衛生上の支障が生ずるおそれのないように処置すること．

五　試験検査に使用する微生物の株の取扱いについて，次に掲げる事項に係る記録を作成し，これを保管すること．

イ　微生物の名称及び容器ごとに付された番号

ロ　譲受けの年月日並びに相手方の氏名及び住所（法人にあっては，名称及び所在地）

ハ　生物学的性状及びその検査年月日

ニ　継代培養の状況

六　特定生物由来医療機器等に係る製品について，ロットごとに（ロットを構成しない特定生物由来製品たる医療機器等に係る製品にあっては，その製造に使用した生物由来原料について，当該製品の製造番号又は当該生物由来原料のロットごとに）所定の試験検査に必要な量の二倍以上の量を参考品として製造された日から適切な期間（当該製品に係る医療機器が特定生物由来製品たる医療機器等である場合においては，その有効期間に10年を加算した期間）適切な保管条件の下で保管すること．ただし，ロットを構成しない特定生物由来製品たる医療機器等に係る製品であって原材料採取業者等との間で当該原材料採取業者等が参考品を当該期間保管することを実施要領に定めているもの又はロットを構成しない法第43条第2項の規定により厚生労働大臣の指定した医療機器又は細胞組織医療機器に係る製品については，この限りでなく，また，ロットを構成する特定生物由来製品たる医療機器等に係る製品にあっては，当該製品の有効期間に1年を加算した期間を経過した後は，当該製品の製造に使用された生物由来原料の保管をもって製品の保管に代えることができる．

2　生物由来医療機器等製造販売業者等は，細胞組織医療機器に係る製品を取り扱う場合においては，前項の業務のほか，製品標準書に基づき，当該製品の製造所における次の各号に掲げる細胞組織医療機器に係る製品の試験検査に係る業務を適切に管理するとともに，その手順を確立し，これを文書化しなければならない．

一　ドナー動物の受入れ時及び受入れ後の試験検査を行うことその他必要な業務を，業務の内容に応じてあらかじめ指定した者に行わせること．

二　前号の業務に係る記録を作成し，これを保管すること．

3　生物由来医療機器等製造販売業者等は，前2項の記録を，製造に使用した生物由来原料に係る記録から当該生物由来原料を使用して製造された製品に係る記録までの一連のものを適切に確認できるように保管しなければならない．

第1項第四号に規定する「保健衛生上の支障が生ずるおそれのないように処置」とは，例えば，高圧蒸気滅菌等の適切な微生物殺滅処置を施すことをいう．また，当該処置を採用した根拠について，手順書等にあらかじめ明記しておく必要がある（以上施行通知）．

第1項第六号に規定する「適切な期間」とは，製品ごとに安全性を確認するうえで必要な期間を意味している（施行通知）．

なお，第1項第六号で規定されている試験検体の保存についてまとめると，次のとおりとなる．

○ロットを構成する特定生物由来医療機器等：ロットごとに（原則として）製品を保管

☆特定生物由来製品：保管期間は有効期間＋10年間

・製品を保管
・有効期間＋1年間は製品を保管し，以降はその生物由来原料を保管
（いずれか）

☆特定生物由来製品以外：保管期間は適切な期間

○ロットを構成しない特定生物由来医療機器等

☆特定生物由来製品：保管期間は有効期間＋10年間（生物由来原料を保管）

・当該製品の製造番号ごとに保管
・当該生物由来原料のロットごとに保管
・取り決めに基づき，原材料採取業者等が同様に保管
（いずれか）

☆特定生物由来製品以外：規定なし

※本条第六号中に「実施要領」との表記があるが，「取り決めた文書」と読み替えた方が分かりやすいと思われる．

77 教育訓練

第77条 生物由来医療機器等製造販売業者等は，生物由来医療機器等に係る製品を取り扱う場合においては，第23条に規定する業務のほか，次に掲げる業務の手順を文書化しなければならない．

一 生物由来医療機器等に係る製品の製造又は試験検査に従事する構成員に対して，微生物学，医学及び獣医学等に係る教育訓練を実施すること．

二 無菌区域及び病原性を持つ微生物を取り扱う区域等での作業に従事する構成員に対して，微生物による汚染を防止するために必要な措置に係る教育訓練を実施すること．

2 生物由来医療機器等製造販売業者等は，前項の教育訓練に係る記録を作成し，これを保管しなければならない．

本条は，生物由来製品を取り扱ううえで必要となる病原微生物に関する知識等の教育訓練を求めるものであり，第22条（品質業務従事者の能力）及び第23条（能力，認識及び教育訓練）の要求内容を補足するものである．

「教育訓練」には理論的教育と実地訓練の両方が必要である（施行通知）．

78　文書及び記録の管理

第78条　生物由来医療機器等製造販売業者等は，この章に規定する文書又はその写しを，少なくとも一部，当該文書の廃止の日から次の各号に掲げる期間（教育訓練に係るものにあっては五年間）保管しなければならない．ただし，製品の製造又は試験検査に用いた文書については，次項に規定する当該製品に係る記録の保管の間当該文書が利用できるよう保管することで足りる．

一　特定生物由来製品たる医療機器等又は人の血液を原材料（製造に使用する原料又は材料（製造工程において使用されるものを含む．以下同じ．）の由来となるものをいう．以下同じ．）として製造される生物由来医療機器等に係る製品にあっては，有効期間に30年を加算した期間

二　生物由来医療機器等（前号に掲げるものを除く．）に係る製品にあっては，有効期間に10年を加算した期間

2　生物由来医療機器等製造販売業者等は，この章に規定する記録を，作成の日から前項第一号又は第二号に掲げる期間（教育訓練に係るものにあっては5年間）保管しなければならない．

第1項第二号及び第2項の規定は，生物由来医療機器が，遅発性感染症の感染等の危険性を否定し得ないことから，安全性の確保上必要な情報を得るために，少なくとも有効期間に10年を加算した期間，関連の文書及び記録を保存することを求めている（施行通知）．

特定生物由来製品については，薬機法により販売先等の記録をその出荷日から起算して少なくとも30年間保管することが義務付けられており，同様にその他の生物由来製品についても，少なくとも10年間保管することが義務付けられている（薬機法施行規則第240条（記録の保存））．

本条ではQMS省令第4章によって規定される文書及び記録についても，生物由来医療機器については同様に他の製品よりも長期間にわたって保管すべきことが規定されている．なお，第1項第一号では，人の血液を原材料とするものについて，特定生物由来製品と同様に扱う旨が規定されているが，現状において人の血液を原材料とするものは，通例，特定生物由来製品に指定されているので，この文言が無くても意味は同様である．

QMS省令第4章で規定されている文書及び記録を表9及び表10に示す．

表9　QMS省令第4章で規定されている文書（記録を除く）

1	製品標準書への追加事項（第74条）
2	生物由来医療機器等製品の工程管理の手順（第75条第1項）
3	細胞組織医療機器製品の工程管理の手順（第75条第2項）
4	生物由来医療機器等製品の試験検査の手順（第76条第1項）
5	生物由来原材料採取業者等との間での参考品の保管についての実施要領（第76条第1項第六号）
6	細胞組織医療機器製品の試験検査の手順（第76条第2項）
7	生物由来医療機器等の製造・試験検査及び無菌区域等での作業にそれぞれ従事する構成員に対する教育訓練の手順（第77条第1項）

表10 QMS省令第4章で規定されている記録

1	工程管理のためのバリデーションの記録（第75条第1項第一号ホ）
2	製造に使用する微生物の記録（第75条第1項第一号ル）
3	生物由来原料が適切なものであることを確認した結果の記録（第75条第1項第一号ヲ）
4	生物由来原料基準で求められている事項の記録（第75条第1項第一号ワ）
5	原料又は材料となる細胞又は組織が受入れ時に適切なものであることを確認した結果の記録（第75条第2項第一号ロ）
6	原料又は材料となる細胞又は組織をドナー動物からの採取過程における微生物等による汚染防止の措置の記録（第75条第2項第一号ハ）
7	細胞組織医療機器製品ごとの出荷先事業所名，出荷日及びロットの記録（第75条第2項第一号ホ）
8	細胞組織医療機器の配送での製品の品質確保のための措置の記録（第75条第2項第一号へ）
9	細胞組織医療機器のドナー動物の受入れ後の飼育管理の記録（第75条第2項第一号ト）
10	試験検査に使用する微生物の記録（第76条第1項第五号）
11	細胞組織医療機器のドナー動物の受入れ後の試験検査その他必要な業務の記録（第76条第2項第二号）
12	生物由来医療機器等の製造・試験検査及び無菌区域等での作業にそれぞれ従事する構成員に対する教育訓練の記録（第77条第2項）

79 記録の保管の特例

第79条 生物由来医療機器等製造販売業者等は，この章の規定にかかわらず，厚生労働大臣が指定する生物由来医療機器等に係る製品にあっては，この章に規定する記録を，厚生労働大臣が指定する期間，保管しなければならない．ただし，原材料採取業者等との間で取決めを締結することにより，当該原材料採取業者等において当該期間適切に保管することとする場合においては，この限りでない．

令和3年時点で本条に該当する製品はない（今後，必要に応じて別途指定されることとなる（施行通知））．

第5章 放射性体外診断用医薬品の製造管理及び品質管理

80 放射性体外診断用医薬品の登録製造所の業務運営基盤

第80条 放射性体外診断用医薬品に係る製品の製造販売業者等は，当該製品を製造する登録製造所（設計のみを行う登録製造所を除く．以下この章において同じ．）における業務運営基盤として，次に掲げる要件（放射性医薬品の製造及び取扱規則第2条第3項第一号ただし書に規定する容器又は被包の包装，表示又は保管のみを行う登録製造所にあっては第二号ホ及び第四号ニ中作業室に関する規定を，当該登録製造所の他の試験検査設備又は他の試験検査機関を利用して自己の責任において当該試験検査を行う場合であって支障がないと認められる場合にあっては第二号ホ及び第四号ニ中試験検査室に関する規定を除く.）を満たさなければならない.

一　地崩れ及び浸水のおそれの少ない場所に設けられていること.

二　放射性体外診断用医薬品に係る製品の作業所は，次に定めるところに適合するものであること.

　イ　他の設備と明確に区別されていること.

　ロ　主要構造部等が耐火構造であるか，又は不燃材料（建築基準法（昭和 25 年法律第 201 号）第 2 条第九号に規定する不燃材料をいう．以下同じ.）で造られていること.

　ハ　次の線量を，それぞれについて厚生労働大臣が定める線量限度以下とするために必要な遮蔽壁その他の遮蔽物が設けられていること.

　　(1) 登録製造所内の人が常時立ち入る場所において人が被曝するおそれのある放射線の線量

　　(2) 登録製造所の境界及び登録製造所内の人が居住する区域における放射線の線量

　ニ　人が常時出入りする出入口は，一箇所とすること.

　ホ　次に定めるところに適合する作業室及び試験検査室（動物試験を行う場合には動物試験室を含む．以下同じ.）を有すること.

　　(1) 内部の壁，床その他放射性物質（放射性医薬品の製造及び取扱規則第 1 条第二号に規定する放射性物質をいう．以下同じ.）によって汚染されるおそれのある部分は，突起物，くぼみ及び仕上げ材の目地等の隙間の少ない構造であること.

　　(2) 内部の壁，床その他放射性物質によって汚染されるおそれのある部分の表面は，平滑であり，気体又は液体が浸透しにくく，かつ，腐食しにくい材料で仕上げられていること.

　　(3) 放射性物質又は放射性物質によって汚染された物で廃棄するものが飛散し，漏れ，染み出，又は流れ出るおそれのない廃棄容器であって，運搬及び廃棄を安全に行うことができるものを備えていること.

　　(4) フード，グローブボックス等の気体状の放射性物質又は放射性物質によって汚染された空気の広がりを防止する装置が排気設備に連結して設けられていること.

　ヘ　次に定めるところに適合する汚染検査室（人体又は作業衣，履物，保護具等人体に着用している物の表面の放射性物質による汚染の検査及び除去を行う室をいう．以下同じ.）を有すること．ただし，厚生労働大臣が定める数量又は濃度以下の放射性物質を取り扱う場合は，この限りでない.

　　(1) 人が常時出入りする作業所の出入口の付近等放射性物質による汚染の検査及び除去を行うのに最も適した場所に設けられていること.

　　(2) ホの (1) 及び (2) に定めるところに適合すること.

　　(3) 洗浄設備及び更衣設備が設けられており，かつ，汚染の検査のための放射線測定器及び汚染の除去に必要な器材が備えられていること.

　　(4) (3) に定める洗浄設備の排水管は，排水設備に連結されていること.

三　次に定めるところに適合する貯蔵設備を有すること.

　イ　主要構造部等が耐火構造であり，かつ，その開口部に防火戸を有する貯蔵室又は耐火性の構造である貯蔵箱が設けられていること.

　ロ　前号ハの基準に適合する遮蔽壁その他の遮蔽物が設けられていること.

　ハ　人が常時出入りする出入口は，一箇所であること.

ニ　扉，蓋等外部に通ずる部分に，鍵その他閉鎖のための設備又は器具を有すること．

ホ　放射性医薬品を他の物と区別して保管するための鍵のかかる設備又は器具を備えていること．

ヘ　次に定めるところに適合する放射性物質を入れる容器が備えられていること．

(1) 容器の外における空気を汚染するおそれのある放射性物質を入れる容器にあっては，気密な構造であること．

(2) 液体状の放射性物質を入れる容器にあっては，液体がこぼれにくい構造であり，かつ，液体が浸透しにくい材料が用いられていること．

(3) 液体状又は固体状の放射性物質を入れる容器で，亀裂，破損等の事故の生ずるおそれのあるものにあっては，受皿，吸収材その他放射性物質による汚染の広がりを防止するための設備又は器具が設けられていること．

四　次に定めるところに適合する廃棄設備を有すること．

イ　他の設備と明確に区別されていること．

ロ　主要構造部等が耐火構造であるか，又は不燃材料で造られていること．

ハ　第二号ハの基準に適合する遮蔽壁その他の遮蔽物が設けられていること．

ニ　次に定めるところに適合する排気設備を有すること．ただし，厚生労働大臣が定める数量若しくは濃度以下の放射性物質を取り扱うとき又は排気設備を設けることが著しく使用の目的を妨げ，若しくは作業の性質上困難である場合であって，気体状の放射性物質を発生し，若しくは放射性物質によって空気を汚染するおそれのないときは，この限りでない．

(1) 排気口における排気中の放射性物質の濃度を厚生労働大臣の定める濃度限度以下とする能力を有すること又は排気監視設備を設けて排気中の放射性物質の濃度を監視することにより，登録製造所の境界（登録製造所の境界に隣接する区域に人がみだりに立ち入らないような措置をとった場合には，その区域の境界とする．以下この号において同じ．）の外の空気中の放射性物質の濃度を厚生労働大臣が定める濃度限度以下とする能力を有すること．ただし，当該能力を有する排気設備を設けることが著しく困難な場合において，排気設備が登録製造所の境界の外の人が被曝する線量を厚生労働大臣が定める線量限度以下とする能力を有することにつき厚生労働大臣の承認を受けた場合は，この限りでない．

(2) 気体が漏れにくい構造で，かつ，腐食しにくい材料が用いられていること．

(3) 故障が生じた場合において放射性物質によって汚染された空気の広がりを急速に防止することができる装置が設けられていること．

(4) 作業室，試験検査室又は廃棄作業室（放射性物質又は放射性物質によって汚染された物を焼却した後その残渣を焼却炉から搬出し，又はコンクリートその他の固型化材料により固型化（固型化するための処理を含む．以下同じ．）する作業を行う室をいう．以下同じ．）内の人が常時立ち入る場所における空気中の放射性物質の濃度を厚生労働大臣が定める濃度限度以下とする能力を有すること．

ホ　液体状の放射性物質又は放射性物質によって汚染された液を浄化し，又は排水する場合には，次に定めるところに適合する排水設備を有すること．

(1) 排水口における排液中の放射性物質の濃度を厚生労働大臣の定める濃度限度以下とする能力を

有すること又は排水監視設備を設けて排水中の放射性物質の濃度を監視することにより，登録製造所の境界における排水中の放射性物質の濃度を厚生労働大臣が定める濃度限度以下とする能力を有すること．ただし，当該能力を有する排水設備を設けることが著しく困難な場合において，排水設備が登録製造所の境界の外の人が被曝する線量を厚生労働大臣が定める線量限度以下とする能力を有することにつき厚生労働大臣の承認を受けた場合は，この限りでない．

(2) 排液の漏れにくい構造で，排液が浸透しにくく，かつ，腐食しにくい材料が用いられていること．

(3) 排水浄化槽は，排液を採取することができる構造又は排液中における放射性物質の濃度を測定することができる構造であり，かつ，排液の流出を調節する装置が備えられていること．

(4) 排水浄化槽の上部の開口部は，蓋のできる構造であるか，又はその周囲に柵その他の人がみだりに立ち入らないようにするための設備が備えられていること．

ヘ　放射性物質又は放射性物質によって汚染された物を焼却する場合には，ニの規定に適合する排気設備，第二号ホの（1），（2）及び（4）の規定に適合する廃棄作業室，同号ヘの（1）から（3）までの規定に適合する汚染検査室並びに次に定めるところに適合する焼却炉を有すること．

(1) 気体が漏れにくく，かつ，灰が飛散しにくい構造であること．

(2) 排気設備に連結されていること．

(3) 焼却残渣の搬出口は，廃棄作業室に連結されていること．

ト　放射性物質又は放射性物質によって汚染された物をコンクリートその他の固型化材料により固型化する場合には，ニの規定に適合する排気設備，第二号ホの（1），（2）及び（4）の規定に適合する廃棄作業室，同号ヘの（1）から（3）までの規定に適合する汚染検査室並びに次に定めるところに適合する固型化処理設備を有すること．

(1) 放射性物質又は放射性物質によって汚染された物が漏れ，又はこぼれにくく，かつ，粉塵が飛散しにくい構造であること．

(2) 液体が浸透しにくく，かつ，腐食しにくい材料が用いられていること．

チ　放射性物質又は放射性物質によって汚染された物を保管廃棄する場合には，次に定めるところに適合する保管廃棄設備を有すること．

(1) 外部と区画された構造であること．

(2) 扉，蓋等外部に通ずる部分には，鍵その他の閉鎖のための設備又は器具が設けられていること．

(3) 前号ヘの規定に適合する容器（耐火性の構造のものに限る．）が備えられていること．

五　放射性医薬品の製造及び取扱規則第１条第三号に規定する管理区域の境界には，柵その他の人がみだりに立ち入らないようにするための設備が設けられていること．

2　前項第四号ニ（1）又はホ（1）の承認を受けた排気設備又は排水設備が，当該承認に係る能力を有すると認められなくなったときは，厚生労働大臣は当該承認を取り消すことができる．

3　厚生労働大臣が定める数量又は濃度以下の放射性物質のみを取り扱う場合にあっては，前項第一号，第二号ロからホまで，第三号イからニまで及びヘ，第四号並びに第五号の規定は，適用しない．

本条は，製造販売業者等が満たさなければならない放射性体外診断用医薬品の登録製造所における業務運営基盤（構造設備等）の要件を定めている（施行通知）．

本条の適用を受ける登録製造所は，放射性医薬品の製造及び取扱規則（昭和36年厚生省令第4号）第1条第一号に規定する放射性医薬品のうち，放射性体外診断用医薬品である製品を製造する製造所である（施行通知）.

放射性体外診断用医薬品の製造を行う登録製造所は，設計のみを行う施設を除き，包装，表示又は保管のみを行う登録製造所についても，本条の適用を受ける（施行通知）.

第1項において，表面における線量率が厚生労働大臣の定める線量率を超えない容器又は被包の包装，表示又は保管のみを行う登録製造所の業務運営基盤の基準について，一部適用除外としている．なお，ここでいう包装，表示又は保管のみを行う登録製造所とは，直接の容器又は内袋中への充てんが終了し，外部の容器又は被包に入れた後の製造行為を行う製造所を意味している．厚生労働大臣が定める容器又は被包の表面における線量率については，放射性物質の数量等に関する基準（平成12年厚生省告示第399号）第11条に規定（1 cm線量当量率が100 μSv/h）されている（以上施行通知）.

第3項において，厚生労働大臣が定める数量又は濃度以下の放射性物質のみを取り扱う登録製造所の業務運営基盤の基準が別途設けられている．なお，厚生労働大臣が定める数量又は濃度については，放射性物質の数量等に関する基準第1条に規定（例えば，ヨウ素125では 1×10^6 Bqなど）されている（以上施行通知）.

本条における他の適用限度値等については，次のとおりである.

○第1項第二号ハの線量限度：放射性物質の数量等に関する基準第7条（ハ（1）は実効線量が1週間につき1 mSv，ハ（2）は実効線量が3ヵ月間につき250 μSv）
○第1項第二号への数量又は濃度：放射性物質の数量等に関する基準第1条
○第1項第四号ニの数量又は濃度：放射性物質の数量等に関する基準第1条
○第1項第四号ニ（1）の濃度限度：放射性物質の数量等に関する基準第12条第1項
○第1項第四号ニ（1）の線量限度：放射性物質の数量等に関する基準第12条第2項（実効線量が1年間につき1 mSv）
○第1項第四号ニ（4）の濃度限度：放射性物質の数量等に関する基準第5条
○第1項第四号ホ（1）の濃度限度：放射性物質の数量等に関する基準第12条第1項
○第1項第四号ホ（1）の線量限度：放射性物質の数量等に関する基準第12条第2項（実効線量が1年間につき1 mSv）

81　放射性体外診断用医薬品の製造及び取扱規則の遵守

第81条　前条に定めるもののほか，放射性体外診断用医薬品に係る製品の製造販売業者等は，登録製造所が，放射性医薬品の製造及び取扱規則の規定に基づき業務を行っていることについて確認しなければならない.

本条で定める確認の実施時期は，製造開始前及び定期的に行うものが考えられる（施行通知）.

放射性体外診断用医薬品の製造に当たっては，放射性医薬品の製造及び取扱規則に従うとともに，運搬については，放射性物質等の運搬に関する基準（平成17年厚生労働省告示第491号）に従って行わなければならない．その他は，放射性同位元素等の規制に関する法律（昭和32年法律第167号）に従う必要がある．

第５章の２　再製造単回使用医療機器の製造管理及び品質管理

81の２　再製造単回使用医療機器製造販売業者等の登録製造所における業務運営基盤

第81条の２　再製造単回使用医療機器に係る製品の製造販売業者等（以下「再製造単回使用医療機器製造販売業者等」という．）は，当該製品を製造する登録製造所（製造工程のうち設計又は国内における最終製品の保管のみを行う登録製造所を除く．以下この章において同じ．）における業務運営基盤として次に掲げる要件を満たさなければならない．

一　作業所は，次に定めるところに適合するものであること．

イ　再製造清浄区域（作業所のうち，病原微生物その他疾病の原因となるものを不活化又は除去した再生部品が作業所内の空気に触れる場所をいう．以下この章において同じ．）は，次に定めるところに適合する排水設備を有すること．

(1) 有害な排水による汚染を防止するために適切な構造のものであること．

(2) 容易に清掃又は消毒ができる構造のものであること．

ロ　次に掲げる設備を有すること．ただし，明らかにその必要がないと認められる場合はこの限りでない．

(1) 病原微生物その他疾病の原因となるものに汚染された再生部品を取り扱う区域にあっては，再生部品の洗浄，乾燥及び滅菌のための設備，当該区域で使用した器具の洗浄，消毒及び滅菌のための設備並びに廃液等の処理のための設備

(2) 運搬容器（医療機関において使用された単回使用の医療機器であって，未だ洗浄及び滅菌されていないものを運搬する容器をいう．以下この章において同じ．）の洗浄，消毒，乾燥及び保管に必要な設備（有害な排水による汚染を防止するための排水設備を含む．）

ハ　次に掲げる試験検査の設備及び器具を備えていること．ただし，当該再製造単回使用医療機器製造販売業者等の他の試験検査機関を利用して自己の責任において当該試験検査を行う場合であって，支障がないと認められるときは，この限りでない．

(1) 病原微生物その他疾病の原因となるものを不活化又は除去した再生部品が当該微生物等に汚染されていないことを検証するための設備及び器具

(2) その他試験検査に必要な設備及び器具

二　病原微生物その他疾病の原因となるものに汚染された再生部品を取り扱う区域は，他の区域から明確に区別されており，かつ，当該製造を行うための専用の設備及び器具を有していること．

また，病原微生物その他疾病の原因となるものを不活化又は除去する工程以降の製造工程にあっては，製造に必要な設備及び器具を有していること．

本条の規定の適用を受ける登録製造所は，第２条第27項に規定する再製造単回使用医療機器を製造

する製造所である（施行通知）．

再製造単回使用医療機器の製造を行う登録製造所であっても，製造工程として設計のみ又は国内における最終製品の保管のみを行う場合については，本条の適用を受けない（施行通知）．

第一号イの「病原微生物その他疾病の原因となるもの」には，例えば，血液，体液，病原性微生物その他疾病の原因となるおそれのあるものが含まれる．また，「不活化又は除去」とは，承認書に記載された洗浄，滅菌，その他の方法により，病原微生物その他疾病の原因となるものを，承認書で規定された基準まで不活化又は除去することをいう（以上施行通知）．

第一号イ（1）の「有害な排水」には，例えば，血液又は病原微生物その他疾病の原因となるもの等の，人体や環境への影響があるものを含む排水等が含まれる（施行通知）．

第一号ロ（1）の「病原微生物その他疾病の原因となるものに汚染された再生部品を取り扱う区域」には，血液もしくは体液が付着した又は病原微生物その他疾病の原因となるものに汚染されたおそれのある再生部品を取り扱う区域等が含まれる．例えば，洗浄前の使用済み単回使用医療機器を取り扱う場所，運搬容器の洗浄等を行う場所等がこれに当たる．また，「病原微生物その他疾病の原因となるもの」の取扱い等については，「国立感染症研究所病原体等安全管理規程」，「感染症法に基づく消毒・滅菌の手引きについて」（平成16年健感発第0130001号）又は関連する規定等の最新版等を参考にしなければならない．なお，「取り扱う」とは，試験検査等，必ずしも製造に限定されない行為も含まれる（以上施行通知）．

第一号ロ（2）の「運搬容器」については，製造販売承認書に記載されたものを使用しなければならない（施行通知）．

第一号ハの設備・器具には，例えば，再生部品の洗浄効果を測定する機器，原材料の成分の分析を行う際に使用する機器等が考えられる（施行通知）．

第二号の「他の区域から明確に区別されており」とは，例えば，病原微生物その他疾病の原因となるものに汚染された再生部品と洗浄後等の再生部品を区別して取り扱うなど，再製造単回使用医療機器以外の製品の製造に関係する部分と区別することを意味するものであり，洗浄後等の再生部品及び再製造単回使用医療機器（製品）が，汚染された再生部品により汚染されることを防ぐ手段を講じることを求めている．なお，「病原微生物その他疾病の原因となるものに汚染された再生部品と洗浄後の再生部品を区別する」場合は，別の場所での管理等が必要であり，「再製造単回使用医療機器以外の製品の製造に関係する部分を区別する」場合は，区別された別の室で作業を行わなければならない（以上施行通知）．

第二号の規定は，再製造単回使用医療機器を製造するに当たって，病原微生物その他疾病の原因となるもの等による危険性を排除し，不適切な製造，取扱いによる品質及び安全性の問題の発生を防止することを目的としている（施行通知）．

81の2の2　工程管理

第81条の2の2　再製造単回使用医療機器製造販売業者等は，再製造単回使用医療機器に係る製品を取り扱う場合においては，製品標準書に基づき，次に掲げる再製造単回使用医療機器に係る製品の工程管理に係る業務を適切に管理するとともに，その手順を文書化しなければならない．

一　次に掲げる業務を，業務の内容に応じてあらかじめ指定した者に行わせること．

イ　再製造単回使用医療機器製造販売業者等は，次に定めるところに適合する再生部品の供給者である医療機関を評価し，選定すること．

（1）厚生労働大臣の定める基準に適合している再生部品を供給する体制が整備されていること．

（2）再生部品が，破損し，劣化し，又は製造工程において不活化若しくは除去できない病原微生物その他疾病の原因となるものに汚染されないよう，区分して保管されていること．

ロ　病原微生物その他疾病の原因となるものに汚染された再生部品を再製造単回使用医療機器製造販売業者等が引き取る時に使用した運搬容器を再利用する場合は，必要に応じ運搬容器の洗浄及び消毒を行うこと．

ハ　製造工程において，再生部品に付着した病原微生物その他疾病の原因となるものを不活化又は除去する場合においては，当該不活化又は除去が行われていない再生部品により汚染しないための必要な措置をとること．

ニ　複数の再生部品を取り扱う場合にあっては，再生部品間及び再生部品と再生部品以外の構成部品等間の混同並びに病原微生物その他疾病の原因となるものとの交叉汚染を防止するために必要な措置をとること．

ホ　製造工程において，病原微生物その他疾病の原因となるものが付着した再生部品により製造設備等が汚染された場合は，それらの汚染を除去するための必要な措置をとること．

ヘ　次に掲げる場合においては，洗浄工程のバリデーションその他の必要なバリデーションを行うとともに，その記録を作成し，これを保管すること．

（1）当該製造所において新たに再製造単回使用医療機器に係る製品の製造を開始する場合

（2）製造手順等に再製造単回使用医療機器に係る製品の品質に大きな影響を及ぼす変更がある場合

（3）原型医療機器の品質，性能又は仕様に変更があった場合

（4）その他再製造単回使用医療機器に係る製品の製造管理及び品質管理を適切に行うために必要と認められる場合

ト　再製造清浄区域で業務に従事する者以外の者の再製造清浄区域への立入りをできる限り制限すること．

チ　再製造清浄区域には病原微生物その他疾病の原因となるものが付着した再生部品を持ち込ませないこと．

リ　再製造単回使用医療機器の製造に使用する構成部品等については，当該構成部品等が当該製品の製品標準書に照らして適切なものであることを確認し，その結果に係る記録を再製造単回使用医療機器のシリアル番号等（個別の再製造単回使用医療機器を特定するための固有の番号，記号その他の符号をいう．以下同じ．）ごとに作成し，これを保管すること．

ヌ　再生部品については，厚生労働大臣の定めるところにより，記録しなければならないとされる事項の記録を自ら作成し，これを保管すること．

二　製品について，再製造単回使用医療機器のシリアル番号等ごとに，出荷先事業所名及び出荷日を把握し，その記録を作成し，これを保管すること．

2　再製造単回使用医療機器製造販売業者等は，前項の記録を，シリアル番号等ごとに，製造に使用した再生部品に係る記録から当該再生部品を使用して製造された製品に係る記録までの一連のものを適切に確認できるように保管しなければならない．

第1項第一号イの「医療機関を評価し，選定すること」とは,「再製造単回使用医療機器に係る医薬品，医療機器等の品質，有効性及び安全性の確保等に関する法律施行規則等の改正等について」（平成29年薬生発第0731第7号）に従い，適切に管理することを求めるものである（施行通知).

第1項第一号イ（1）の「厚生労働大臣の定める基準」とは，再製造単回使用医療機器基準に規定された事項のうち，該当する事項をいう（施行通知).

第一号ロの「運搬容器の洗浄及び消毒」については，必要に応じ，運搬容器が病原微生物その他疾病の原因となるものに汚染されていないことを，バリデーションによって実証しなければならない（施行通知).

第1項第一号ハの「必要な措置」とは，病原微生物その他疾病の原因となるものに汚染された再生部品と洗浄後等の再生部品を，別の場所で区別して管理すること等を求めるものである（施行通知).

第1項第一号ニの「病原微生物その他疾病の原因となるものとの交叉汚染を防止」には，（外国向けの再製造製品の製造等を行っている場合に）日本国以外の医療機関から引き取られた再生部品との交叉汚染を防止するため，それぞれの再生部品が混同又は接触等しないよう適切な措置をとること等が含まれる．例えば，同時に作業しないなど作業時間に配慮すること，製造設備及び試験検査機器を共用で使用する場合には，洗浄等を行い，当該製造設備等の清浄化を行うことなど，適切な措置をとらなければならない（以上施行通知).

第1項第一号ホの「汚染を除去するための必要な措置をとること」とは，当該汚染の除去に対して，科学的な知見に基づき適切な不活化又は洗浄その他の措置をとることをいう．また，当該汚染により影響を受けた製品については，適切な措置をとらなければならない（以上施行通知).

第1項第一号へ（1）については，例えば，洗浄工程のバリデーションは，再生部品の汚染度，保管条件，保管期間，再製造回数，医療従事者による使用から登録製造所までの輸送における管理状況等の使用済み単回使用医療機器のライフサイクル，材質の劣化等から設定したワーストケースを考慮した再生部品又はそれと同等に模擬したサンプルを用いて実施することなどが考えられる（施行通知).

第1項第一号へ（2）は，例えば，運搬工程については運搬容器の変更，運搬業者の変更等，洗浄工程については，洗浄方法，洗浄剤，洗浄設備等の変更等が考えられる（施行通知).

第1項第一号へ（3）では，原型医療機器の原材料の変更，使用目的等の変更等が生じた場合に，再製造単回使用医療機器に及ぼす影響を評価し，必要な措置をとることを求めている（施行通知).

第1項第一号トの「再製造清浄区域」とは，病原微生物その他疾病の原因となるものを不活化又は除去した再生部品を取扱う製造及び保管等を行う場所であり，滅菌前包装を行う場所等が考えられる（施行通知).

第1項第一号ヌの「記録しなければならないとされる事項」は，再製造単回使用医療機器基準の第6の3（記録及び保存）に定められているもの（本書「48　追跡可能性の確保」（p.103）参照）が該当する（施行通知).

第1項第二号の「出荷先事業所名」には，製品を納入した医療機関も含まれる（施行通知).

第2項の規定は，再製造単回使用医療機器については，万が一製品等に何らかの問題が発見された場合や，製品を原因とする感染症が発生した場合に，ただちに当該製品の特定や原因の調査を可能とするため，製造に使用した再生部品から，当該再生部品を使用して製造された製品の出荷までの全ての段階の記録を追跡できるように管理することを求めている（施行通知).

81の2の3　試験検査

第81条の2の3　再製造単回使用医療機器製造販売業者等は，再製造単回使用医療機器に係る製品を取り扱う場合においては，前条の業務のほか，製品標準書に基づき，当該製品の製造所における検体の混同及び交叉汚染を防止するために，検体を適切な識別表示により区分するなどの再製造単回使用医療機器に係る構成部品等及び製品の試験検査に係る業務を適切に管理するとともに，その手順を文書化しなければならない.

試験検査については，製品実現計画において定めておかなければならないが，本条では再製造単回使用医療機器に関する試験検査について，その管理と手順書の作成を求めている.

81の2の4　教育訓練

第81条の2の4　再製造単回使用医療機器製造販売業者等は，再製造単回使用医療機器に係る製品を取り扱う場合においては，第23条に規定する業務のほか，当該製品の製造又は試験検査に従事する構成員に対して，微生物学，医学及び獣医学等に係る教育訓練の手順を文書化しなければならない.

2　再製造単回使用医療機器製造販売業者等は，前項の教育訓練に係る記録を作成し，これを保管しなければならない.

教育訓練は，理論的教育と実地訓練の両方からなるものでなければならない（施行通知).

第1項の「微生物学，医学及び獣医学等に係る教育訓練」は，病原微生物その他疾病の原因となるものを適切に取り扱う方法等，再製造に必要な分野について，再製造単回使用医療機器の製造や従事する作業に応じた教育訓練の実施を求めている（施行通知).

81の2の5　文書及び記録の管理

第81条の2の5　再製造単回使用医療機器製造販売業者等は，この章に規定する文書又はその写しを，少なくとも一部，当該文書の廃止の日から再製造単回使用医療機器に係る製品の有効期間に5年を加算した期間（教育訓練に係るものにあっては5年間）保管しなければならない．ただし，製品の製造又は試験検査に用いた文書については，次項に規定する当該製品に係る記録の保管の間当該文書が利用できるよう保管することで足りる.

2　再製造単回使用医療機器製造販売業者等は，この章に規定する記録を，作成の日から再製造単回使用医療機器に係る製品の有効期間に5年を加算した期間（教育訓練に係るものにあっては5年間）保管しなければならない.

QMS省令第5章の2で規定されている再製造単回使用医療機器に関する文書及び記録については，第67条及び第68条の規定（いずれも有効期間＋1年など）にかかわらず，有効期間＋5年などの期間にわたって保存する必要がある．なお，「有効期間」とは，承認書に記載された再製造単回使用医療機器の有効期間のことである（施行通知）.

QMS省令第5章の2で規定されている文書及び製造販売業者等が保管すべき記録を，表11及び表12に示す.

表11　QMS省令第5章の2で規定されている文書

1	製品の工程管理の手順（第81条の2の2第1項）
2	構成部品等及び製品の試験検査の管理の手順（第81条の2の3）
3	微生物学，医学及び獣医学等に係る教育訓練の手順（第81条の2の4第1項）

表12　QMS省令第5章の2で規定されている製造販売業者等が保管すべき記録

1	洗浄工程のバリデーションその他の必要なバリデーションの記録（第81条の2の2第1項第一号へ）
2	構成部品等が適切であることを確認した結果の記録（第81条の2の2第1項第一号リ）
3	再製造単回使用医療機器基準の第6の3に定められている記録（第81条の2の2第1項第一号ヌ）
4	シリアル番号等ごとの出荷先事業所名及び出荷日の記録（第81条の2の2第1項第二号）
5	製造又は試験検査に従事する構成員に対する微生物学，医学及び獣医学等に係る教育訓練の記録（第81条の2の4第2項）

81の2の6　再製造単回使用医療機器に係る製品の追跡可能性の確保

第81条の2の6　再製造単回使用医療機器製造販売業者等は，構成部品等又は作業環境の条件によって再製造単回使用医療機器に係る製品が製品要求事項に適合しなくなるおそれがある場合においては，当該構成部品等及び作業環境の条件の全てに係る記録の追跡可能性を確保しなければならない.

2　再製造単回使用医療機器製造販売業者等は，再製造単回使用医療機器に係る製品の出荷後の追跡可能性を確保するため，当該製品を取り扱う販売業者等（高度管理医療機器又は管理医療機器の販売業者又は貸与業者をいう．次項において同じ.）に，当該製品の流通に係る記録を作成させるとともに，これを保管させなければならない.

3　前項の記録は，再製造単回使用医療機器製造販売業者等が当該製品について法第23条の2の5第7項若しくは第9項の規定による調査，法第23条の2の10の2第4項の規定による調査又は法第69条第1項，第4項，第5項若しくは第6項の規定による立入検査等を受けた場合その他厚生労働大臣，都道府県知事又は令第37条の23に規定する医療機器等適合性調査実施者から求めがあった場合に，販売業者等がこれを提示できるように保管させておかなければならない.

再製造単回使用医療機器製造販売業者等は，再製造単回使用医療機器が使用を希望していない医療機関に誤って納入されることがないよう，再製造単回使用医療機器の出荷後の追跡可能性を確保するため，当該製品を取り扱う販売業者等に対し，当該製品の販売先等に関する記録を作成させるとともに，これを保管させなければならない．また，販売業者等と協力して，再製造単回使用医療機器の製造販売業者等に対するQMS調査及び監査等において要求があった場合には，当該記録を遅滞なく提示できる体制を構築しておかなければならない（以上施行通知）.

本条は，植込医療機器についての第49条第1項～第3項と同様の規定である．なお，第2項中の括弧書きは，一般医療機器である再製造単回使用医療機器が存在しないためである．

第６章　医療機器等の製造業者等への準用等

82　輸出用の医療機器等の製造業者の製造管理及び品質管理

第82条　法第80条第２項の輸出用の医療機器等に係る製品の製造業者における製品の製造管理及び品質管理については，第２章及び第３章（第49条第２項及び第３項並びに第69条から第72条の３までを除く.）の規定（生物由来医療機器等に係る製品の製造業者にあってはこれらの規定のほか第４章の規定，放射性体外診断用医薬品に係る製品の製造業者にあってはこれらの規定のほか第５章の規定，再製造単回使用医療機器に係る製品の製造業者にあってはこれらの規定のほか第５章の２（第81条の２の６第２項及び第３項を除く.）の規定）を準用する．この場合において，次の表の上欄に掲げる規定中同表の中欄に掲げる字句は，同表の下欄に掲げる字句に読み替えるものとする.

※表　（略）

すでに第3条第1項～第3項に基づく製造販売業者等を主体とした品質マネジメントシステムが構築されている製造業者は，当該品質マネジメントシステムで輸出用医療機器等が管理される場合には，必ずしも新たに製造業者を主体とした品質マネジメントシステムを構築する必要はない（施行通知）.

本条によりQMS省令が適用される製造業者は，製造販売承認の対象となり得る輸出用の医療機器又は診断薬を製造する製造業者であって，外国政府又は国際機関からQMS省令への適合の証明を求められている国内製造業者である（薬機法施行令第73条の2（製造管理又は品質管理の方法の基準を適用する輸出用医療機器等の範囲））.

輸出製造業者に準用される条文のうち，「製造販売業者等」を「輸出用の（医療機器等の）製造業者」に読み替える以外に，一部を読み替えて準用されるものの書き下し条文を次に示す（限定一般医療機器の除外は含めない）.

（第５条の２第一号）

一　品質管理監督システムに必要な工程（以下単に「工程」という.）の内容（当該工程により達成される結果を含む.）並びに当該工程における製造所の各部門の関与の態様

（第６条第四号）

四　製造所における工程について，実効性のある計画的な実施及び管理がなされるようにするために必要な事項（当該実施及び管理の記録を含む.）

（第10条第一号）

一　法令の規定等及び製品要求事項のうち製品受領者が要求する事項（以下「製品受領者要求事項」という.）に適合することの重要性を，製造所において周知すること.

(第12条第四号)

四　製造所において周知され，理解されていること．

(第13条第1項)

第13条　管理監督者は，製造所において，各部門及び各階層に応じた品質目標（製品要求事項への適合のために必要な目標を含む．）が定められているようにしなければならない．

(第15条第1項)

第15条　管理監督者は，製造所において，各部門及び当該部門の構成員に係る責任及び権限が定められ，文書化され，周知されているようにしなければならない．

(第16条第2項第三号)

三　製造所全体において，法令の規定等及び品質管理監督システムに係る要求事項についての認識が向上するようにすること．

(第17条)

第17条　管理監督者は，製造所において，適切に情報の伝達が行われる仕組みを確立するとともに，品質管理監督システムの実効性に関わる情報交換が確実に行われることを担保しなければならない．

(第24条第1項第一号)

一　製造所の建物及び作業室並びにこれらに附属する水道その他の設備

(第28条第2項第五号)

五　製造所が，定められた要求事項に適合する能力を有していること．

(第37条第2項)

2　輸出用の医療機器等の製造業者は，次に掲げる事項を考慮して，購買物品等の供給者の評価及び選定に係る基準を定めなければならない．

(第37条第6項)

6　輸出用の医療機器等の製造業者は，第2項の評価及び選定並びに第3項の監視及び再評価の結果に係る記録（第2項の評価及び選定並びに第3項の監視及び再評価の結果に基づき所要の措置をとった場合においてはその記録を含む．）を作成し，これを保管しなければならない．

(第40条第1項第六号)

六　この省令の規定に基づき，工程の次の段階に進むことの許可，当該製造業者からの出荷の決定，製品受領者への製品の送達及び製品受領者が製品を受領した後の業務を行っていること．

(第42条第1項)

第42条　輸出用の医療機器等の製造業者は，医薬品，医療機器等の品質，有効性及び安全性の確保等に関する法律施行規則（昭和36年厚生省令第1号．以下「施行規則」という．）第114条の55第1項に規定する設置管理医療機器に係る製品又はこれに類する医療機器の製造を行う場合においては，他の方法によることが適切であることを示すことができる場合を除き，医療機器の設置及び当該設置の検証に係る可否の決定基準を含む要求事項を明確にし，当該要求事項に係る適切な運用を文書化しなければならない．

(第44条)

第44条　輸出用の滅菌医療機器等を製造する製造業者は，各滅菌ロットについて，その滅菌工程の工程指標値の記録を作成し，これを保管しなければならない．

2　輸出用の滅菌医療機器等を製造する製造業者は，前項の記録を，製品の各製造ロットまで追跡することが可能なものとしなければならない.

(第46条)

第46条 輸出用の滅菌医療機器等を製造する製造業者は，滅菌工程及び無菌バリアシステムに係る工程のバリデーションに係る手順を文書化しなければならない.

2 輸出用の滅菌医療機器等を製造する製造業者は，滅菌工程若しくは無菌バリアシステムに係る工程を初めて実施する場合又は当該滅菌医療機器等若しくは当該工程を変更する場合においては，あらかじめ，バリデーションを行わなければならない．ただし，当該工程の実施前又は変更前にバリデーションを行う必要がない正当な理由を示すことができる場合においては，この限りでない.

3 輸出用の滅菌医療機器等を製造する製造業者は，滅菌工程及び無菌バリアシステムに係る工程のバリデーション又は再バリデーションの結果及び結論の記録（当該結果及び結論に基づき所要の措置をとった場合においては，その記録を含む.）を作成し，これを保管しなければならない.

(第55条第1項)

第55条 輸出用の医療機器等の製造業者は，品質管理監督システムの実施状況の測定の一環として，製造所が製品受領者要求事項に適合しているかどうかについての情報を収集及び監視しなければならない.

(第55条第4項)

4 輸出用の医療機器等の製造業者は，製造所からの製品の出荷後において得る知見の照査を，前項の意見収集の仕組みの一部としなければならない.

(第55条の2第1項第四号)

四 製品の輸出先の国又は地域の規制当局に対し，製品の不具合に係る情報を通知することが求められている場合にあっては，当該通知の必要性の評価

(第55条の3第1項)

第55条の3 輸出用の医療機器等の製造業者は，製品の輸出先の国又は地域の規制当局に対し，製品の不具合に係る情報を通知することが求められている場合にあっては，当該通知に係る手順を文書化しなければならない.

(第58条第4項)

4 輸出用の医療機器等の製造業者は，工程の次の段階に進むことの許可及び出荷の決定を行った者を特定する記録を作成し，これを保管しなければならない.

(第74条)

第74条 生物由来医療機器等に係る製品の輸出用の医療機器等の製造業者（以下「輸出用の生物由来医療機器等製造業者」という.）は，生物由来医療機器等に係る製品を製造する場合においては，製品標準書において，第7条の2に定めるもののほか，次に掲げる事項について記載しなければならない.

(第75条第1項)

第75条 輸出用の生物由来医療機器等製造業者は，生物由来医療機器等に係る製品を製造する場合においては，前条の業務のほか，製品標準書に基づき，次に掲げる生物由来医療機器等に係る製品の工程管理に係る業務を適切に管理するとともに，その手順を文書化しなければならない.

(第75条第2項)

2 輸出用の生物由来医療機器等製造業者は，細胞組織医療機器に係る製品を製造する場合においては，前項の業務のほか，製品標準書に基づき，当該製品の製造所における次に掲げる細胞組織医療機器に係る製品の工程

管理に関する業務を適切に管理するとともに，その手順を文書化しなければならない.

（第76条第1項）

第76条 輸出用の生物由来医療機器等製造業者は，生物由来医療機器等に係る製品を製造する場合においては，前条の業務のほか，製品標準書に基づき，当該製品の製造所における次に掲げる生物由来医療機器等に係る製品の試験検査に係る業務を適切に管理するとともに，その手順を文書化しなければならない.

（第76条第2項）

2 輸出用の生物由来医療機器等製造業者は，細胞組織医療機器に係る製品を製造する場合においては，前項の業務のほか，製品標準書に基づき，当該製品の製造所における次の各号に掲げる細胞組織医療機器に係る製品の試験検査に係る業務を適切に管理するとともに，その手順を確立し，これを文書化しなければならない.

（第77条第1項）

第77条 輸出用の生物由来医療機器等製造業者は，生物由来医療機器等に係る製品を製造する場合においては，第23条に規定する業務のほか，次に掲げる業務の手順を文書化しなければならない.

（第81条の2の2第1項）

第81条の2の2 輸出用の再製造単回使用医療機器製造業者は，再製造単回使用医療機器に係る製品を製造する場合においては，製品標準書に基づき，次に掲げる再製造単回使用医療機器に係る製品の工程管理に係る業務を適切に管理するとともに，その手順を文書化しなければならない.

（第81条の2の3）

第81条の2の3 輸出用の再製造単回使用医療機器製造業者は，再製造単回使用医療機器に係る製品を製造する場合においては，前条の業務のほか，製品標準書に基づき，当該製品の製造所における検体の混同及び交叉汚染を防止するために，検体を適切な識別表示により区分するなどの再製造単回使用医療機器に係る構成部品等及び製品の試験検査に係る業務を適切に管理するとともに，その手順を文書化しなければならない.

（第81条の2の4第1項）

第81条の2の4 輸出用の再製造単回使用医療機器製造業者は，再製造単回使用医療機器に係る製品を製造する場合においては，第23条に規定する業務のほか，当該製品の製造又は試験検査に従事する構成員に対して，微生物学，医学及び獣医学等に係る教育訓練の手順を文書化しなければならない.

83 登録製造所に係る製造業者等の製造管理及び品質管理

第83条 製造販売業者等若しくは他の登録製造所により工程の外部委託を受けた事業所又は製造販売業者等若しくは他の登録製造所に対して購買物品等の供給を行う事業所が登録製造所である場合にあっては，当該登録製造所に係る製造業者又は医療機器等外国製造業者（以下「登録製造所に係る製造業者等」という.）における製品の製造管理及び品質管理については，第2章から第5章の2まで（第19条第3号，第49条第2項及び第3項，第69条から第72条の3まで並びに第81条の2の6第2項及び第3項を除く.）の規定を準用する．ただし，当該製品について当該登録製造所が行う工程に照らし，その品質管理監督システムに適用することが適当でないと認められる規定は，その品質管理監督システムに適用しないことができる．この場合において，当該登録製造所に係る製造業者等は，当該製品に係る品質管理監督システム基準書にその旨を記載しなければならない.

2 （略）

本条は，工程の外部委託を受けた事業所又は購買物品の供給を行う者の事業所が登録製造所である場合は，その登録製造所の製造業者は，製造管理及び品質管理の方法として，QMS省令第2章～第5章の2まで（第19条第3号，第49条第2項及び第3項，第69条～第72条の3まで並びに第81条の2の6第2項及び第3項を除く）の規定に基づく品質マネジメントシステムを構築しなければならないことを規定している（施行通知）.

登録製造所が行う工程により，そのうちのいずれかの規定をその品質マネジメントシステムに適用することが適当でない場合には，当該規定をその品質マネジメントシステムに適用しないことが可能である．ただし，その場合には第7条第1項の規定に基づいて，品質マニュアルに適用しない条項と適用しない理由を明記しておかなければならない（以上施行通知）.

「他の登録製造所」とは，製造販売業者等から工程の外部委託を受けた登録製造所又は製造販売業者等に対し，購買物品の供給を行う登録製造所のことである．また，「当該製品」とは，登録の必要性の根拠となる製品のことである（以上施行通知）.

第2項により，登録製造業者に準用される条文のうち，「製造販売業者等」を「登録製造所に係る製造業者等」に，「限定第三種医療機器製造販売業者」を「限定第三種医療機器製造業者等」に，「生物由来医療機器等製造販売業者等」を「生物由来医療機器等製造業者等」に，「特定生物由来医療機器等製造販売業者等」を「特定生物由来医療機器等製造業者等」に，及び「再製造単回使用医療機器製造販売業者等」を「再製造単回使用医療機器製造業者等」に読み替える以外に，一部を読み替えて準用されるものの書き下し条文を次に示す.

(第5条の6第1項)

第5条の6　登録製造所に係る製造業者等（限定第三種医療機器製造業者等（限定一般医療機器のみを製造する登録製造所に係る製造業者等をいう．以下この条において同じ.）は，品質管理監督システムにソフトウェアを使用する場合においては，当該ソフトウェアの適用に係るバリデーションについて手順を文書化しなければならない.

(第42条第1項)

第42条　登録製造所に係る製造業者等は，医薬品，医療機器等の品質，有効性及び安全性の確保等に関する法律施行規則（昭和36年厚生省令第1号．以下「施行規則」という.）第114条の55第1項に規定する設置管理医療機器に係る製品又はこれに類する医療機器の製造を行う場合においては，他の方法によることが適切であることを示すことができる場合を除き，医療機器の設置及び当該設置の検証に係る可否の決定基準を含む要求事項を明確にし，当該要求事項に係る適切な運用を文書化しなければならない.

(第44条)

第44条　滅菌製品を製造する登録製造所に係る製造業者等は，各滅菌ロットについて，その滅菌工程の工程指標値の記録を作成し，これを保管しなければならない.

2　滅菌製品を製造する登録製造所に係る製造業者等は，前項の記録を，製品の各製造ロットまで追跡することが可能なものとしなければならない.

(第46条)

第46条　滅菌製品を製造する登録製造所に係る製造業者等は，滅菌工程及び無菌バリアシステムに係る工程のバリデーションに係る手順を文書化しなければならない.

2 滅菌製品を製造する登録製造所に係る製造業者等は，滅菌工程若しくは無菌バリアシステムに係る工程を初めて実施する場合又は当該滅菌医療機器等若しくは当該工程を変更する場合においては，あらかじめ，バリデーションを行わなければならない．ただし，当該工程の実施前又は変更前にバリデーションを行う必要がない正当な理由を示すことができる場合においては，この限りでない．

3 滅菌製品を製造する登録製造所に係る製造業者等は，滅菌工程及び無菌バリアシステムに係る工程のバリデーション又は再バリデーションの結果及び結論の記録（当該結果及び結論に基づき所要の措置をとった場合においては，その記録を含む．）を作成し，これを保管しなければならない．

（第55条第4項）

4 登録製造所に係る製造業者等は，当該登録製造所からの製品の出荷後において得る知見の照査を，前項の意見収集の仕組みの一部としなければならない．

（第55条の2第1項第四号）

四 施行規則第228条の20第1項各号及び同条第2項各号に掲げる事項の製造販売業者等への通知の必要性の評価

（第55条の3第1項）

第55条の3 登録製造所に係る製造業者等は，施行規則第228条の20第1項各号及び同条第2項各号に掲げる事項の製造販売業者等への通知に係る手順を文書化しなければならない．

（第74条）

第74条 生物由来医療機器等に係る製品の登録製造所に係る製造業者等（以下「生物由来医療機器等製造業者等」という．）は，生物由来医療機器等に係る製品を製造する場合においては，製品標準書において，第7条の2に定めるもののほか，次に掲げる事項について記載しなければならない．

（第75条第1項）

第75条 生物由来医療機器等製造業者等は，生物由来医療機器等に係る製品を製造する場合においては，前条の業務のほか，製品標準書に基づき，次に掲げる生物由来医療機器等に係る製品の工程管理に係る業務を適切に管理するとともに，その手順を文書化しなければならない．

（第75条第2項）

2 生物由来医療機器等製造業者等は，細胞組織医療機器に係る製品を製造する場合においては，前項の業務のほか，製品標準書に基づき，当該製品の製造所における次に掲げる細胞組織医療機器に係る製品の工程管理に関する業務を適切に管理するとともに，その手順を文書化しなければならない．

（第76条第1項）

第76条 生物由来医療機器等製造業者等は，生物由来医療機器等に係る製品を製造する場合においては，前条の業務のほか，製品標準書に基づき，当該製品の製造所における次に掲げる生物由来医療機器等に係る製品の試験検査に係る業務を適切に管理するとともに，その手順を文書化しなければならない．

（第76条第2項）

2 生物由来医療機器等製造業者等は，細胞組織医療機器に係る製品を製造する場合においては，前項の業務のほか，製品標準書に基づき，当該製品の製造所における次の各号に掲げる細胞組織医療機器に係る製品の試験検査に係る業務を適切に管理するとともに，その手順を確立し，これを文書化しなければならない．

（第77条第1項）

第77条 生物由来医療機器等製造業者等は，生物由来医療機器等に係る製品を製造する場合においては，第

23条に規定する業務のほか，次に掲げる業務の手順を文書化しなければならない．

（第81条の2の2第1項）

第81条の2の2　再製造単回使用医療機器製造業者等は，再製造単回使用医療機器に係る製品を製造する場合においては，製品標準書に基づき，次に掲げる再製造単回使用医療機器に係る製品の工程管理に係る業務を適切に管理するとともに，その手順を文書化しなければならない．

（第81条の2の4第1項）

第81条の2の4　再製造単回使用医療機器製造業者等は，再製造単回使用医療機器に係る製品を製造する場合においては，第23条に規定する業務のほか，当該製品の製造又は試験検査に従事する構成員に対して，微生物学，医学及び獣医学等に係る教育訓練の手順を文書化しなければならない．

84　製造販売業者等による管理

第84条　製造販売業者等は，前条において準用する第5条の5の規定により登録製造所に係る製造業者等が必要な工程について外部委託を行う場合又は購買物品の供給者の事業所が登録製造所である場合にあっては，当該外部委託又は当該供給者の管理が適切に行われていることについて必要な確認を行わなければならない．

本条は，登録製造所の製造業者等が，第83条の規定により別の登録製造所の製造業者等に対して必要な確認を行う場合には，製造販売業者等は，当該確認が適切に行われていることについて必要な確認を行うことを規定したものである（この確認は，製造開始前及び定期的に行うことが考えられる）．また，第83条第1項のただし書きにより，当該規定が適用されない場合には確認の必要はない．なお，製造業者及び製造販売業者等の確認の結果，製品の品質に重大な影響を与えるおそれがある場合は，必要かつ適切な措置がとられるようにしなければならない（以上施行通知）．

薬機法において，製造販売される医療機器等がQMS省令に従って管理されなければならないことの義務は製造販売業者等に課せられており，製造販売業者等から委託等された製造業者にはその義務が直接課せられていない（薬機法施行規則第114条の58（製造管理又は品質管理の方法の基準への適合））．本条は，製造販売業者等が，当該製造販売業者等以外の登録製造所が行う業務に対してもQMS省令に適合させなければならない義務に対応した規定であり，製造販売業者等によるQMS省令に基づく管理を通して，製造業者にも第83条に基づくQMS省令に従った管理を行わせることを確実にすることを目的としている．

附則

医療機器及び体外診断用医薬品の製造管理及び品質管理の基準に関する省令の一部改正に伴う経過措置（令和3年3月26日厚生労働省令第60号）

第2条　この省令による改正後の医療機器及び体外診断用医薬品の製造管理及び品質管理の基準に関する省令の規定の適用については，これらの規定にかかわらず，この省令の施行の日から起算して3年を経過する日までの間は，なお従前の例によることができる.

2　薬事法等の一部を改正する法律及び薬事法等の一部を改正する法律の施行に伴う関係政令の整備等及び経過措置に関する政令の施行に伴う関係省令の整備等に関する省令(平成26年厚生労働省令第87号．以下この項において「改正省令」という.）の施行の際現に薬事法等の一部を改正する法律（平成25年法律第84号．以下「改正法」という.）第1条の規定による改正前の薬事法（昭和35年法律第145号．以下「旧薬事法」という.）第14条若しくは第19条の2の承認又は旧薬事法第23条の2の認証を受けている医療機器（改正法附則第63条又は薬事法等の一部を改正する法律の施行に伴う関係政令の整備等及び経過措置に関する政令（平成26年政令第269号．以下この項において「改正政令」という.）第18条の規定によりなお従前の例によることとされた旧薬事法第14条若しくは第19条の2の承認又は旧薬事法第23条の2の認証を受けたものを含む.）であって改正省令の施行の際（改正法附則第63条又は改正政令第18条の規定によりなお従前の例によることとされた旧薬事法第14条若しくは第19条の2の承認又は旧薬事法第23条の2の認証を受けた医療機器にあっては，当該承認又は認証を受けた際）現に改正省令第9条の規定による改正前の医療機器及び体外診断用医薬品の製造管理及び品質管理の基準に関する省令第4条第1項に規定する厚生労働大臣が定める医療機器以外の医療機器に該当しているもの（設計開発の管理ができる医療機器として厚生労働大臣が認めるものを除く.）及び改正省令の施行の際現に旧薬事法第14条若しくは第19条の2の承認又は旧薬事法第23条の2の認証を受けている体外診断用医薬品（改正法附則第63条又は改正政令第18条の規定によりなお従前の例によることとされた旧薬事法第14条若しくは第19条の2の承認又は旧薬事法第23条の2の認証を受けたものを含み，設計開発の管理ができる体外診断用医薬品として厚生労働大臣が認めるものを除く.）については，この省令による改正後の医療機器及び体外診断用医薬品の製造管理及び品質管理の基準に関する省令第30条から第36条の2までの規定を適用しない.

第1項は，今回の改正QMS省令の適用について，3年間の猶予期間を認めるものであり，令和6年3月25日までは令和3年3月25日時点でのQMS省令によることもできることを定めたものである.

第2項は，薬機法への改正（平成25年法律第84号による薬事法改正）前の薬事法が適用されて承認・認証され，旧設計開発告示（平成17年厚生労働省告示第84号）により指定されたもの以外の医療機器及び診断薬は，その後「一般品目」としてQMS適合性調査を受けたものを除き，「経過措置対象品目」として，QMS省令の設計開発の規定（第30条～第36条の2）が適用されないことを定めたものである.

資料 QMS省令第2章とJISQ13485：2018，JISQ9001：2008及び米国QSR：2017との対応一覧

QMS省令第2章等	JISQ13485：2018	JISQ9001：2008	米国QSR：2017
第2条第2項	3.15 製品*		820.3(r) Product
第2条第17項	3.1 通知書		
第2条第21項	3.6 埋込み医療機器		
第2条第22項	3.12 医療機器ファミリ		
第2条第23項	3.14 市販後監視		
第2条第24項	3.16 購買製品		
第2条第25項	3.19 無菌バリアシステム		
第2章 第2節　品質管理監督システム	4 品質マネジメントシステム	4 品質マネジメントシステム	
第5条(品質管理監督システムに係る要求事項)	4.1 一般要求事項 4.1.1	4.1 一般要求事項 パラグラフ1	820.5 Quality System
第5条の2(品質管理監督システムの確立)	4.1.2	4.1 一般要求事項 パラグラフ2 a)，b)	
第5条の3(品質管理監督システムの業務)	4.1.3	4.1 一般要求事項 パラグラフ2 c)～f)	
第5条の4(品質管理監督システムの管理監督)	4.1.4	4.1 一般要求事項 パラグラフ3	820.70(b) Production and process changes
第5条の5(外部委託)	4.1.5	4.1 一般要求事項 パラグラフ4	
第5条の6(ソフトウェアの使用)	4.1.6	–	820.70(i) Automated Processes
第6条(品質管理監督システムの文書化)	4.2 文書化に関する要求事項 4.2.1 一般	4.2 文書化に関する要求事項 4.2.1 一般	820.20(e) Quality System Procedures
第7条(品質管理監督システム基準書)	4.2.2 品質マニュアル	4.2.2 品質マニュアル	
第7条の2(製品標準書)	4.2.3 医療機器ファイル	–	820.181 Device Master Record
第8条(品質管理監督文書の管理)	4.2.4 文書管理	4.2.3 文書管理	820.40 Document Controls 820.186 Quality System Record
第9条(記録の管理)	4.2.5 記録の管理	4.2.4 記録の管理	820.180 Records
第3節　管理監督者の責任	5 経営者の責任	5 経営者の責任	
第10条(管理監督者の関与)	5.1 経営者のコミットメント	5.1 経営者のコミットメント	820.20(a) Quality Policy
第11条(製品受領者の重視)	5.2 顧客重視	5.2 顧客重視	
第12条(品質方針)	5.3 品質方針	5.3 品質方針	820.20(a) Quality Policy
第13条(品質目標)	5.4 計画 5.4.1 品質目標	5.4 計画 5.4.1 品質目標	
第14条(品質管理監督システムの計画の策定)	5.4.2 品質マネジメントシステムの計画	5.4.2 品質マネジメントシステムの計画	820.20(d) Quality Planning

*著者注：内容は異なる.

QMS省令第２章等	JISQ13485：2018	JISQ9001：2008	米国QSR：2017
第15条(責任及び権限)	5.5 責任，権限及びコミュニケーション 5.5.1 責任及び権限	5.5 責任，権限及びコミュニケーション 5.5.1 責任及び権限	820.20(b) (1) Responsibility & Authority
第16条(管理責任者)	5.5.2 管理責任者	5.5.2 管理責任者	820.20(b) (3) Management Representative
第17条(内部情報伝達)	5.5.3 内部コミュニケーション	5.5.3 内部コミュニケーション	
第18条(管理監督者照査)	5.6 マネジメントレビュー 5.6.1 一般	5.6 マネジメントレビュー 5.6.1 一般	820.20(c) Management Review
第19条(管理監督者照査に係る工程入力情報)	5.6.2 マネジメントレビューへのインプット	5.6.2 マネジメントレビューへのインプット	
第20条(管理監督者照査に係る工程出力情報)	5.6.3 マネジメントレビューからのアウトプット	5.6.3 マネジメントレビューからのアウトプット	
第4節　資源の管理監督	6 資源の運用管理	6 資源の運用管理	
第21条(資源の確保)	6.1 資源の提供	6.1 資源の提供	820.20(b) (2) Resources
第22条(品質業務従事者の能力)	6.2 人的資源 パラグラフ1，2	6.2 人的資源 6.2.1 一般	820.25(a) General
第23条(能力，認識及び教育訓練)	6.2 人的資源 パラグラフ3	6.2.2 力量，教育・訓練及び認識	820.25(b) Training
第24条(業務運営基盤)	6.3 インフラストラクチャー	6.3 インフラストラクチャー	820.70(f) Buildings, (g) Equipment
第25条(作業環境)	6.4 作業環境及び汚染管理 6.4.1 作業環境	6.4 作業環境	820.70(c) Environmental Control, (d) Personnel
第25条の2(汚染管理)	6.4.2 汚染管理	—	820.70(e) Contamination Control
第5節　製品実現	7 製品実現	7 製品実現	
第26条(製品実現計画)	7.1 製品実現の計画	7.1 製品実現の計画	
第27条(製品要求事項の明確化)	7.2 顧客関連のプロセス 7.2.1 製品に関連する要求事項の明確化	7.2 顧客関連のプロセス 7.2.1 製品に関連する要求事項の明確化	820.30(c) Design Input
第28条(製品要求事項の照査)	7.2.2 製品に関連する要求事項のレビュー	7.2.2 製品に関連する要求事項のレビュー	
第29条(情報等の交換)	7.2.3 コミュニケーション	7.2.3 顧客とのコミュニケーション	
第30条(設計開発)	7.3 設計・開発 7.3.1 一般 7.3.2 設計・開発の計画	7.3 設計・開発 7.3.1 設計・開発の計画	820.30(b) Design and Development Planning
第31条(設計開発への工程入力情報)	7.3.3 設計・開発へのインプット	7.3.2 設計・開発へのインプット	820.30(c) Design Input
第32条(設計開発からの工程出力情報)	7.3.4 設計・開発からのアウトプット	7.3.3 設計・開発からのアウトプット	820.30(d) Design Output
第33条(設計開発照査)	7.3.5 設計・開発のレビュー	7.3.4 設計・開発のレビュー	820.30(e) Design Review
第34条(設計開発の検証)	7.3.6 設計・開発の検証	7.3.5 設計・開発の検証	820.30(f) Design Verification
第35条(設計開発バリデーション)	7.3.7 設計・開発のバリデーション	7.3.6 設計・開発の妥当性確認	820.30(g) Design Validation
第35条の2(設計移管業務)	7.3.8 設計・開発の移管	—	820.30(h) Design Transfer

QMS省令第２章等	JISQ13485：2018	JISQ9001：2008	米国QSR：2017
第36条(設計開発の変更の管理)	7.3.9 設計・開発の変更管理	7.3.7 設計・開発の変更管理	820.30(i) Design Changes
第36条の2(設計開発に係る記録簿)	7.3.10 設計・開発ファイル	–	820.30(j) Design history file
第37条(購買工程)	7.4 購買 7.4.1 購買プロセス	7.4 購買 7.4.1 購買プロセス	820.50(a) Evaluation of Suppliers, Contractors, and Consultants
第38条(購買情報)	7.4.2 購買情報	7.4.2 購買情報	820.50(b) Purchasing Data
第39条(購買物品等の検証)	7.4.3 購買製品の検証	7.4.3 購買製品の検証	820.80(b) Receiving Acceptance
第40条(製造及びサービス提供の管理)	7.5 製造及びサービスの提供 7.5.1 製造及びサービス提供の管理	7.5 製造及びサービス提供 7.5.1 製造及びサービス提供の管理	820.70(a) General
第41条(製品の清浄管理)	7.5.2 製品の清浄性	–	
第42条(設置業務)	7.5.3 据付け活動	–	820.170 Installation
第43条(附帯サービス業務)	7.5.4 附帯サービス活動	–	820.200 Servicing
第44条(滅菌医療機器等の製造管理に係る特別要求事項)	7.5.5 滅菌医療機器に対する特別要求事項	–	
第45条(製造工程等のバリデーション)	7.5.6 製造及びサービス提供に関するプロセスのバリデーション	7.5.2 製造及びサービス提供に関するプロセスの妥当性確認	820.75 Process Validation
第46条(滅菌工程及び無菌バリアシステムに係る工程のバリデーション)	7.5.7 滅菌及び無菌バリアシステムのプロセスのバリデーションに対する特別要求事項	–	
第47条(識別)	7.5.8 識別	7.5.3 識別及びトレーサビリティ パラグラフ1，2	820.60 Identification 820.86 Acceptance Status
第48条(追跡可能性の確保)	7.5.9 トレーサビリティ 7.5.9.1 一般	7.5.3 識別及びトレーサビリティ パラグラフ3	820.65 Traceability
第49条(植込医療機器に係る製品の追跡可能性の確保)	7.5.9.2 埋込み医療機器に対する特別要求事項	–	820.160(b)
第51条(製品受領者の物品等)	7.5.10 顧客の所有物	7.5.4 顧客の所有物	
第52条(製品の保持)	7.5.11 製品の保存	7.5.5 製品の保存	820.130 Device packaging 820.150 Storage
第53条(設備及び器具の管理)	7.6 監視機器及び測定機器の管理	7.6 監視機器及び測定機器の管理	820.72 Inspection, Measuring, and Test Equipment
第6節 測定，分析及び改善	8 測定，分析及び改善	8 測定，分析及び改善	
第54条(測定，分析及び改善)	8.1 一般	8.1 一般	
第55条(製品受領者の意見)	8.2 監視及び測定 8.2.1 フィードバック	8.2 監視及び測定 8.2.1 顧客満足	
第55条の2(苦情処理)	8.2.2 苦情処理	–	820.198 Complaint Files

QMS省令第2章等	JISQ13485：2018	JISQ9001：2008	米国QSR：2017
第55条の3（厚生労働大臣等への報告）	8.2.3 規制当局への報告	–	820.198 Complaint Files
第56条（内部監査）	8.2.4 内部監査	8.2.2 内部監査	820.22 Quality Audit
第57条（工程の監視及び測定）	8.2.5 プロセスの監視及び測定	8.2.3 プロセスの監視及び測定	820.70（a） General
第58条（製品の監視及び測定）	8.2.6 製品の監視及び測定 パラグラフ1，2，3	8.2.4 製品の監視及び測定	820.70（a） General
第59条（植込医療機器固有の要求事項）	8.2.6 製品の監視及び測定 パラグラフ4	–	
第60条（不適合製品の管理）	8.3 不適合製品の管理 8.3.1 一般	8.3 不適合製品の管理 パラグラフ1，4	820.90（a） Control of nonconforming product
第60条の2（出荷前の不適合製品に対する措置）	8.3.2 引渡し前に発見した不適合製品における処置	8.3 不適合製品の管理 パラグラフ2［d）を除く］，4	820.90（b）（1）
第60条の3（出荷後の不適合製品の処理）	8.3.3 引渡し後に発見された不適合製品における処置	8.3 不適合製品の管理 パラグラフ1後段，2d），4	
第60条の4（製造し直し）	8.3.4 手直し	8.3 不適合製品の管理 パラグラフ1後段，3，4	820.90（b）（2）
第61条（データの分析）	8.4 データの分析	8.4 データの分析	820.250 Statistical techniques
第62条（改善）	8.5 改善 8.5.1 一般	8.5 改善 8.5.1 継続的改善	
第63条（是正措置）	8.5.2 是正処置	8.5.2 是正処置	820.100 Corrective and Preventative Action
第64条（予防措置）	8.5.3 予防処置	8.5.3 予防処置	820.100 Corrective and Preventative Action

※ QSRについては，主として該当していると思われるものを示している．

資料　限定一般医療機器の一覧（以下の一般的名称で滅菌済みではないもの）

X線間接撮影用カメラ
モータ付画像診断用観察装置
モータなし画像診断用観察装置
デンシトメータ付画像診断用観察装置
頭頸部画像診断・放射線治療用患者体位固定具
胸部画像診断・放射線治療用患者体位固定具
四肢画像診断・放射線治療用患者体位固定具
骨盤画像診断・放射線治療用患者体位固定具
全身画像診断・放射線治療用患者体位固定具
画像診断・放射線治療用腔挿入式臓器位置固定具
X線装置用蛍光板
光輝尽性蛍光板
X線増感紙
手動式X線フィルムカセッテ
自動フィルム交換X線フィルムカセッテ
光輝尽性蛍光板用カセッテ
歯科用X線ビームアラインメント装置
スクリーン型医用X線・画像診断用フィルム
ノンスクリーン型医用X線・画像診断用フィルム
画像診断用シネフィルム
画像診断用非自己現像フィルム
画像診断用自己現像フィルム
スクリーン型歯科画像診断用X線フィルム
ノンスクリーン型歯科画像診断用X線フィルム
水銀毛細管体温計
液体金属毛細管体温計
アルコール毛細管体温計
色調表示式体温計
アネロイド式血圧計
水銀柱式血圧計
機械式聴診器
胎児用聴診器
食道聴診器
打診器
電動式打診器
プロス切替弁
電動式胸部打診つち
振せんトランスデューサ
心電計ケーブル及びリード
X線透過性心電計ケーブル及びリード
心臓内心電計ケーブル及びスイッチ
音叉
握力計
手動式皮膚痛覚計
捻転角度計
関節運動テスタ
角度計
背筋力計
立体臓器模型
咀嚼能力検査用物質
内視鏡用送水タンク
軟性気管支鏡用鋭ひ
膀胱鏡用骨鉗子
硬性気管支鏡用鋭ひ
腹腔鏡用硬性生検鉗子
内視鏡用はさみ鉗子
内視鏡用軟性把持鉗子
内視鏡用硬性生検鉗子
内視鏡用スポンジ把持鉗子
腹腔鏡用へら
内視鏡用軟性生検鉗子
再使用可能な内視鏡用細胞診ブラシ
単回使用内視鏡用細胞診ブラシ
内視鏡用起子及び剥離子
内視鏡用非能動ナイフ
気管支鏡用吸引チューブ
再使用可能な内視鏡下硬化療法用注射針
再使用可能な内視鏡用結石摘出鉗子

レゼクトスコープ用吸引器
再使用可能な内視鏡用カニューレ
自然開口向け単回使用内視鏡用カニューレ
再使用可能な内視鏡用注射針
内視鏡用レンズ洗浄具
内視鏡用大腸鏡硬度調節具
内視鏡用メジャ
関節鏡用手術プローブ
内視鏡用オブチュレータ
内視鏡用送気子
再使用可能な内視鏡用拡張器
自然開口向け単回使用内視鏡用拡張器
超音波用バルーン
内視鏡用結さつ器具
内視鏡用シース
再使用可能な内視鏡用非能動処置具
自然開口向け単回使用内視鏡用非能動処置具
切除臓器摘出器具
自然開口向け単回使用内視鏡用感染防止シース
レーザ・腹腔鏡アダプタ
内視鏡用レーザフィルタ
内視鏡用部品アダプタ
マルチポートアダプタ
自然開口向け内視鏡用くもり止め
内視鏡固定具
歯科用口腔内カメラ
赤血球沈降速度測定器具
ヘマトクリット用遠心機
供血用遠心機
超遠心機
細胞用遠心機
セル洗浄遠心機
汎用検査室用遠心機
細胞破壊装置
血球分離装置
細胞・血漿用血液分離装置
血清用血液分離装置
クリオスタットミクロトーム
回転式ミクロトーム
滑走式ミクロトーム
再使用可能なミクロトーム用刃
単回使用ミクロトーム用刃
低温温度制御装置
再使用可能な胆管造影用針
再使用可能な皮下用注射針
再使用可能な動脈用注射針
再使用可能な尖叉試験用針
再使用可能なフィルタ付針
再使用可能な皮下注射ポート用針
再使用可能なフィステル用針
再使用可能な眼科用カニューレ
再使用可能な眼科手術用チューブ付カニューレ
再使用可能な眼科手術用カニューレ
再使用可能な採血用針
液用両刃針
通気針
再使用可能な注射用針
再使用可能な生検用針
再使用可能な吸引用針
再使用可能な先丸針
汎用注射筒
血管造影用注射筒
注射筒キャップ
麻酔用注射筒
汎用洗浄用注射筒
精密投与皮下注射用注射筒
硬膜外位置確認用ロスオブレジスタンス針なし注射筒
ガラス注射筒
再使用可能な関節造影キット
再使用可能な骨髄採取・移送セット
再使用可能な自動ランセット
耳鼻咽喉科用トロカール
再使用可能な羊水穿刺キット
内視鏡用トロカール
トロカールスリーブ

侵襲式再使用可能なトロカールスリーブ固定具
非侵襲式トロカールスリーブ固定具
トロカールガイドロッド
トロカールスリーブ拡張器
トロカールハウジング
リデューサ
心血管・胸部用トロカール
再使用可能な皮下導通用トンネラ
採血用穿刺器具
針ガード
歯科用シリンジ
単回使用ニードルリキャップ器
再使用可能なニードルリキャップ器
内視鏡・関節鏡用接続チューブ
保護栓
ガイドワイヤ挿入コネクタ
血管内弁カッタ付カテーテル
脳脊髄液ドレナージ回路
排液バック
一時的使用アンブレラカテーテル
単回使用鼻用点滴具
単回使用歯科用吸引カニューレ
再使用可能な歯科用吸引カニューレ
カテーテル等保持用ホルダ
シャントホルダ
クリンププライヤ
カテーテル用クランプ
チューブ用クランプ
チューブカフスプレッダ
活栓
経腸栄養用活栓
汎用ストップコックバルブ
採液針
輸液用アクセサリーセット
カテーテル用滅菌スリーブ
吸引チューブ
輸液用延長チューブ
整形排液用カニューレ
気腹用チューブ
排気用チューブ
送水吸引チューブ
送気送水チューブ
電子駆血帯
子宮用注入器
骨内医薬品注入キット
歯科用薬剤注入器
喉頭注射キット
プレフィル用シリンジ
手動式圧注入調節装置
浣腸用キット
浣腸用チップ
調整用薬液注入コネクタ
経腸栄養注入セット
再使用可能な止血用クリップアプライヤ
再使用可能な結さつ・固定用クリップアプライヤ
持針器
単回使用持針器
臍帯結さつ器
眼科用縫合針
縫合針
子宮頸管縫縮術用針
クリンチャー
結さつ器
再使用可能な自動縫合器
再使用可能な関節鏡用縫合器
再使用可能な手術用ステープラ
ワイヤ・結さつ糸パサー
内視鏡処置用縫合器
外科手術用縮窄クランプ
取外し可能な皮膚ステープル用ハンドル
縫合糸パサー
ステープルリムーバ
クリップリムーバ
外科手術用気管支クランプ
外科手術用ブルドッグ型クランプ
再使用可能な外科手術用痔核クランプ

再使用可能な外科手術用チューブクランプ
再使用可能な外科手術用直腸クランプ
再使用可能な外科手術用頸動脈クランプ
再使用可能な体内用血管クリップ
外科用テープ
非外科的食道静脈瘤結さつセット
再使用可能な非滅菌頭皮クリップ
再使用可能な皮膚クリップ
手術用創部クリップ
動脈瘤縫合針
縫合糸固定用具
食道結さつ器
痔核結さつ器
再使用可能な手術用パンチ
縫合糸ガイド
ニードルドライバ
精管吻合用セット
前立腺摘出術用泌尿器縫合補助具
尿失禁挙上針
血管造影用サージカルドレープ
単回使用汎用サージカルドレープ
レーザ抵抗性サージカルドレープ
ギプス包帯
足指セパレータ
腱膜瘤防護具
手・指用副木
伸縮式手足用副木
鼻腔内副木
成形副木
単回使用パッド入り副木
真空成形型式副木
体外式鼻用副木
成形型副木
皮膚バリア粘着プレート
圧迫性被覆・保護材
眼内異物除去用磁石
再使用可能な腟用アプリケータ
耳鼻咽喉科用空気圧式アプリケータ
呼吸ガス混合器
耳鼻咽喉科用薬液噴霧器
手動式生体用洗浄器
洗浄針
尿路灌流装置
大腸灌流装置
耳洗浄キット
口腔洗浄器
歯科用口腔洗浄器
再使用可能な歯科用シリンジ
会陰洗浄キット
耳洗浄用注射筒
鼻用洗浄器
消毒剤注入用具
洗浄剤注入用具
内視鏡下灌流・吸引器
器具除染用洗浄器
骨粉収集器
整形外科用手術台
婦人科用手術台
手術台アクセサリー
分娩台
泌尿器科用診察台
分娩用ベッド
婦人科用診療・処置台
肛門科用診察台
ブラキセラピー用テンプレート
歯科用非電動診査・治療椅子
手術用照明装置
診療用照明器
眼科用徹照器
エントプトスコープ
移動型診療用照明器
額帯灯
一般外科・形成外科用鏡
眼科用鏡
耳鼻咽喉科用鏡
耳鼻咽喉科用額帯鏡

汎用光源
光ファイバ手術用照明器
透光照明器
耳照明器
哺乳瓶保温器
人工心臓弁用サイザ
弁形成術用サイザ
弁形成リング用サイザ
人工弁テスタ
人工弁ホルダ及びハンドル
人工血管用サイザ
整形外科用骨セメント混合器
透析用セットホルダ
体外式ペースメーカ用ケーブル及びアダプタ
再使用可能な手動式放射線源配置補助器具
モータなし固定絞り加速装置用コリメータ
加速装置向けコリメータ用エレクトロンアプリケータ
非能動型展伸・屈伸運動訓練補助器具
口腔・嚥下機能訓練器具
再使用可能な毫鍼
電気手術電極ホルダ
単回使用電極クリーナ
電気手術器用ケーブル及びスイッチ
アブレーション装置接続用ケーブル及びスイッチ
再使用可能な止血帯
歯鏡
歯周ポケットプローブ
歯科用探針
歯科用貼薬針
歯科用ラバーダムクランプ
歯科用ラバーダムフレーム
歯科用ラバーダムパンチ
歯科用ラバーダムクランプ鉗子
歯科用アマルガム充填器
歯科用アマルガムキャリヤ
歯科用練成充填物バーニッシャ
歯科用アマルガム形成器
歯科用ワックス形成器
歯科用充填・修復材補助器具
歯科用練成充填形成器
歯科用オートマチックマレット
歯科用充填器
歯科用圧入充填器
歯科用練成へら
歯科用練成器具
歯科用キュレット
歯周用ホー
歯科用スケーラ
歯周用キュレット
歯科用エキスカベータ
歯間分離器
歯科印象採得用トレー
歯科印象材用シリンジ
歯科用起子及び剥離子
歯科用エレベータ
歯科用カーバイドバー
歯科用スチールバー
歯科用ダイヤモンドバー
歯科用プラスチックバー
歯科用根管リーマ
歯科用リーマ
歯科用ファイルラスプ
歯科用ファイル
歯科用根管ラスプ
歯科用ブローチ
歯科用根管アプリケータ
歯科用クレンザ
歯科用ドリル
歯科用根管ペーストキャリヤ
歯科用螺旋状除去器
歯科用根管スプレッダ
歯科用根管プラガ
歯科用マンドレル
歯科用アブレシブディスク
歯科用電気エンジン及びエンジン用器具

歯面清掃器
歯科用アマルガム混こう器
歯科アマルガム用カプセル
歯科用印象材混こう器
歯科根管材料加熱注入器
歯科根管内異物除去器具セット
歯科根管内清掃器具
歯科用バーナ
マッサージピック
歯科用注入器具
歯科材料加温器
歯科インプラント補綴用器具
汎用歯科用照明器
歯科用口腔内手術灯
歯列矯正用ヘッドギア
歯列矯正用チンキャップ
歯科矯正用バンドプッシャ
歯列矯正用位置測定器具
頭部顔面規格写真撮影装置
歯科技工用電気レーズ
歯科技工用高速レーズ
歯科技工用モータ
歯科用ドリルリモートドライブ
歯科技工用電気エンジン
歯科技工用電気エンジン向けモータ
歯科技工用トリマ
歯科技工用真空攪拌器
歯科技工用ドリルリモートドライブハンドピース
歯科技工用スチール切削器具
歯科技工用カーバイド切削器具
歯科技工用ガス圧式ハンドピース
歯科技工用電動式ハンドピース
歯科技工用エアモータ
歯科技工用溶接ろう付器
歯科技工用重合装置
歯科用フラスコ
歯科技工用プレス
歯科技工用ヒータプレス
歯科技工用成型器
歯科用電着型成型器
歯科技工用高周波鋳造器
歯科技工用アーク鋳造器
歯科技工用加熱炉鋳造器
歯科技工用リング焼却炉
歯科技工用鋳造器関連器具
歯科技工用ポーセレン焼成炉
歯科用咬合器
歯科用顔弓
歯科技工室設置型コンピュータ支援設計・製造ユニット
歯科技工用金属表面加工器
歯科技工用加圧埋没器
歯科インプラント技工用器材
歯科精密アタッチメント固定用キット
歯科技工用セラミックス加熱加圧成形器
歯科技工用形成器具
歯科用易溶合金
歯科印象トレー用レジン
歯科用パターンレジン
歯科咬合診断用材料
歯科咬合採得用材料
歯科用スペーサ
歯科印象採得用器材
歯科複模型用寒天印象材
歯科複模型用ゴム質弾性印象材料
歯科技工用光学印象採得補助材料
歯科用キャスティングワックス
歯科用パラフィンワックス
歯科鋳造用シートワックス
歯科用ステッキワックス
歯科用咬合堤
歯科印象用ワックス
歯科用咬合堤ワックスプレート
歯科用咬合堤ワックス
歯科用ユーティリティーワックス
歯科用ベースプレート

歯科汎用ワックス
歯科用ワックス成形品
歯科用パターン成形品
歯科用焼石こう
歯科用硬質石こう
歯科用高温模型材
歯科高温模型用補助材
歯科用樹脂系模型材
歯科鋳造用石こう系埋没材
歯科高温鋳造用埋没材
歯科ろう付用埋没材
歯科用アブレシブポイント
歯科技工用アブレシブ研削器具
歯科技工用ダイヤモンド研削材
歯磨カップ
歯科用ゴム製研磨材
歯科研削用ストリップ
歯科予防治療用ブラシ
歯面研磨材
歯科技工用研削・研磨器材キット
歯科用研磨器材
歯科用研削器材
歯科用マトリックスバンド
歯科用マトリックスウェッジ
歯科用マトリックスリテイナ
歯科技工用リテンションビーズ
歯科技工用セラミックス表面処理材料
歯科用口腔内清掃キット
耳用ナイフ
手動式ケラトーム
ナイフハンドル
骨刀
強膜刀
骨トレパン
手動式角膜トレパン
小嚢切除タック
眼科用ナイフ
水晶体嚢切開刀
メス
歯肉切除メス
靭帯切開刀
歯科用歯肉はさみ
歯科用金冠はさみ
はさみ
眼科用せん刀
手動式解剖用のこぎり
手術用のこぎり
ギプスカッタ用刃
電動式ギプスカッタ
手動式ギプスカッタ
のこぎり
のみ
やすり
歯科用辺縁仕上げファイル
角膜バー
歯科練成充填材用ファイル
眼科用スネア
絞断器
アデノトーム
扁桃切除刀
再使用可能な切除用刃
頭蓋骨用バー
再使用可能な気道確保用針
穿孔器
人工皮膚メッシュ拡張デルマトーム
ガイド
空気圧式ギプスカッタ
ワイヤカッタ
手術用ギロチン
つち骨カッタ
血管手術用ストリッパ
デルマトーム
再使用可能なデルマトーム用刃
軟組織トレパン
手動式デルマトーム
眼科用ピンセット

歯科咬合紙用ピンセット
歯科治療用ピンセット
ピンセット
幽門セパレータ
扁桃腺用鉗子
鉗子
再使用可能な包皮切除術中用クランプ
単回使用鼻用クリップ
歯科用骨鉗子
チューブ導入用鉗子類
手術用骨鉗子
歯科矯正用プライヤ
結石除去用鉗子
抜歯用鉗子
歯科技工用鉗子
眼科手術用クランプ
歯根分離器
耳鼻咽喉科用鋭匙鉗子
経皮気管切開術用鉗子
舌圧子
線維柱帯用消息子
手術用消息子
眼科用消息子
尿路用サイザ
眼科用フリーリンガリング
円蓋開瞼器
開瞼器
アプライヤ
失禁手術用クランプ
頭部手術用クランプ
眼内レンズ挿入器
単回使用陰茎手術用クランプ
単回使用環状切除術用クランプ
単回使用痔核手術用クランプ
内視鏡手術用イントロデューサ及びエキストラクタ
手術用クランプ被覆・保護材
水晶体圧出器
眼科用鋭ひ
水晶体手術用スプーン
結石除去用吸引器
角膜鋭ひ
スプーン型鋭ひ及び鈍ひ
輪ひ
眼球固定鈎
眼窩圧迫子
眼科用鈎
鈎
眼窩固定鈎
眼科用開創器
眼科用手術用角板
強膜プラグ
開創器
歯科用開創器
泌尿器科用開創器
腹腔鏡用機械式拡張装置
硬性直達肛門鏡
膣鏡
直達肛門括約筋鏡
開孔器
血管トンネラ
間接喉頭鏡
挿管用喉頭鏡
歯科用開口器
鼻息鏡
内視鏡用マウスピース
メトロイリンテル
結腸瘻ロッド
唾液腺拡張器
切開器
起子
腱手術用ストリッパ
剥離子
再使用可能な臓器固定用圧子
眼科手術用スパーテル
耳鼻科手術用プローブ

眼ブラシ
臓器摘出用装具
婦人科用剥離子
手術用ドリル
伸延器
骨タップ
ボーンミル
骨ネジスタータ
手術用ドリルビットガイド
整形外科用リーマ
手動式整形外科用セメントディスペンサ
再使用可能な骨接合用器械
骨ステープルドライバ
ドライバ及び抜出器
手術用ドリルビット
人工装具ドライバ
手術用レンチ
寛骨臼ソケットプッシャ
ワイヤクリンパ
手術用ネジ回し
外科手術用骨クランプ
手術用切骨器
髄内釘ドライバ
髄管ブラシ
再使用可能な外固定システム
整形外科用カリパ
人工関節用トライアル
整形外科用やすり
手動式手術用ドリル
整形外科用バー
手術用ドリルアタッチメント
手術用クラウンドリルビット
創外固定器
骨手術用器械
脊椎手術用器械
関節手術用器械
歯科用インプラント手術器具
歯科根管治療用手術器具
靱帯・腱再建術用手術器械
靭帯・腱手術用器械
整形外科インプラント抜去器
臨床的骨測深器
整形外科用固定鉗子
一時的骨ホルダ
オウル
整復桿
整形外科用テープ
整形外科用締結術器具
手動式整形外科用セメント除去器具
造膣用器具
つち
木製つち
へら
拡張器
鼻腔拡張器具
直腸拡張器具
気管拡張器具
尿管拡張器具
膣拡張器具
尿道用ブージー
食道拡張器
涙管拡張器
耳鼻咽喉科用ブジー
食道用ブージー
医療用拡張器
医科用捲綿子
眼アプリケータ
単回使用喉頭気管局所麻酔用アプリケータ
未滅菌吸収材付アプリケータ
表在性組織用異物除去器
眼用スパッド
脳外科用鏡
消化器用サイザ
眼鏡
高拡大率レンズシステム
色付レンズ

眼鏡レンズ(日本工業規格に適合するもの)
不等像視診断計
タキストスコープ
眼運動性眼振ドラム
視力表
アムスラーチャート
投影式視力検査装置
ポラテスト
特殊視力検査装置
色覚検査機器
色覚検査用具
色覚検査表
簡易色覚検査用具
フレスネルレンズ
プリズムバー
検眼レンズフレーム
眼鏡クリップ
検眼レンズ
手動式瞳孔計
瞳孔間距離計
瞳孔計
ハイジンガブラシ
横臥用眼鏡
コットンボール
アイパッド
医療ガーゼ
X線造影材入りスポンジ
開腹術用スポンジ
X線造影材入りガーゼ
綿状パッド
医療用不織布
医療脱脂綿
医療用スポンジ
子宮口キャップ
自留指サック付ラテックスシートドレープ
単回使用指保護具
再使用可能な指保護具
非天然ゴム製検査・検診用手袋
天然ゴム製検査・検診用手袋
脱疾治療用ストラップ
脱疾治療用ガードル
脱疾治療用バンド
乳児向け脱疾治療用ストラップ

（令和3年7月現在）

索引

和　文

あ行

か行

さ行

た行

な行

は行

ら行

英　文

小泉　和夫（こいずみ　かずお）

厚生省（現・厚生労働省）及び環境庁（現・環境省）で医薬品、医療機器等の審査業務、農薬や化学品の安全対策業務などに従事した後、財団法人医療機器センター（当時）で医療機器の開発支援や審査の業務を行う。

その後、日東電工株式会社勤務を経て、公益財団法人医療機器センター専務理事。

この間、ISOTC194 国内対策委員会委員、日本工業標準調査会（現・日本産業標準調査会）適合性評価部会委員、医薬基盤研究所基礎的研究評価委員会委員、PMDA 医療機器の不具合評価体制に関する検討会委員などにも従事。

その後は北里大学医療衛生学部非常勤教員など。現在は株式会社シード研究開発本部顧問。

詳説　改正 QMS 省令

2022 年 2 月 25 日　第 1 刷発行

著　者　小泉和夫

発　行　株式会社薬事日報社

〒 101-8648　東京都千代田区神田和泉町 1 番地
TEL 03-3862-2141（代表）　FAX 03-3866-8408
ホームページ https://www.yakuji.co.jp/
オンラインショップ https://yakuji-shop.jp/

デザイン・印刷　永和印刷株式会社

Printed in Japan ISBN978-4-8408-1570-3